ナースビギンズ

一人前をめざす
ナースのための
**明日から使える
看護手技**

**急変対応力
10倍アップ**

臨床実践

フィジカルアセスメント

［編集］
佐藤憲明
日本医科大学付属病院
高度救命救急センター看護師長

南江堂

執筆者一覧

● 編集

佐藤 憲明（さとう のりあき）　日本医科大学付属病院高度救命救急センター　急性・重症患者看護専門看護師

● 執筆

井上 潤（いのうえ じゅん）　独立行政法人国立病院機構南和歌山医療センター救命救急センター　急性・重症患者看護専門看護師

久間 朝子（きゅうま ともこ）　九州大学病院救命救急センター救命ICU　急性・重症患者看護専門看護師

小池 伸享（こいけ のぶゆき）　前橋赤十字病院高度救命救急センター　救急看護認定看護師

小泉 雅子（こいずみ まさこ）　東京女子医科大学病院心臓病ICU　急性・重症患者看護専門看護師

小島 朗（こじま ほがら）　名古屋市立大学病院ICU・CCU　急性・重症患者看護専門看護師

佐藤 憲明（さとう のりあき）　日本医科大学付属病院高度救命救急センター　急性・重症患者看護専門看護師

背戸 陽子（せと ようこ）　日本医科大学付属病院高度救命救急センター　救急看護認定看護師

徳永 美和子（とくなが みわこ）　東邦大学医療センター大森病院看護部　急性・重症患者看護専門看護師

中井 夏子（なかい なつこ）　札幌医科大学保健医療学部看護学科

丹羽 由美子（にわ ゆみこ）　愛知医科大学看護実践研究センター認定看護師教育課程専任教員

茂呂 悦子（もろ えつこ）　自治医科大学附属病院集中治療部　急性・重症患者看護専門看護師

［敬称略・50音順］

● 撮影協力

矢野 好美（やの よしみ）

坂口 美幸（さかぐち みゆき）

序　文

　　フィジカルアセスメントは，臨床の看護実践で活用すべき技術ですが，その技法を効果的に習得するのが容易ではないことを読者のみなさんも感じられていると思います．看護基礎教育課程でも，ヘルスアセスメントやフィジカルアセスメントを身体診察技法として系統的に学びながらも，臨床看護実践で十分に活用されているとはいえないのが現状です．

　　看護師がフィジカルアセスメントを実践するにあたっては，人の健康問題を全人的な角度から総合的に情報収集し，病態推論とともに健康問題を診断していきます．しかし，医師に比べて病態生理の学びが浅い看護師は，最終的な病態診断に結びつけることがむずかしく，診断に必要な情報が不足してしまうことがあります．

　　編者は，長い間，クリティカルケア領域で看護実践を経験してきていますが，これまでに患者の健康問題を診断するにあたり，収集した情報が不十分であったことで，患者の病態変化に気づけずに，幾度か苦い経験をしたことがあります．一般的にクリティカルケア領域では，生体モニタリングとその評価がアセスメントの情報源としてとらえられがちですが，それだけでは患者の身体・健康問題を把握することはできません．何より，モニタが知らせる危険領域のアラームによって異変に気づいても，すでに患者の病態は進行していることが多いからです．つまり，どのような領域であれ，臨床において患者情報を十分に得るためには，実践的なフィジカルアセスメントを繰り返し，その情報を統合していくことが求められてくるのです．

　　ここで，フィジカルアセスメントと病態生理の関係を再確認すると，まず，フィジカルアセスメントとは身体検査とその評価であり，健康問題を把握するために必要な情報を統合して分析する手段と説明できます．一方，病態の診断とは，医師が患者の主観的かつ客観的情報から症状の原因を特定し，疾病の種類とその状態を判断することです．また，フィジカルイグザミネーションとは，その原因を知るために必要な情報を収集するための手段で，問診・視診・触診・打診・聴診などをさします．

　　繰り返しになりますが，看護基礎教育課程では，これらフィジカルイグザミネーションの手技や考え方については，学ぶ機会が設けられています．しかし，なぜ臨床では活用されにくいのでしょうか．それは，臨床で出会う患者から発せられるメッセージは，すでに"苦しい""痛い"など，比較的急を要する訴え，つまり急変からはじまることにあります．

　　看護師は，その急変への対処を優先すべく，フォーカスの当たった症状に関連した情報だけを，観察という手段に頼り整理する傾向にあることを，編者自身の経験から理解しています．もちろん，これは緊急時の対処における1つの

方法ではありますが，本当に必要な患者情報を総合的に評価することは後回しとなり，知り得た情報だけを医師に報告していくだけに終始してしまいがちです．このことが，今そこにある病態とフィジカルアセスメントを結びつけることができない原因といえるでしょう．

そこで本書は，こうした看護師の行動特性をふまえたうえで，フィジカルアセスメントを効果的に身につけ，現場でいかに活用するかを主題としてまとめあげました．1章は基本的ながらも，さまざまな患者状態に対応できるフィジカルイグザミネーション技術を，手技別にわかりやすく示すことに重きをおきました．また，2章では，この知識を実践につなげられるよう，患者の急変事態において，より素早く必要な情報を得てフィジカルアセスメントを行うための過程を時系列で描きました．さらに，3, 4章にて臨床で経験することの多い症状やケア場面への応用編を付帯することで，前半のフィジカルアセスメントとつながりをもって学ぶことができるように構成しました．

編者が救急看護領域にいるため，急変対応を軸にしてアセスメントを導く場面もありますが，より実践的であることを意識した結果であり，多くの臨床場面での活きた対応に通ずると考えます．ですから，ぜひ本書は一般病棟，ことに臨床経験の浅い看護師に手にしていただき，看護基礎教育課程で学んだフィジカルアセスメント技術と照らし合わせながら，臨床看護実践能力のさらなる向上に役立つことを切望します．

最後に，本書の企画がスタートしたのは2年程前に遡りますが，臨床看護実践に応用できるフィジカルアセスメントを1冊の書にという編者の思いが，南江堂看護編集室の向井氏の助言と協力によって形となり，この度の刊行にいたったことを記しておきます．執筆者においては，看護のエキスパートである多くの勇士に恵まれ，書の厚みを増すことができました．そして，実演者として撮影をサポートしてくれた矢野好美氏，坂口美幸氏，撮影場所としてメディカル・デザイン・スタジオの使用を快くご許可くださったパラマウントベッド株式会社，撮影用器材の手配・協力をいただいたフクダ電子株式会社，本書の企画から刊行までご尽力いただいた南江堂看護編集室の皆様に深謝いたします．

2012年4月

佐藤　憲明

急変対応力10倍アップ　臨床実践 フィジカルアセスメント
CONTENTS

第1章 急変をとらえるフィジカルアセスメントの基本
佐藤　憲明

A 第一印象で見抜く患者の異変　1
1. 第一印象（ファーストインプレッション）とは　1

B 呼吸状態をとらえるフィジカルイグザミネーション　7
1. 呼吸状態の視診　7
   - Colum　そのほかの呼吸の視診　12
2. 呼吸状態の聴診　15
   - Colum　聴診器の膜型とベル型　18
3. 呼吸状態の触診　21
   - Colum　フレイルチェストとその固定　25
4. 呼吸状態の打診　26

C 循環動態をとらえるフィジカルイグザミネーション　29
1. 循環動態の視診　29
2. 循環動態の触診　34
   - Colum　大腿動脈と動脈穿刺　39
3. 循環動態の聴診　40
   - Colum　心音の基本：I音，II音とは　41

D 腹部状態をとらえるフィジカルイグザミネーション　42
1. 腹部状態の視診　42
2. 腹部状態の聴診　44
3. 腹部状態の打診　46
4. 腹部状態の触診　49

E 脳神経系の異常をとらえるフィジカルイグザミネーション　53
1. 意識障害のアセスメント　53
2. 瞳孔の観察　55
3. 硬直，麻痺，しびれなどの観察　58
   - Colum　身体診察の心構え　63

第2章 急変対応力10倍アップ！
3分で急変を見抜く実践的アセスメント

小池　伸享

A 時間軸で動く急変時の実践的アセスメント　64
- 1. フィジカルアセスメントの基本を実践でどう活用するか　64
- 2. エキスパートの動きに学ぶ　64

10秒 で見つける　患者の異変　66
- 1. 病室に入り，患者とその周囲を確認する　67
  - A　見た目ですぐに異変がわかる場面の例　68
  - B　ベッド以外で起こりうる異変の例　69
  - C　異変が察知できるベッド周りのサイン　70
  - D　"いつもと違う" "何かおかしい"を感じるサイン　71
  - E　寝ている様子からわかること　73
- 2. 患者に近づき，アセスメントを続ける　74
  - F　意識の有無の確認　74
  - G　表情から胸元の観察　75
  - H　全身の観察　77
  - I　ベッドサイドですぐわかるエラー，トラブルの確認　78
  - J　すばやく行える患者状態を把握する手順　79
  - Colum　「患者がどこにもいない」という場合　80

30秒 で判断する　命が危ない状況かどうか　81
- 1. 呼吸状態　見て・聴いて・感じて・触って　81
  - A　呼吸状態の把握（呼吸不全の有無）　82
- 2. 循環状態　ショックの5徴候を見逃さずとらえる　83
  - B　ショックのアセスメント　83

1分 でとらえる　実践でのバイタルとレベル変化　85
- 1. バイタルサインを迅速にとる　85
  - A　緊急時の「血圧」確認　86
  - B　緊急時の「脈拍」測定　87
  - C　緊急時の「呼吸」の確認　88
- 2. 意識レベルを再チェック　90
  - D　意識の「よしあし」の評価　90

3分 で確かめる　患者状態の悪化の程度　92

1. 悪化していく状態をとらえる ……………………… 92
   - A　脈圧や心拍数の変化 ………………………… 93
   - B　注意したい心電図波形 ……………………… 94
   - C　12誘導心電図での評価 …………………… 95
   - D　排液の観察 …………………………………… 96
2. 意識レベルの確認をていねいに ………………… 97
   - E　JCSによる意識レベルの判定 ……………… 97
   - F　GCSによる意識レベルの判定 ……………… 99
   - Colum　痛み刺激時の注意点 ………………… 100

第3章　急変"症状別" フィジカルアセスメント

A　ショック　急変時の見きわめ方　小島　朗　102
1. ショックってなに？ ……………………………… 102
2. ショック　ここをアセスメント ………………… 102
3. もっと知りたいアセスメントのワザ …………… 103

B　胸痛　急変時の見きわめ方　井上　潤　106
1. 胸痛ってなに？ …………………………………… 106
2. 胸痛　ここをアセスメント ……………………… 107
3. もっと知りたいアセスメントのワザ …………… 108

C　意識障害　急変時の見きわめ方　井上　潤　110
1. 意識障害ってなに？ ……………………………… 110
2. 意識障害　ここをアセスメント ………………… 111
3. もっと知りたいアセスメントのワザ …………… 112

D　頭痛　急変時の見きわめ方　中井　夏子　114
1. 頭痛ってなに？ …………………………………… 114
2. 頭痛　ここをアセスメント ……………………… 115
3. もっと知りたいアセスメントのワザ …………… 116

| E | 腹痛　急変時の見きわめ方 | 中井　夏子 | 118 |

　　1. 腹痛ってなに？ ………………………………………………… 118
　　2. 腹痛　ここをアセスメント …………………………………… 119
　　3. もっと知りたいアセスメントのワザ ………………………… 120

| F | 呼吸困難感　急変時の見きわめ方 | 徳永美和子 | 121 |

　　1. 呼吸困難感ってなに？ ………………………………………… 121
　　2. 呼吸困難感　ここをアセスメント …………………………… 122
　　3. もっと知りたいアセスメントのワザ ………………………… 124

| G | けいれん　急変時の見きわめ方 | 徳永美和子 | 126 |

　　1. けいれんってなに？ …………………………………………… 126
　　2. けいれん　ここをアセスメント ……………………………… 127
　　3. もっと知りたいアセスメントのワザ ………………………… 128

| H | 麻痺　急変時の見きわめ方 | 久間　朝子 | 131 |

　　1. 麻痺ってなに？ ………………………………………………… 131
　　2. 麻痺　ここをアセスメント …………………………………… 131
　　3. もっと知りたいアセスメントのワザ ………………………… 135

第4章　"場面別"フィジカルアセスメント

| A | 臥床患者の深部静脈血栓症（DVT）を見抜く | 小泉　雅子 | 137 |

　　1. 深部静脈血栓症とは …………………………………………… 137
　　2. 深部静脈血栓症　ここをアセスメント ……………………… 138
　　3. もっと知りたいアセスメントのワザ ………………………… 140

| B | 人工呼吸器装着患者の急変を見抜く | 茂呂　悦子 | 141 |

　　1. 人工呼吸管理とは ……………………………………………… 141
　　2. 人工呼吸器装着患者　ここをアセスメント ………………… 141
　　3. もっと知りたいアセスメントのワザ ………………………… 144

C 血管造影後の異常を見抜く　　　　　　　　　　　小泉　雅子　146
1. 血管造影とその異常とは………………………………………………146
2. 血管造影後　ここをアセスメント……………………………………147
3. もっと知りたいアセスメントのワザ…………………………………148

D 気管挿管後のアセスメント　　　　　　　　　　　丹羽由美子　150
1. 気管挿管とは……………………………………………………………150
2. 気管挿管後　ここをアセスメント……………………………………151
3. もっと知りたいアセスメントのワザ…………………………………152

E 胃カテーテル挿入後のアセスメント　　　　　　　丹羽由美子　155
1. 胃カテーテル挿入とは…………………………………………………155
2. 胃管カテーテル挿入後のアセスメント………………………………155
3. もっと知りたいアセスメントのワザ…………………………………157

F 胸腔ドレーン挿入後のアセスメント　　　　　　　丹羽由美子　158
1. 胸腔ドレーンとは………………………………………………………158
2. 胸腔ドレーン挿入後のアセスメント…………………………………159
3. もっと知りたいアセスメントのワザ…………………………………160

G 気管吸引前後のアセスメント　　　　　　　　　　茂呂　悦子　161
1. 気管吸引とは……………………………………………………………161
2. 気管吸引の必要性と効果のアセスメント……………………………161
3. もっと知りたいアセスメントのワザ…………………………………163

H 体位変換・移動前後のアセスメント　　　　　　　背戸　陽子　165
1. 体位変換・移動による影響とは………………………………………165
2. 体位変換・移動の前・中・後のアセスメント………………………166
3. もっと知りたいアセスメントのワザ…………………………………167

- 本書は，フィジカルアセスメントを臨床現場でより実践的に実施できるよう，とくに病棟などにおいて患者状態の異変を見抜くことを主題に，その技法をセレクトし取り上げています．
- 掲載写真においては，臨床現場でのできごとを実際にイメージしやすいよう，症状を表すシーンや異常なサインを示す場面について，一部を加工して示しております．また，写真で示された各変化の程度は，患者状態などによっても一様ではないため，一例であることをご理解のうえ，アセスメント時の参考としてご覧ください．

第1章 急変をとらえるフィジカルアセスメントの基本

A 第一印象で見抜く患者の異変

- 患者の"異変"を感じ,臨床現場でフィジカルアセスメントを行うとき,"最初に行う"のが,患者を見つめ第一印象をとらえることでしょう.
- 患者の表情や姿をみることは,看護師なら日々自然に行っていますが,異変の理由を探るには,もう一歩踏み込んだ評価が必要です.
- 患者の外観を観察し,さらに胸郭の動きや腹部の緊張状態を診るために衣類を除き,その所見を詳細に観察していきます.

1 第一印象（ファーストインプレッション）とは

- ファーストインプレッション（Ⓐ p2）とは,患者をアセスメントする際に最初にとらえる見た目の印象のことをいいます.
- 患者に対したとき,まずは全身（Ⓐ-① p2）が視界に入るでしょう.そして表情（Ⓐ-②）,さらに姿勢（Ⓐ-③ p2）に目をやるのではないでしょうか.
- 一般的に,痛みや倦怠感を伴う患者の表情は険しく,ときに苦痛に満ちています（Ⓑ p3）.麻痺などの障害があれば,姿勢が崩れているはずです（Ⓒ p3）.さらに表情だけでなく,顔色・口唇の色,眼の様子,口腔（Ⓓ～Ⓕ p4-6）を観察することで,詳細な情報を得られるでしょう.
- その後は,頭の先からつま先までを系統立て,呼吸や循環を含む生理学的異常をふまえて観察していきます.これが,ファーストインプレッションの大まかな流れです.
- ただし,胸部や腹部など,それぞれの部位によっては外観だけでは病的所見が不明であるため,必要時,患者への十分な説明とプライバシーの配慮を行い,衣類を取り除く（Ⓐ-④ p2）ことも必要です.

Ⓐ 第一印象でとらえる患者情報のポイント：①全身の外観

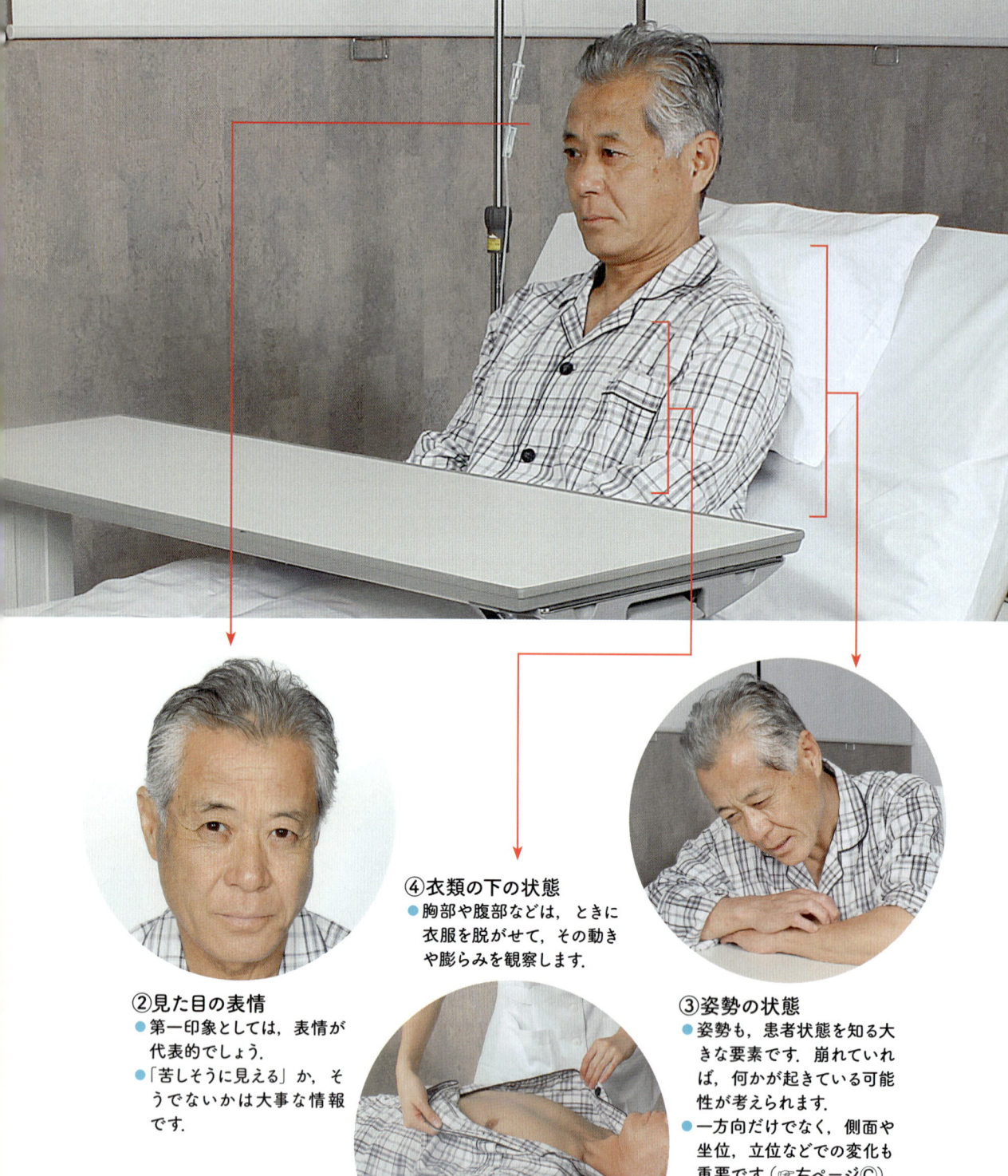

②見た目の表情
- 第一印象としては，表情が代表的でしょう．
- 「苦しそうに見える」か，そうでないかは大事な情報です．

④衣類の下の状態
- 胸部や腹部などは，ときに衣服を脱がせて，その動きや膨らみを観察します．

③姿勢の状態
- 姿勢も，患者状態を知る大きな要素です．崩れていれば，何かが起きている可能性が考えられます．
- 一方向だけでなく，側面や坐位，立位などでの変化も重要です（☞右ページⒸ）．

Ⓑ 外観から見えるさまざまなサイン：異常が疑われる姿勢のパターン

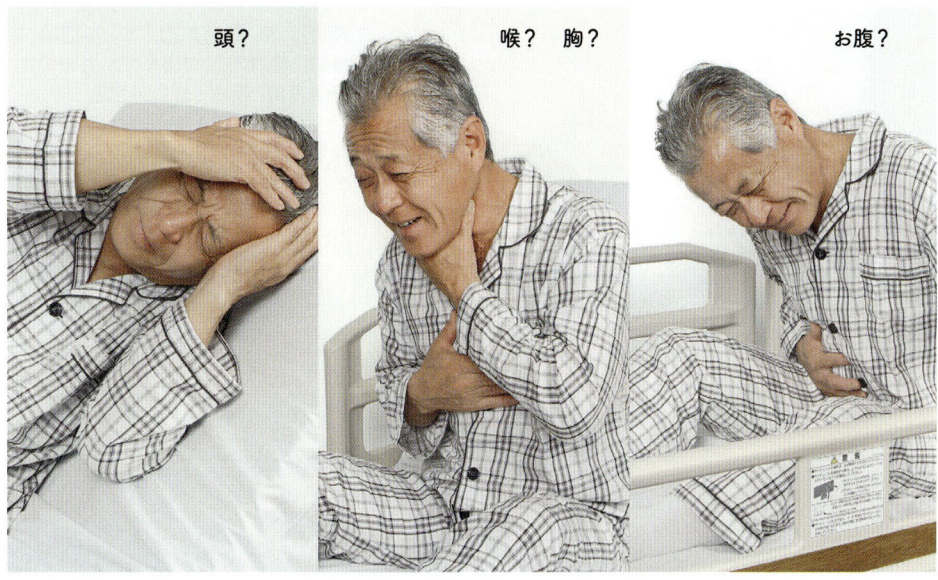

- 見た目の印象は，直感的に異常事態を教えてくれます．頭痛では頭を押さえますし，手を喉に当てて苦しげな様子は，「チョークサイン」（☞p68）の一例かもしれません．
- ただし，直観的な部位と疾患がいつも結びつくとはかぎりません．「胸が苦しそうでも循環器の問題とはいえない」場合もあるということです．腹部も同様です．見た目の印象はあくまで異変が起こっていることの土台とし，さらに詳細な観察が必要です．

Ⓒ 観察の方向・状況を変えることでわかる異変のサイン

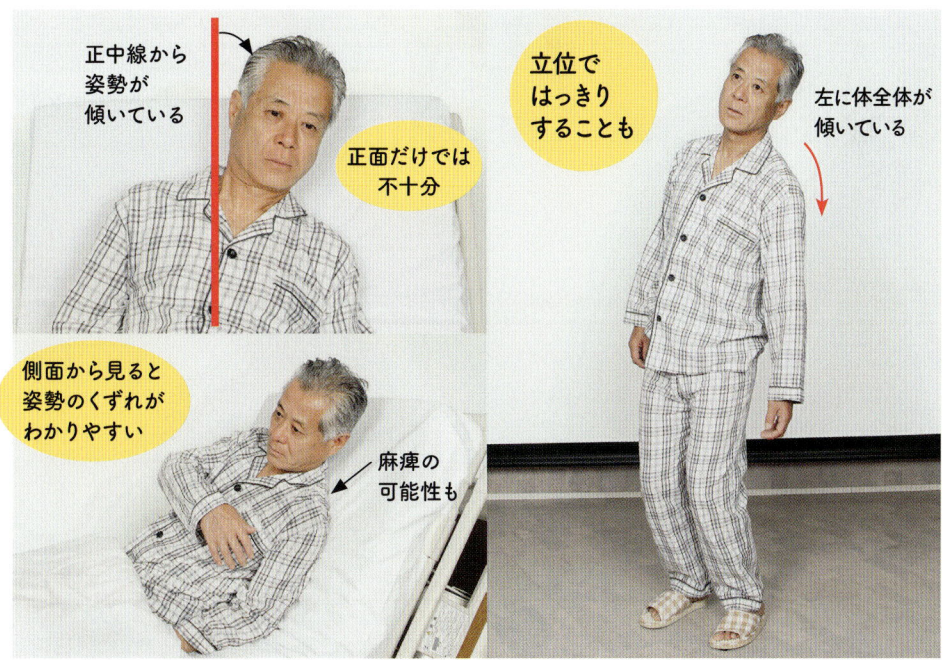

- 観察は，一方向からでなく，患者の側面や背面などに回ることも重要です．右側面と左側面では，麻痺側の位置で姿勢が変わります．
- さらに臥位や坐位だけでなく，立位での変化も見逃せません．
- 姿勢は正しいか，頭・頸部の傾斜はないか，麻痺などはなさそうか，外傷はないか，などを見落とさず観察していきます．

Ⓓ　顔・表情の観察：全体を見て，さらに細部をていねいに観察する

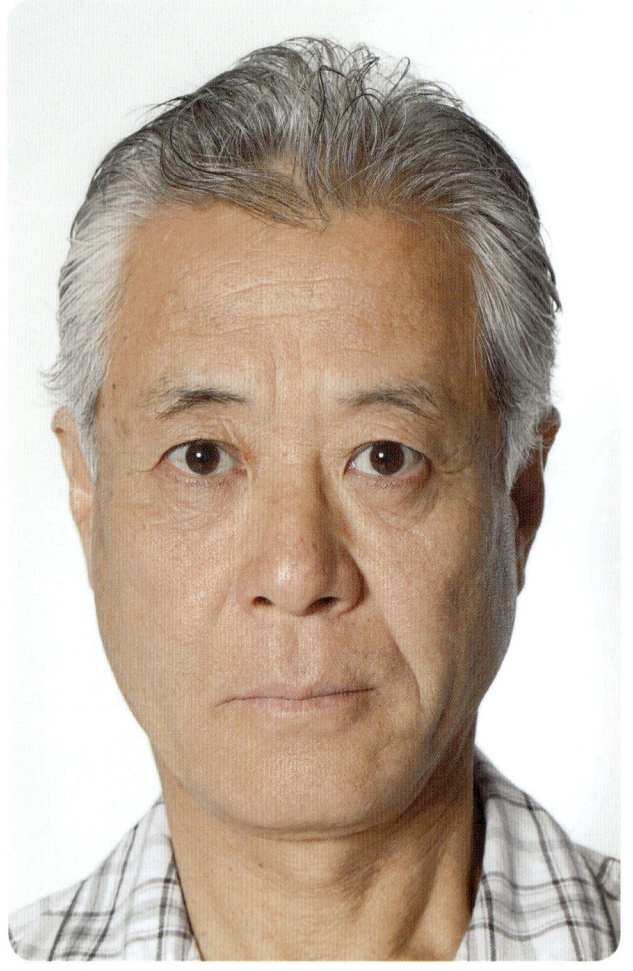

- 表情は，今，患者が抱えている問題（身体的・精神的）が出やすいものです．
- 苦痛表情，顔色（蒼白，紅斑，チアノーゼなど），眼瞼の位置の均一性，眼瞼結膜の様子（☞右ページⒺ）を観察します．
- 顔色とともに口唇も観察します．うっ血性心不全や肺炎などではチアノーゼを呈することもあるでしょう．

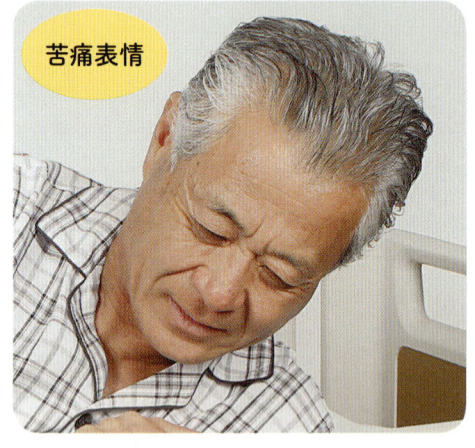

苦痛表情

- 苦しそうな表情は，はっきりわかる直観的なサインです．

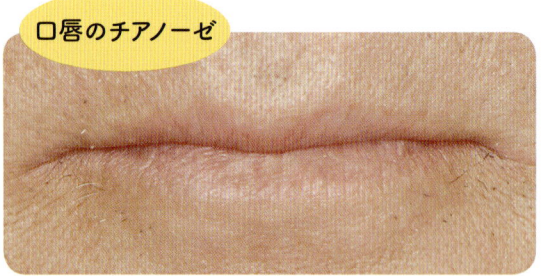

口唇のチアノーゼ

- チアノーゼの症状は，口唇や四肢末梢などに出やすく，"血の気を失う"といった白っぽさが見られたり，紫色となるのが一般的です．

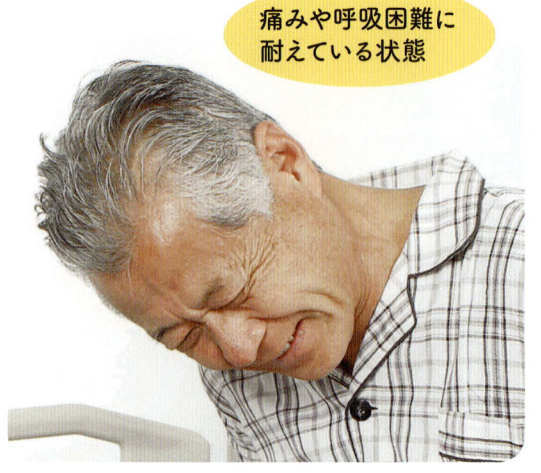

痛みや呼吸困難に耐えている状態

- 呼吸困難など苦しさに耐えている場合，顔面は赤く紅潮することもあります．

E-① 眼の観察：眼の様子を見て，さらに両手の母子で下眼瞼を押し下げる

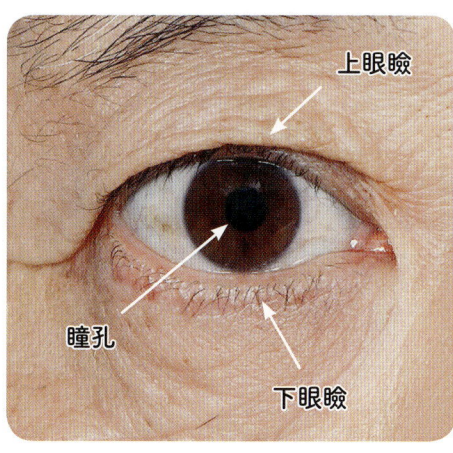
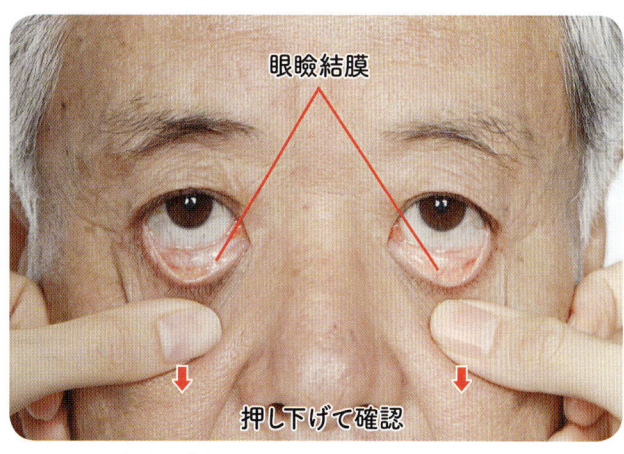

- 眼の観察からも，さまざまな情報を得ることができます．まずは眼球の色や位置を瞬時に見つつ，瞳孔の大きさなどを確認します．

- さらに，急変の察知で重要なのが，左右の下眼瞼の観察です．両眼瞼を母子で押し下げ，眼瞼結膜を左右で比較します．

E-② 眼瞼結膜の観察：貧血や炎症などを確認する

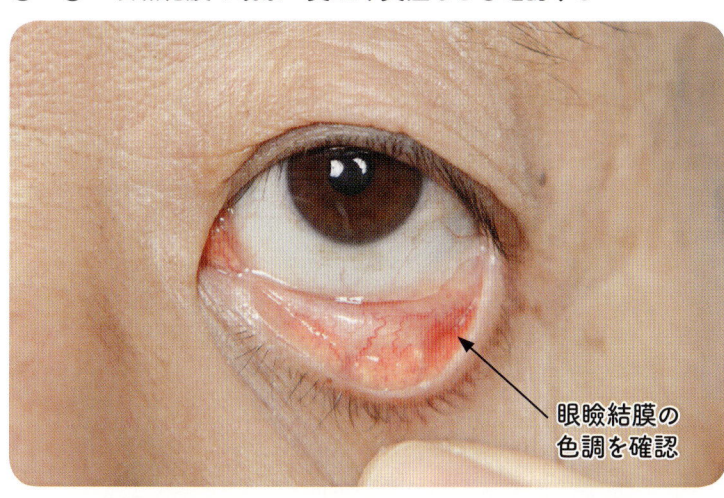

- 眼瞼結膜の観察項目は，貧血，炎症，腫張，分泌物の有無などです．
- 正常では，赤色ないしはピンク色で下眼瞼結膜外縁の色調が濃く，炎症や腫脹，分泌物は見られません．

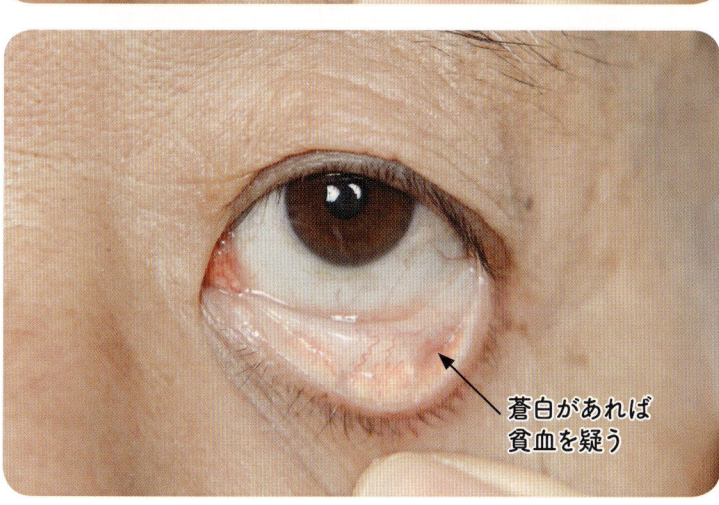

- 眼瞼結膜が蒼白であれば貧血が疑われます．急変場面では，出血による貧血のおそれがあります．異変を感じた場合は，まずアセスメントしたい項目です．
- 一方，充血時には結膜炎などが疑われます．
- 炎症によって眼瞼結膜が充血している状態では，貧血の判断ができない場合があります．

F 口腔・口唇と舌の観察

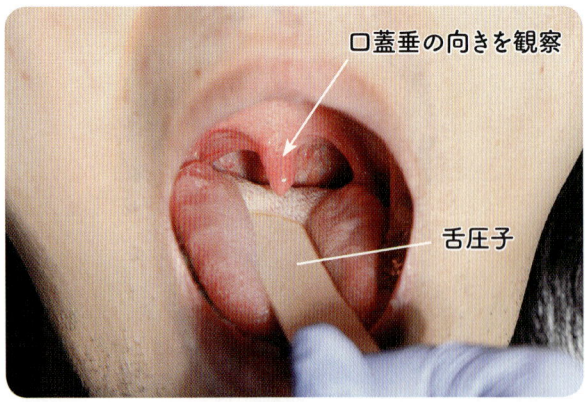

口蓋垂の向きを観察
舌圧子

- 口腔の観察は，ペンライトと舌圧子を用いて観察します．主な観察項目は，舌→口腔粘膜→咽頭→口蓋垂などです．

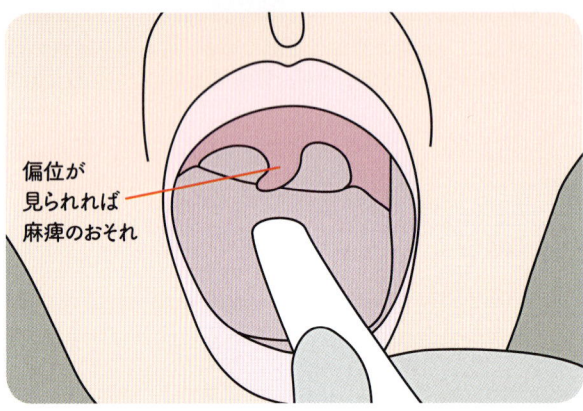

偏位が見られれば麻痺のおそれ

- 急変時は，麻痺が起こった場合に，口蓋垂が病側に向いている様子が見られることもあります（左図）．注意深い観察を行います．

- 舌の観察も重要で，麻痺の場合に，舌がどちらかの方向に，だらりと曲がることもあります（右下写真）．

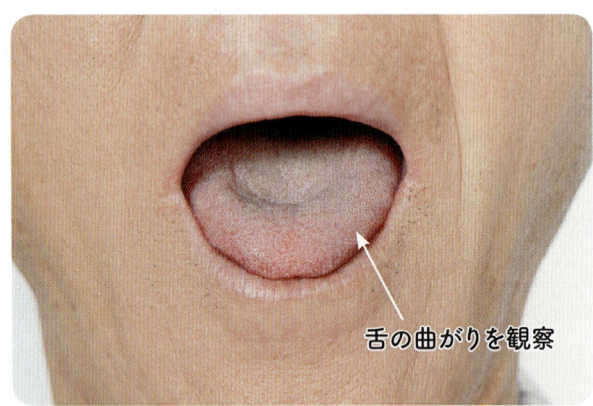

舌の曲がりを観察

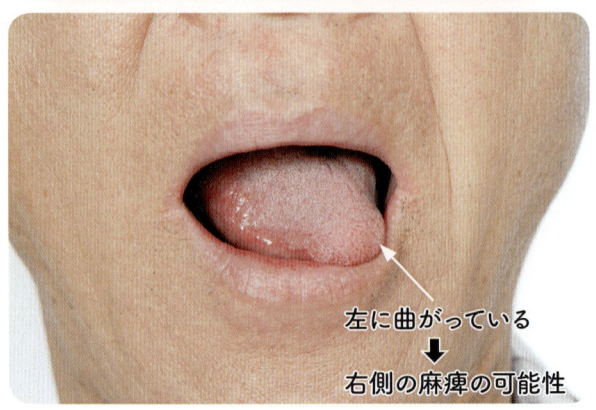

左に曲がっている
↓
右側の麻痺の可能性

B 呼吸状態をとらえるフィジカルイグザミネーション

1 呼吸状態の視診

- 呼吸状態のアセスメントでは，聴診器による聴診が主役であるイメージが強いのではないでしょうか．
- しかし，前項で第一印象の重要性を示したように，呼吸状態においても，視診がもっとも重要になります．
- 視診によって表情や姿勢などから呼吸状態をつかむことは，決してむずかしい観察ではありません．起こっていることの理由をとらえるための技術と手順（図1）に慣れていきましょう．

図1 基本的な呼吸状態の視診の手順

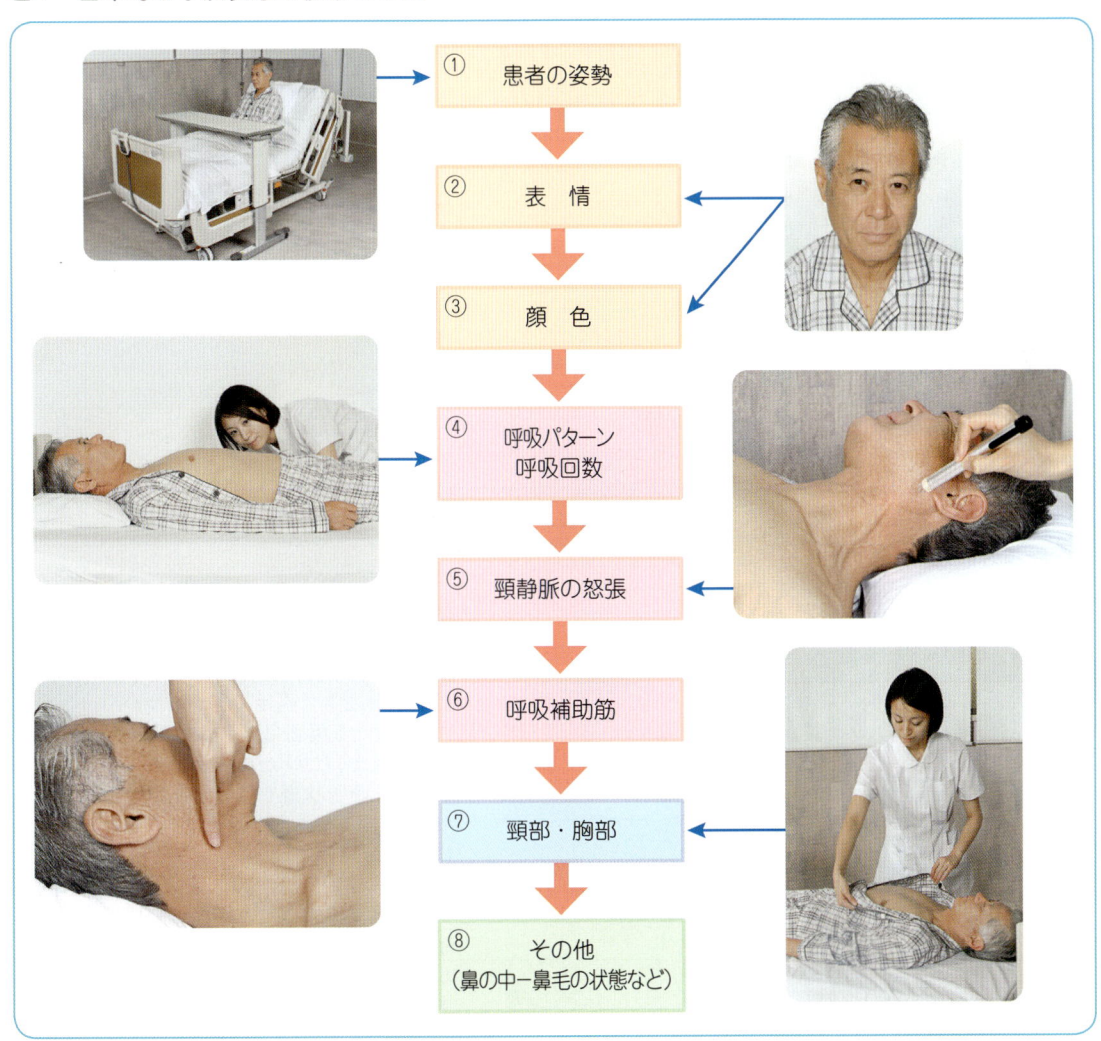

a. 第一印象で呼吸状態をとらえる（図2）

- 呼吸状態を第一印象でとらえるポイントは，表情（①），顔色（②），姿勢・行動（③）です．これらを視野に入れ，全体で苦しげな様子はないかを観察します．
- さらにその中で，呼吸状態の悪化を告げるサインを押さえます．チアノーゼや起坐呼吸はその代表です．

図2　第一印象による呼吸状態の3つのサイン

①苦しそうな表情

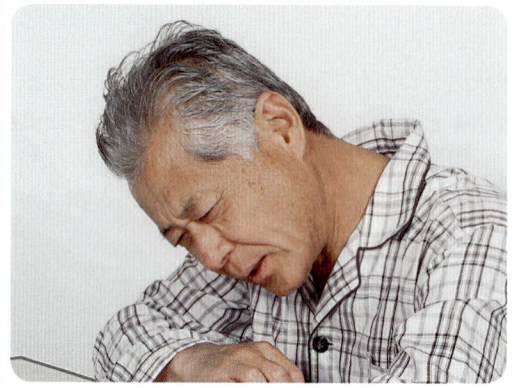

- 呼吸状態に異常のある患者では，表情は険しく，苦しさに汗ばむこともあります．
- 呼吸困難感が最大になれば，患者の「目を閉じ何かに耐え抜こうとする」ような表情が見られることも多いでしょう．

②顔色の変化

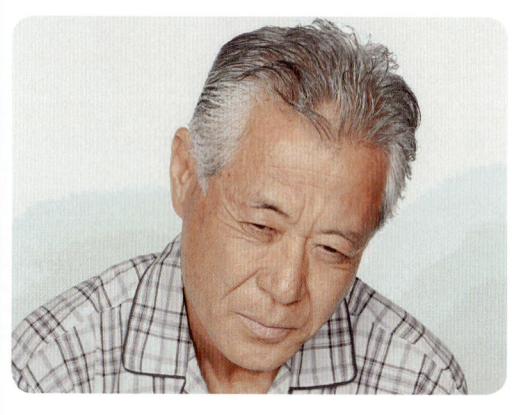

- 組織の酸素化が悪化すると，顔面は蒼白で口唇のチアノーゼが出現します．
- 慢性閉塞性肺疾患患者では低酸素症の耐性もあり，呼吸困難も含め，必ずしも呼吸状態の変化が現れないこともあります．

③いつもと違う姿勢・行動

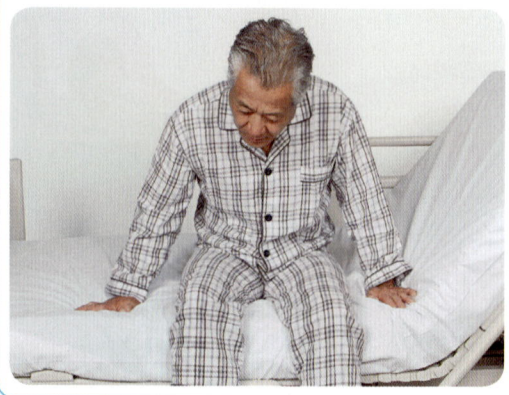

- 患者がどのような体位や姿勢で呼吸をしているかも重要です．
- 座った状態で前傾位となり（ふさぎ込むなど），ときに両手で何かをつかんでいるような場面は，呼吸困難感が非常に強まったサインの一例です．
- さらに，呼吸状態を自分自身で維持できなくなると，その姿勢はどちらかに傾きます．
- 気管支喘息発作時，肺気腫，うっ血性心不全患者では，左写真の姿勢＝起坐位になることで静脈環流が減少し呼吸が少しでも楽になるように行動することもあります．

b. 呼吸パターンの異常から呼吸状態の悪化を判断する（図3）

- 呼吸をするとき，患者状態によって胸部や頸部，腹部はさまざまな動きを伴います．正常な呼吸では，この「呼吸リズム」は一定です．しかし，呼吸状態に異常があると，特徴的な呼吸パターンが見られることが多いでしょう．
- 呼吸を感じながら胸郭の動きを中心に観察（①，②）して，異常をとらえます．

図3　視診による呼吸パターンの観察

①呼吸を感じとりながら視診を行う

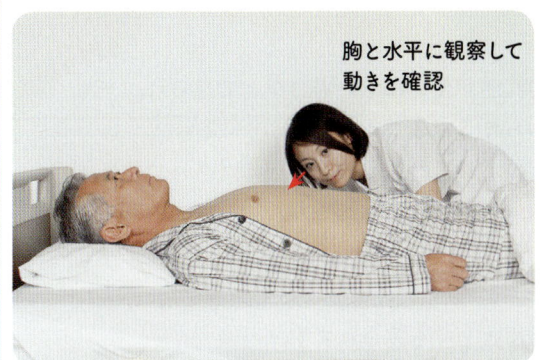
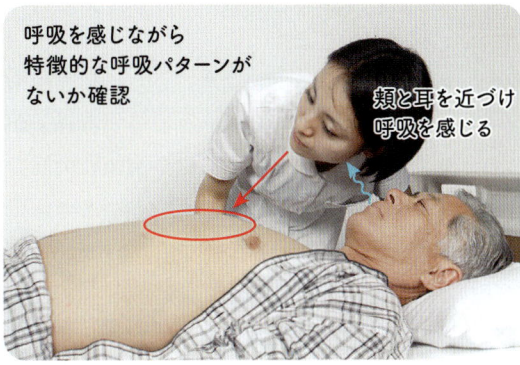

- 臥床状態での呼吸パターンは，胸の位置と水平に観察（上左写真）します．
- 意識がないなど，緊急度が高いと判断した場合は，観察者の頬と耳を患者の鼻・口元に近づけて観察（上右写真）します．
- なお，呼吸状態の観察方法は，臥位と坐位では異なることに注意します（☞p19）．

②呼吸パターンを観察する際は，呼吸数も合わせて確認できるとよい

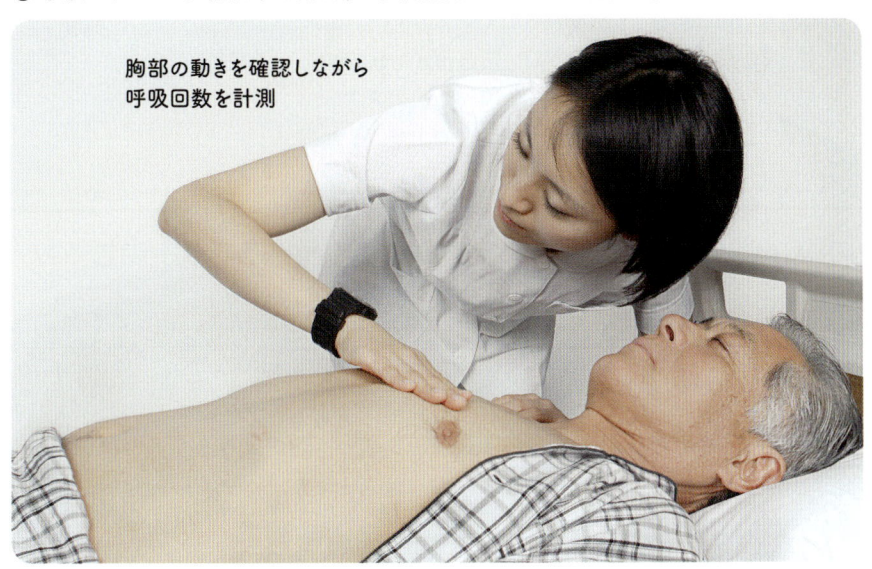

- 呼吸を感じながら呼吸パターンを観察する際，患者の顔に自分の頬と耳元を近づけます．このとき，さらに両肺野の胸郭の動き（上昇の程度）を見ながら，呼吸数も観察できるとよいでしょう．
- 呼吸数の基準値は14〜20回／分程度で，吸気時間は呼気時間の約1/2がめやすです．努力呼吸時は，呼吸数が増多していきます．

1）代表的な呼吸パターンの異常

- 呼吸パターンから呼吸の異常をとらえるには，正常時の呼吸パターンと，代表的な異常時の呼吸パターンを知っておくことが重要です．
- 呼吸パターンは，異常の程度によって変化していくのが一般的です．慢性閉塞性肺疾患（COPD）や気管支喘息発作時に観察される努力呼吸から，上気道の閉塞などで生じるシーソー呼吸や陥没呼吸，さらにはショック時に認める下顎呼吸などがあります．

①努力呼吸

- 努力呼吸とは，正常時の呼吸で用いられる横隔膜，肋間筋以外の筋を多く使った呼吸状態を指します．
- 上気道や気管支の閉塞，さらに横隔膜や肋間筋が使いにくい場合などで見られ，一生懸命に努力して呼吸を行っている様子がみられるでしょう．
- 代わって用いられる筋は，胸鎖乳突筋などの呼吸補助筋ですが，そのパターンはさまざまとなり，決まった1つのパターンを表すものではありません．
- 具体的に観察されるのは，「首に通常の呼吸時にはない力が入っている」（**下写真**）ことや，鼻翼が動いて鼻穴が大きくなる鼻翼呼吸，さらに呼吸時に肩と頸部が接近する，いわゆる「肩で呼吸をしている」ような場面としてもみられます．

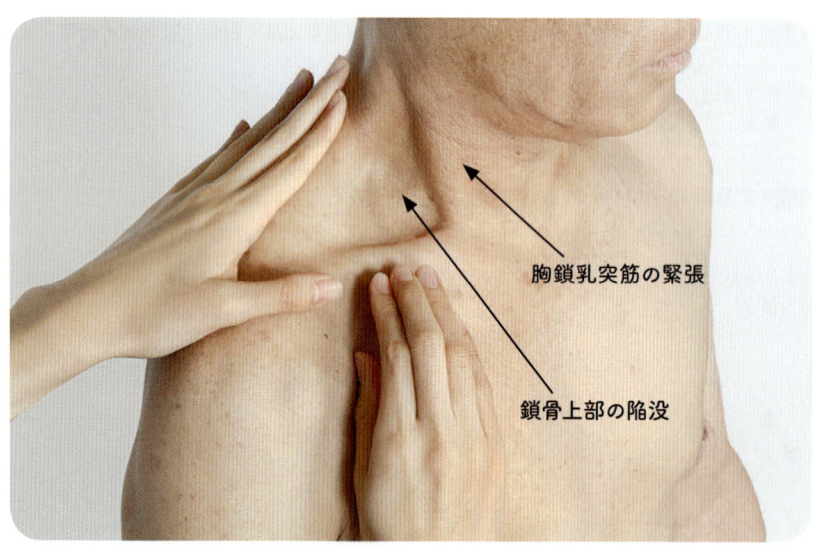

胸鎖乳突筋の緊張

鎖骨上部の陥没

②シーソー呼吸（図4）

- シーソー呼吸は，正常時の呼吸における胸部と腹部の動きと，逆の動きをする呼吸様式です．正常時は胸部と腹部の動きが同調して拡がり縮みますが，シーソー呼吸では，吸気時に腹部が下がり，胸部が上がる状態になります．
- 主な原因は上気道の閉塞で，緊急事態になりえる状況です．迅速な気道確保が必要となります．また，気道確保しても異常が残ったり，COPDなどの病態によって普段の呼吸もシーソー様となる場合もあります．普段からの様子を観察しておくことが大切です．

図4 シーソー呼吸時の胸・腹部の動き

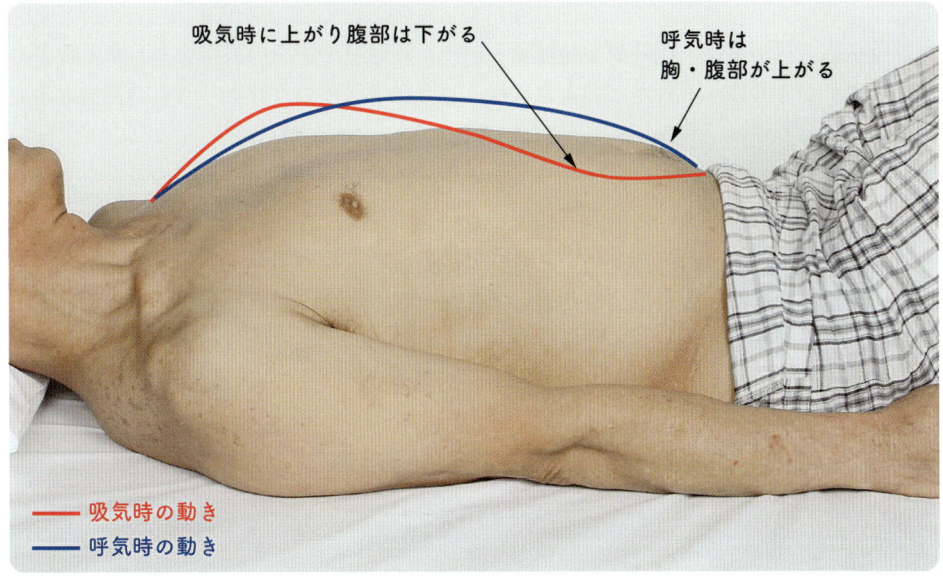

吸気時に上がり腹部は下がる
呼気時は胸・腹部が上がる
― 吸気時の動き
― 呼気時の動き

③陥没呼吸

- シーソー呼吸と同様に，陥没呼吸は胸郭の強い陰圧によって胸部や腹部などがへこむ状態です．
- 原因は上気道の閉塞で，重篤時や小児では，肋間がへこむこともあります．

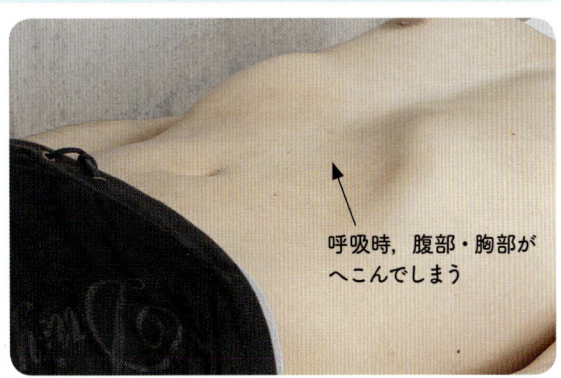

呼吸時，腹部・胸部がへこんでしまう

④下顎呼吸

- 呼吸筋疲労は呼吸筋のエネルギーの需要が供給を上回った状態です．呼吸の主動作筋である横隔膜は，本来，疲れにくい筋ですが，重症例では，横隔膜も含めすべての呼吸筋が疲れきった状態になることがあります．
- 横隔膜が動かなければ，呼吸補助筋のみを使った努力呼吸となりますが，さらに非常に重症であると，下顎だけを動かし少しでも多く空気を吸おうとするのがせいいっぱいになります．この状態が，下顎呼吸です．

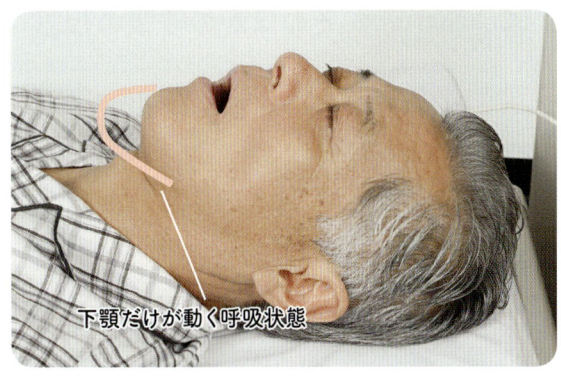

下顎だけが動く呼吸状態

2）呼吸リズムと意識障害

- 呼吸状態の視診では，頻呼吸や徐呼吸といった呼吸数や深さの異常をとらえることも必要ですがさらに，それがどのように繰り返されるかという呼吸リズムの把握も重要です．
- とくに意識障害患者における呼吸リズムの異常は呼吸中枢など脳幹部の障害を認めることが多く，そのパターンは障害部位によりさまざまです．
- その一例であるチェーンストークス呼吸は，意識障害患者でもっとも多く観察されます．循環不全なども伴い重篤な状態になるおそれがあり，すみやかな気道確保と人工呼吸が必要となります．
- 表1に，主な呼吸パターンとその原因を示します．

表1 緊急性の高い呼吸リズムの異常とその特徴や原因例

呼吸	特徴	原因	疾患
チェーンストークス呼吸	浅い呼吸〜深い呼吸〜無呼吸が周期的に繰り返される	頭蓋内圧が亢進されて脳ヘルニアになり，呼吸中枢が障害される	・脳血管障害 ・重症心不全 など
ビオー呼吸	不規則でさまざまな深さの呼吸と無呼吸が出現する		・脳血管障害 ・髄膜炎 など
クスマウル呼吸	異常に大きい呼吸が規則的に続く．無呼吸は出現しない	代謝性アシドーシスを補正するために，深大な呼吸を繰り返す	・糖尿病性昏睡

Column　そのほかの呼吸の視診—鼻中〜鼻毛の状態の観察

- 患者が火災現場から搬送された場合，視診（観察）では必ず鼻毛の有無や炎症の確認をしましょう．
- 鼻毛がすべて消失しているような時は，熱風・爆風などで気道熱傷を伴っている場合が多く，同時に胸部や呼吸補助筋の観察を行い，呼吸状態の異常がないかを確認します．
- たとえ呼吸状態に異常がなくとも，気道熱傷は数時間後に気道浮腫を生じ，呼吸困難を呈してくる場合があるため，咽喉頭の観察や，喉の痛みや腫れについても患者に問う必要があります．

c. 頸静脈の怒張（＋呼吸補助筋）で知る呼吸の異常

- 頸静脈の怒張は，呼吸困難の原因となる呼吸不全や心不全で多く観察されます．
- この時，努力呼吸を伴うことが多く，鼻翼呼吸や吸気時の胸鎖乳突筋の緊張，肋間の陥没（☞p10参照）では，気管支喘息重積発作，COPD急性増悪，上気道閉塞などを疑います．緊張性気胸や心タンポナーゼの重症例でもみられることがあります．

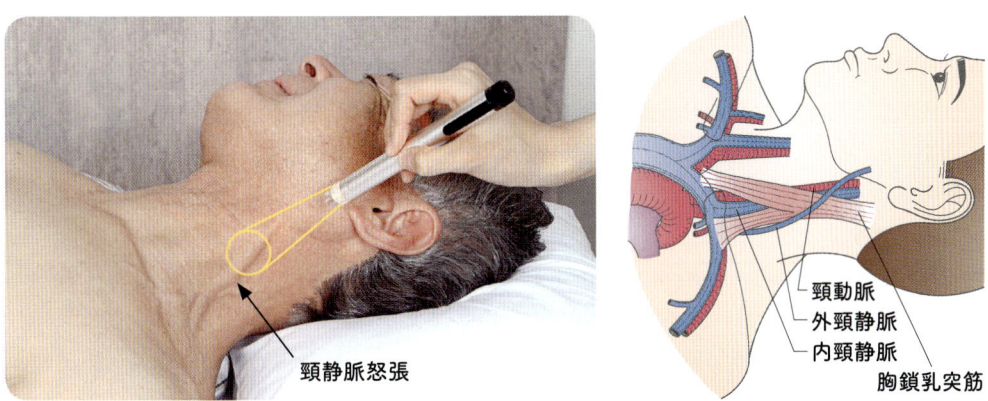

d. 視診でとらえる呼吸状態の解剖学的重症度

1）気管や胸郭の解剖をおさえる

- 呼吸状態のアセスメントでは，今までに示した第一印象，そして呼吸回数，呼吸パターンなどの生理学的重症度を観察し，緊急事態かどうかの判断をします．
- その後に押さえておきたいのは，外傷患者の呼吸異常などでしばしば見られる，気管の形状変化や位置のずれ（☞p21参照），そして胸郭の動きの異変などの解剖学的重症度です．
- そしてアセスメントを正しく行い，判断するには気道から肺にかけての解剖生理を知り，とくに解剖学的なめやすとなる肋骨を中心とした胸郭の構造をおさえることが重要です（図5）．

図5 前胸部と背部の解剖学的な目印：肋骨を中心に（数字は肋骨の番号）

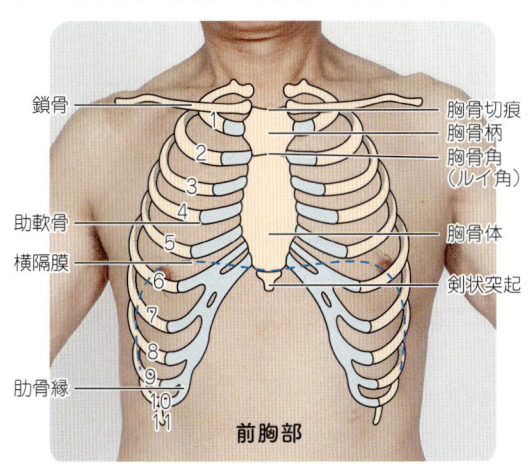
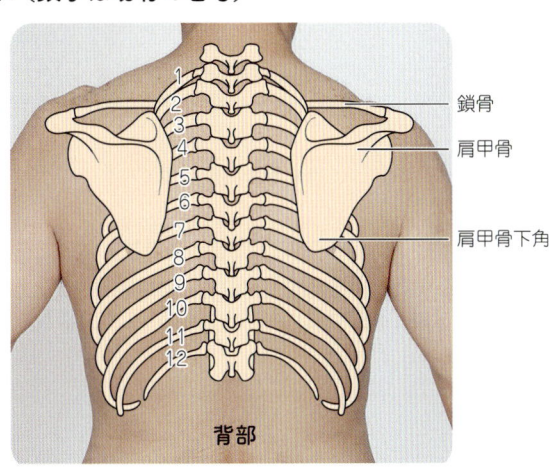

- 気管の異常は，視診による変化に加えて，触診によって気管偏位（気管が中心から左右にずれること）の有無をとらえるのが確実です．
- 胸郭については，次で示す呼吸運動時の変化から，その異常をとらえることができます．

2）呼吸運動による胸郭の変化から異変をとらえる

- 呼吸運動の解剖学的異常は，呼吸時の胸郭の動きでとらえるのが基本です．
- 呼吸運動は，呼吸筋によって胸郭を拡げたり縮めたりすることで行われます．呼吸筋は吸気筋と呼気筋に分かれ，安静時には吸気筋が働き胸郭に空気が入り，呼気筋は働きません．そして吸気後，吸気筋が弛緩することで胸郭が元の大きさに戻ります（図6）．
- 呼吸筋でもっとも重要なのが横隔膜であり，安静時の換気量の70％は横隔膜の働きによります．
- 安静時，横隔膜は1〜1.5cm程度上下し，努力呼吸時では7〜13cm動きます（☞p28参照）．横隔膜が1cm動くと，約350mLの換気がなされます．
- 胸腔は陰圧であるため，胸郭の容積が拡大すると胸腔内圧はさらに陰圧に傾き，肺が拡張し肺内へ空気が流入します．逆に，横隔膜が弛緩し挙上すると，肺も弾性によって収縮し内部の空気が外に排出されます．
- 呼気時と吸気時の胸郭の動きと前後径，左右径を観察することが，胸郭や横隔膜の異変と，呼吸状態を把握することにつながります．

図6　呼吸による横隔膜の変化と胸郭の変化

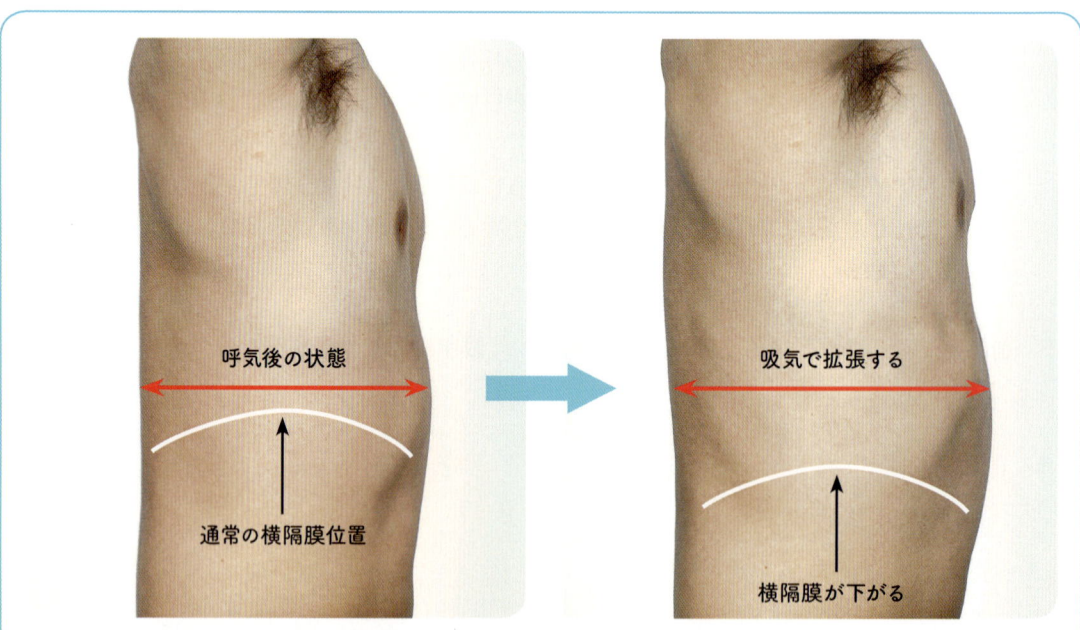

- 吸気時には，外肋間筋が収縮し横隔膜が下がるため，胸部の前後径，左右径が増える．
- 吸気時に胸部の拡大が不十分であったり，揺れのある場合は，肺や肋骨の損傷など解剖学的異常が考えられる．

2 呼吸状態の聴診

- 一般的な呼吸状態の聴診は，患者の胸郭に目をやり，胸郭の挙上が左右対称性であるかを確認するとともに，呼吸回数や呼吸パターンなどの情報を把握したうえで実施することが望ましいでしょう．
- 一方，急変が想定される場合は，視診のあとに触診を実施し，さらに明らかに胸部に変形や異常所見がある場合には，その対処・治療を優先することもあります．

a. 正常な呼吸音，副雑音とは（図7）

- 聴診による正常呼吸音のうち，聴取できる領域が広く一般的な音が，肺で聴かれるの肺胞呼吸音です（☞図8 p16）．低い穏やかな音でリズムがあり，吸気のほうが音は大きく長く聴取できます．

図7 呼吸音の種類

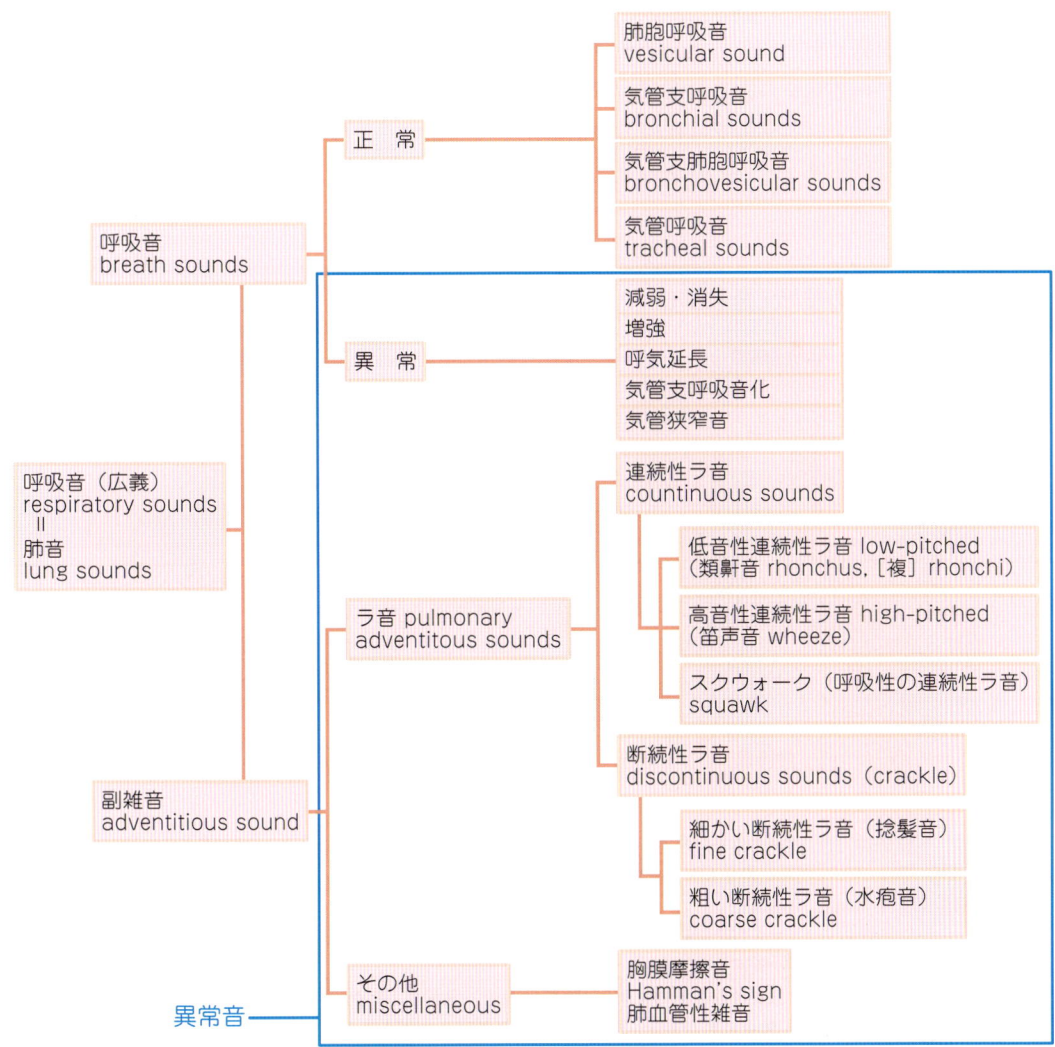

［米丸亮：ナースのためのCDによる呼吸音聴診トレーニング，p9，南江堂，2001より引用］

- 副雑音は「正常な呼吸にはない音」のことをさし，いくつかの種類があり，大きく分けて「連続性ラ音（wheeze）」と「断続性ラ音（crackles）」になります．
- 連続性ラ音は「ピーギー」という音で，気管支喘息発作時などの呼気時に聴取されます．断続性ラ音は液体に空気が入る音で，喀痰に空気が入ると聴取され，吸気でも呼気でも聞かれます．

表2　Wheezeの強度分類

程度	状態
0度	Wheezeがまったく聴取できない
1度	強制呼気時のみ聴取できる
2度	平静呼気時にも聴取できる
3度	平静呼吸下で，吸気・呼気ともに聴取できる
4度	サイレントチェスト

- 連続性ラ音では，その聴取のされ方で重症度が異なります．「Wheezeの強度分類」（表2）で評価すると理解しやすいでしょう．
- 0度〜4度に分けられ，4度がもっとも重度です．一般的な喘息発作患者では2度が多く，3度では相当の呼吸困難を呈しています．また，4度は気道確保を介した人工呼吸など緊急処置が必要な状況にある場合をさします．

b. 呼吸音の聴取部位と聴診の順序

- 視診で胸郭の挙上に左右差を認めるなど異変があったた場合など，聴診を素早く確実に行っていきます．図8に呼吸音の聴取部位を示します．
- このとき，坐位と立位では横隔膜の位置が変わることや，臓器の影響で聴取される部位や聴診音が異なることもある点に注意が必要です．

図8　呼吸部の種類と聴取部位

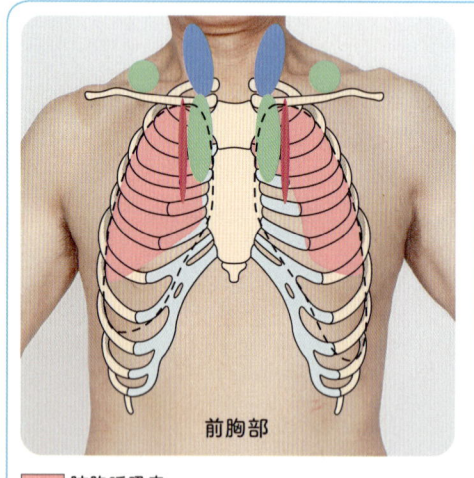
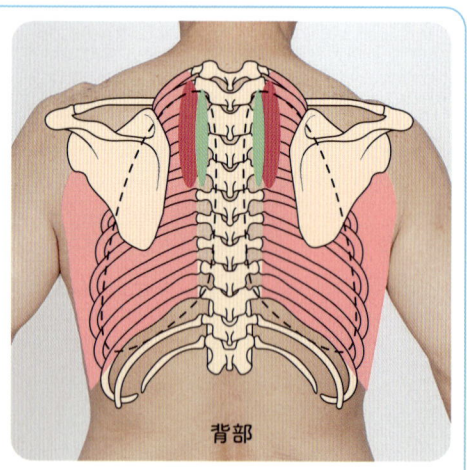

前胸部　　背部

- 肺胞呼吸音
  - 安静時は低くてやわらかい小さい音．吸気では一定の音で，呼気は初めにしか聴かれない吸気より弱い音．末梢肺に接する胸壁全体で聴取でき，肺底部でよく聴こえる．
- 気管支（肺胞）呼吸音
  - 肺胞呼吸音より大きく高い音．正常時は，胸骨上部など狭い範囲で聴かれる．
- 気管呼吸音，　気管支呼吸音
  - 大きく粗い音．吸気より呼気で大きく，肺胞呼吸音，気管支（肺胞）呼吸音よりも大きく聴こえる．吸気と呼気間で休止時間がある．頸部気管上，気管支上で聴かれる．

1）患者が坐位の場合の聴診手順

- 聴診は肺尖部からはじめ，肺底部までを左右対称に行っていきます．聴診器を当てる位置は，それぞれ肋間部です．
- 緊急時でない限り，1ヵ所に1呼吸以上聴診を行います．吸気相・呼気相で異常がないかを確認する必要があるためです．
- さらに患者の協力が得られれば，深呼吸をしてもらったり呼気を強めてもらうことで副雑音が聴き取りやすくなります．
- 図9に肺の解剖を意識して行う聴診の実際を，また，図10に各部位での聴取位置と順序を示します．

図9 聴診の実際（主な部位）

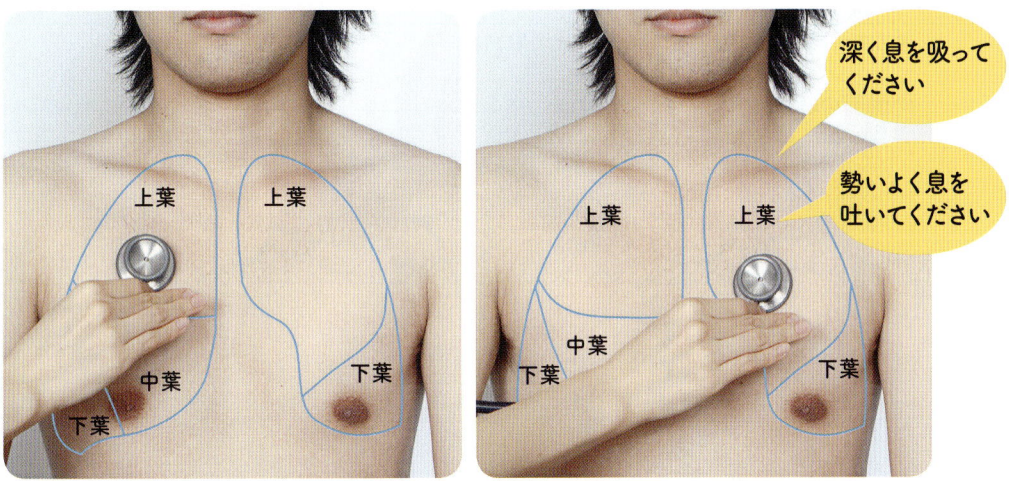

- 上葉（肺尖部）から開始し，左右対称に行って行くのが基本です．

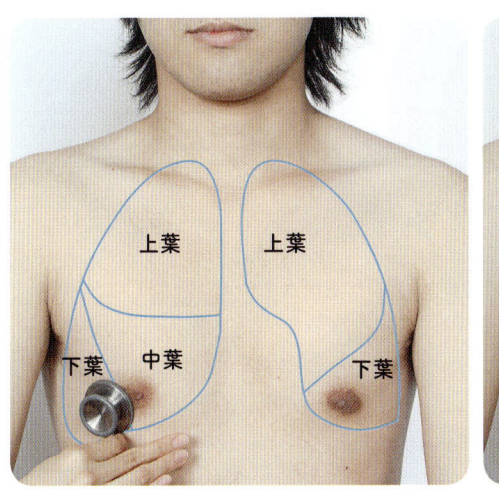
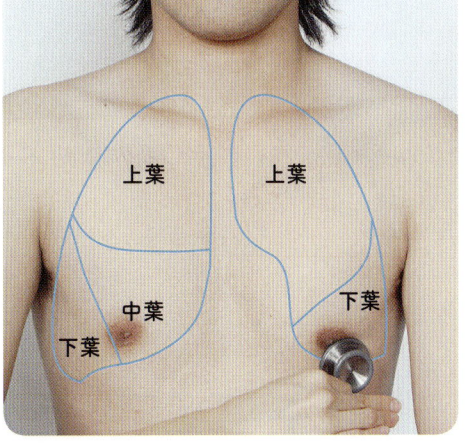

- 中葉から下葉へと進めていきます．

図10　前胸部，背部，側部における聴診位置と順序

前胸部と背部の聴診位置

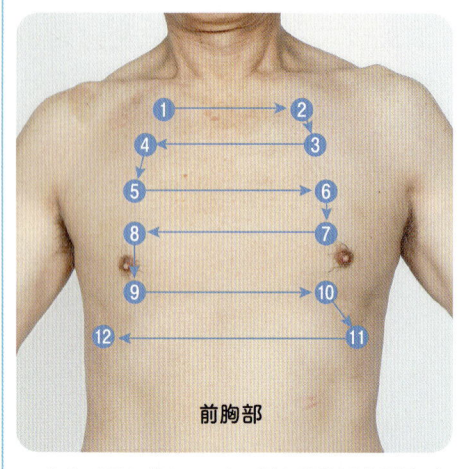
前胸部

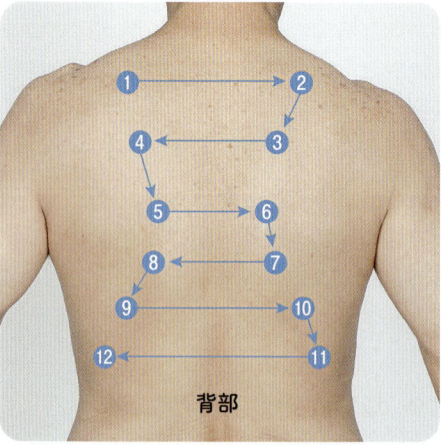
背部

- 左右は同じ高さで，1カ所1呼吸以上聴取する．

両側部の聴診位置

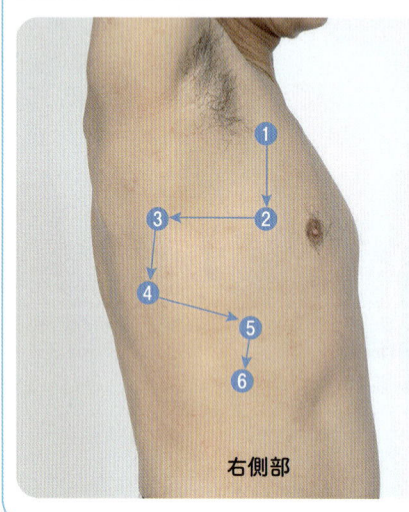
右側部

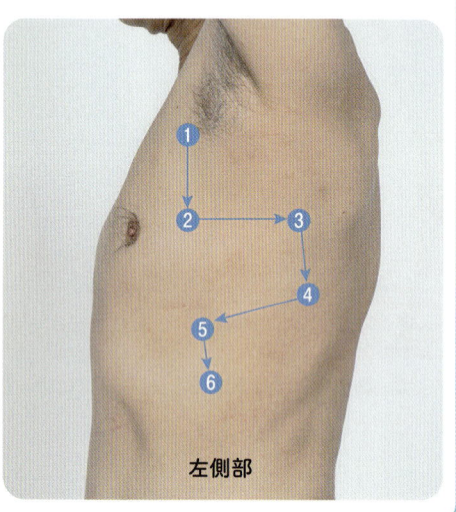
左側部

Column　聴診器の膜型とベル型

- 聴診器の聴診部は，皮膚へ接する面が大きめの「膜型」と，小さめの「ベル型」の2つがあります．

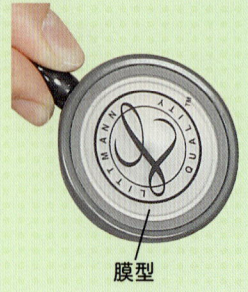
膜型

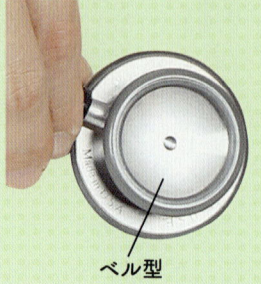
ベル型

- 膜型は高音を聴取しやすく，基本的な呼吸音や心音のⅠ音，Ⅱ音で用いられます．いっぽう「ベル型」は，低音を聴取しやすく，心音のⅢ音，Ⅳ音をよく聴き取れます．
- 聴診目的や部位によって使い分けることが必要です．

2）患者が臥位の場合の聴診手順（図11）

- 患者が臥位である場合，循環動態に問題がないなど可能な範囲で，ギャッチアップ30°程度とします．横隔膜が下がり呼吸音を聴取しやすくなるためです．
- 聴診は坐位と同様に，肺尖部から左右対称に行っていきます（写真①）．臥位では前胸部の聴診が中心になるはずですが，臥位だからこそ，側胸部（写真②）や分泌物などが貯留しやすい下葉の聴診を怠ってはなりません（写真③）．ときに，ベッドマットを押し下げるなどし，背側の第6〜8肋間を聴診するようにします．
- 臥位の状態ではベッドマットに隙間を作り聴診器を入れても，肺に腹腔内圧がかかる影響で，下葉での呼吸音自体が聴取されにくいことがあります．摩擦音が十分な聴取を妨げることもあります．この場合は，呼吸音が聴取しやすい上肺野および中肺野での聴診や，上記の側胸部での聴診を入念に行うことで異常をとらえるようにします．

図11 臥位での呼吸音　聴診のポイント

①肺尖部から左右に聴診を始める

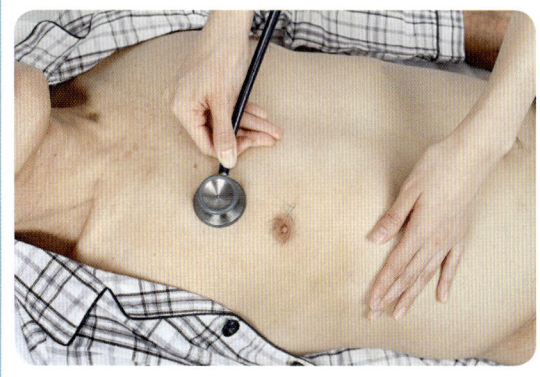
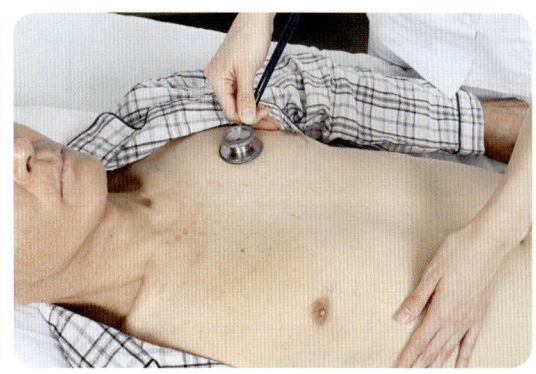

- 臥位での聴診は，可能であればギャッチアップ（15〜30°）して行います．

②側胸部の聴診

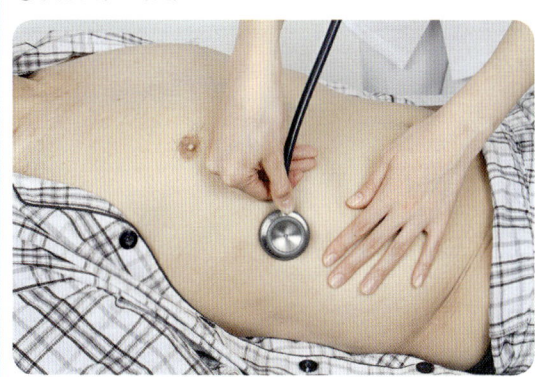

- 側胸部も入念に聴診します．

③臥位で分泌物が貯留しやすい下葉の聴診

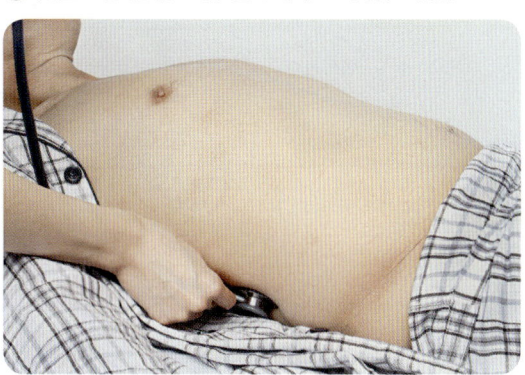

- 臥位での下葉の聴診ではベッドマットの間に聴診器を入れます．第6〜8肋間がめやすです．

3）臥位における緊急時の聴診

- 病棟などでの急変時は，患者の循環動態への配慮や意識状態などの影響で体位の調整がむずかしく，また限られた時間での対応となるため，臥位で前胸部を中心とした聴診にならざるをえないことも多いはずです．
- このような場合は，呼吸音全体の減弱を判断するのに，第3～4肋間中腋窩線上での聴診が適しています（図12）．胸郭の動き，可動域なども触診しながら聴診できると，急変時の呼吸の異常をとらえやすいでしょう．
- さらに呼吸状態の異常があり，笛声音や喘鳴が顕著であるなど，気道異物や咽頭浮腫の疑いがある場合には，気管音の聴取が効果的です（図13）．気管狭窄を認める場合は，特徴的な摩擦音が聴かれます．

図12　第3～4肋間中腋窩線上への聴診

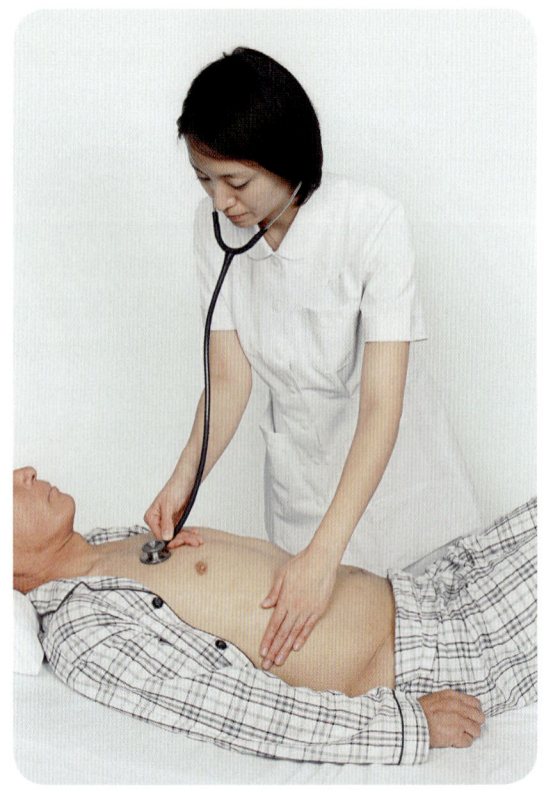

- 急変時に呼吸音全体が確認しやすく，まずアプローチしたい聴診部位です．

図13　気管狭窄を疑う場合の聴診部位

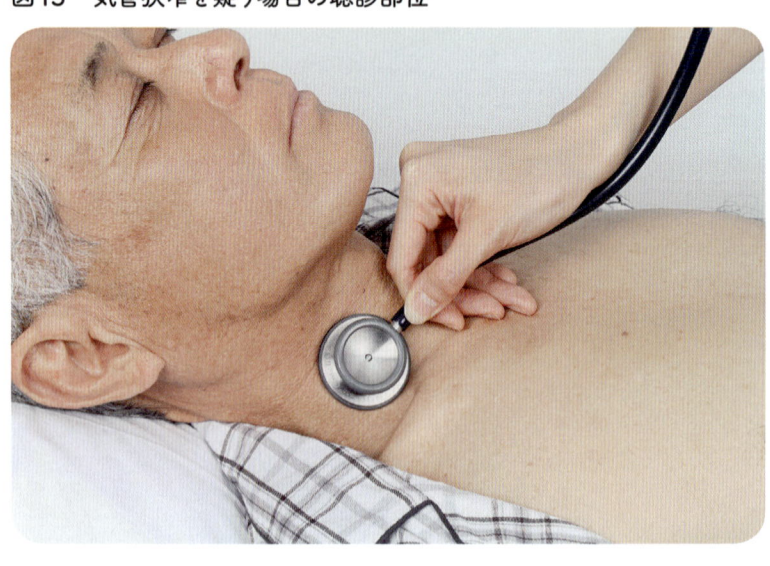

- 気管狭窄があったり，気管挿管を行った患者では，頸部に聴診器を当てて，気管摩擦音を聴診するようにします．
- 気道異物や咽頭浮腫に伴う気管狭窄でも，連続する摩擦音が強く聴診できます．

3 呼吸状態の触診

- 呼吸状態の触診は，視診でとらえた所見を確認するために行う場合と，異常サインが現れている場合に，その緊急度を確認するために実施します．
- 頸部，胸部を中心に，起こっている病態や解剖的な異常をとらえていきます．

a. 頸部（気管）の触診

- 気管のアセスメントは，全身状態に問題がなければ座位で観察します．血圧低下など全身状態の悪化が見られれば臥位のままとし，状態に応じて，ギャッチアップ15°程度を考慮します．
- 頸部（主に気管）の触診は，気管偏位や気管狭窄などが疑われる場合に実施されます（**右写真①，②**）．このとき，重度の緊張性気胸や無気肺，縦隔腫瘤が認められることがあるでしょう．
- さらに気管偏位をきたしている場合，その疾患的特徴から皮下気腫（☞p25）（**右写真③**）や頸静脈怒張（☞p13），僧帽筋や胸鎖乳突筋など呼吸補助筋の緊張（☞p10）が見られる場合も多く，異常を見逃さないように触診を行います．
- 重症患者の観察では，ときに脈拍の触知より気道の開通の確認が急がれ，呼吸状態を観察すると同時に頸部の観察，すなわち気管偏位の有無の確認が優先される場合があります．

①気管偏位（ずれ）がないかを確認

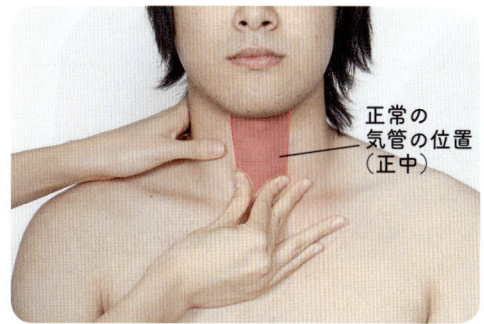

正常の気管の位置（正中）

- 正中位置から気管が偏位していないかを，視診により観察し，さらに両指で上下に垂直に触診して偏位の実際を確認します．

②左右の偏位の程度を確認

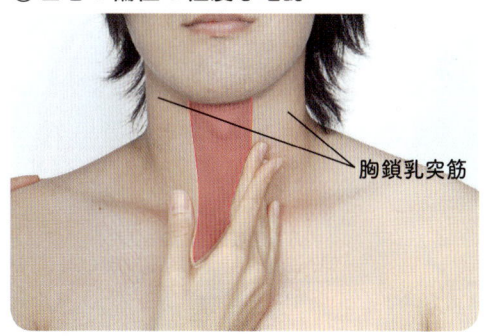

胸鎖乳突筋

- 偏位の程度は，患者を正面とし，気管の一方向に沿って指を置き，気管と胸鎖乳突筋の間が左右対称かで確認します．
- ただしこのとき，両頸部の動脈が触知される部位（動脈洞）を強く刺激すると，一過性に血圧低下などを招くため注意が必要です．

③頸部の皮下気腫の確認

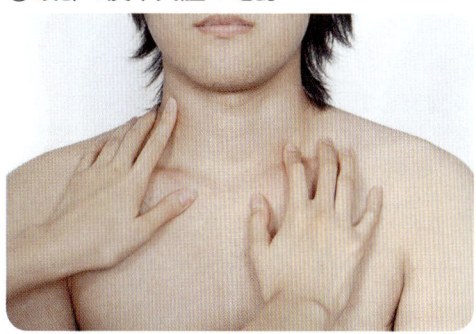

- 頸部の触診時に，皮下気腫の観察も合わせて行っておきましょう．
- 皮下気腫がある場合，プチプチと空気の粒を触れますので，示指と中指を使い，その範囲を観察していきます．

b. 胸部の触診

- 胸部の触診では，主に左右肺の対称性やその拡がり，胸腔内の痰や液体貯留の有無を確認します（**右写真**）．
- また，触覚振盪音（患者が発した声が気管支肺樹から胸郭へ伝わることで触知される振動）から，気管支閉塞なども確認できます．
- ただし，外傷などで多発肋骨骨折を伴うフレイルチェスト（☞ **p24参照**）の場合は，受傷部位を直接触れることで強い痛みが刺激になり，呼吸抑制を招くことがあります．触診は疼痛部位を避けた範囲から行い，十分に患者に声をかけながら触れていきましょう．

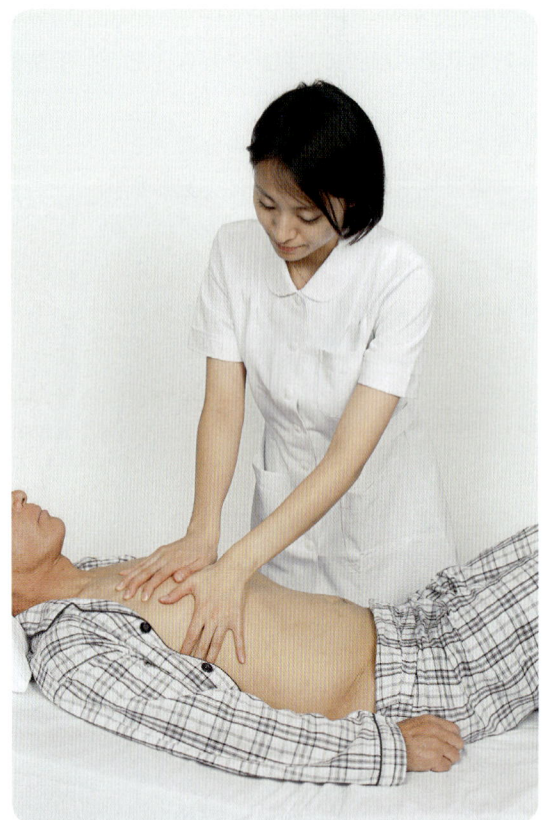

- 患者の脇に立ち，肋骨を包みます．
- 目線は胸部に置きながら，胸郭の動きを感じ取ります．

1）触診の基本

- 胸部の触診は，主に前胸部，側胸部に対して行います（**右写真**）．前胸部は胸郭の拡がりをとらえるため，肋骨を包み込むように両手をおきます．
- 胸郭の動きがなければ，エアーエントリーの減少や，呼吸停止が考えられます．胸郭の動きが非対称なら，気胸や無気肺，片肺挿管などのおそれがあります．
- 胸郭の拡がりを具体的に観察するには，両手を左右第10肋骨の位置に平行に置き，呼吸による変化を確認していきます（**図14**）．

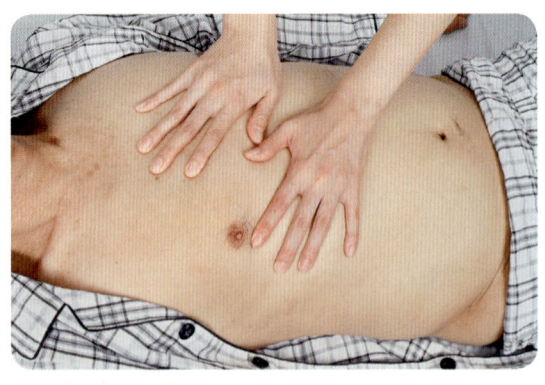

- 前胸部から側胸部へと触診していきます．

図14 胸郭の拡がりのアセスメント

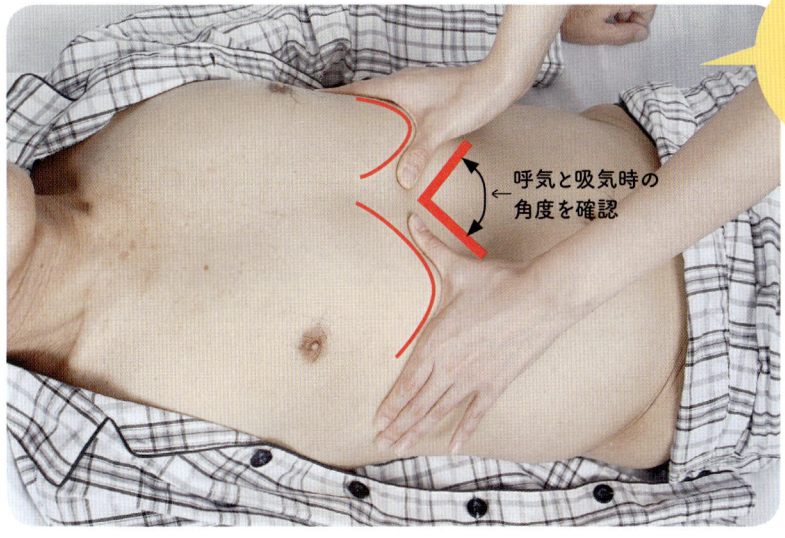

- 左右の肋骨弓に両手を平行に置きます．
- 手の位置を決めた後は，患者に深呼吸を促し，呼気と吸気で左右の母子の距離，そして親指の角度を観察します．
- 吸気時にはその距離が開き角度も広がります．また，このとき，動きの範囲や対称性について異常がないかに留意します．
- 正常の場合，胸郭は4～6cm程度広がりますが，気胸，無気肺，肺気腫などの障害を合併する場合，患側の動きが緩慢で胸郭の動きが小さくなるでしょう．

2）外傷患者の胸部の触診

(1) 胸部の動揺

- 外傷に伴う前胸部の打撲，受傷の疑いがある場合には，胸部の動揺がないかを右肺野，左肺野ごとに全体をまんべんなく触診していきます（図15）．このとき，疼痛部位や明らかに外傷が確認できる場所は最後とし，愛護的に行います．
- 外傷による肋骨骨折が，3箇所以上連続し，さらに前後2箇所に及んだ場合を，多発肋骨骨折といい，胸部の動揺の代表的な原因です．また，このとき，奇異呼吸（フレイルチェスト）と呼ばれる特徴的な呼吸運動がみられることに注意します（図16）．

図15 外傷患者の胸部触診の動揺

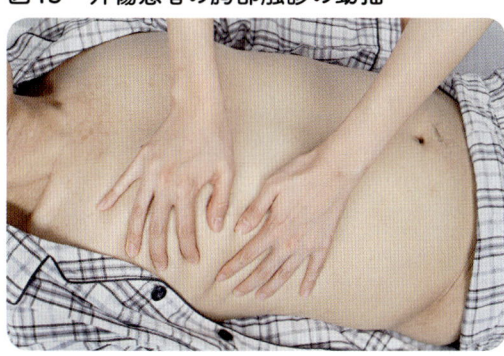 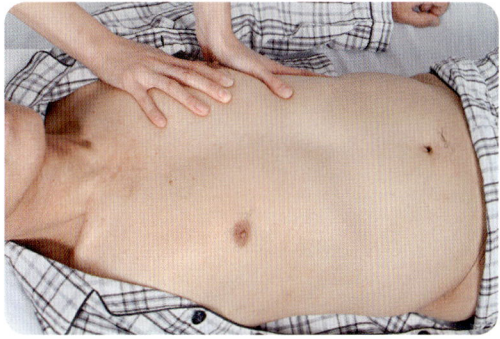

- 右肺野，左肺野ごとに上部からそれぞれの胸部の動揺を確認していきます．

図16　多発肋骨骨折とフレイルチェスト

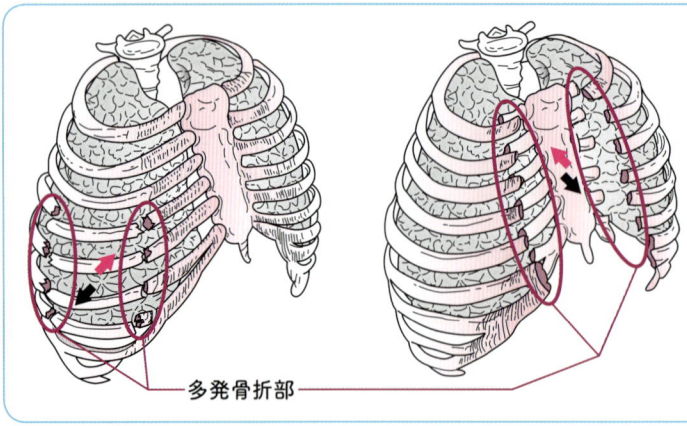

- 連続する3本以上の肋骨が同時に前後側2カ所で折れた場合に生じます．
- 損傷を受けた胸壁片は，健常胸郭との連続性を失い，吸気・呼気時に従来と逆の動きをします．
- すなわち吸気時に胸郭が凹み，呼気時に損傷部が膨らみます．この呼吸運動を奇異呼吸（フレイルチェスト）といいます．

多発骨折部

(2) 皮下気腫の触診

- 外傷患者では外傷性気胸や縦隔損傷，さらに自然気胸や人工呼吸器装着中などで起こる可能性のあるバロトラウマ（圧損傷）による皮下気腫も，胸部の触診（図17）から確認していくことができます．
- 皮下気腫は，身体の損傷部位から皮下組織内に蓄積される遊離ガスです．その範囲に拡がりがないかを確認する目的で，皮下気腫の先端をマーキングして記録することも必要です．なお，皮下気腫は胸部X線画像によってその有無がわかることもあります（図18）．

図17　皮下気腫の有無とさらなる損傷部位の確認

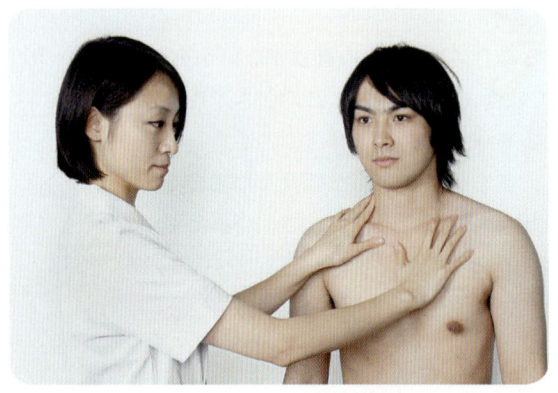

- 母指と示指の指腹で頸部から胸部正面，側胸部にかけて丁寧に触診していきます．
- 鎖骨上部の陥没部や鎖骨下，肋間部などに触れていきますが，肋骨骨折のおそれもあるため，できるだけていねいにゆっくりと触診をしていきます．
- 押さえる深さは0.5mm程度が妥当です．その際，意識のある患者では，適宜，疼痛の有無を確認しながら行います．

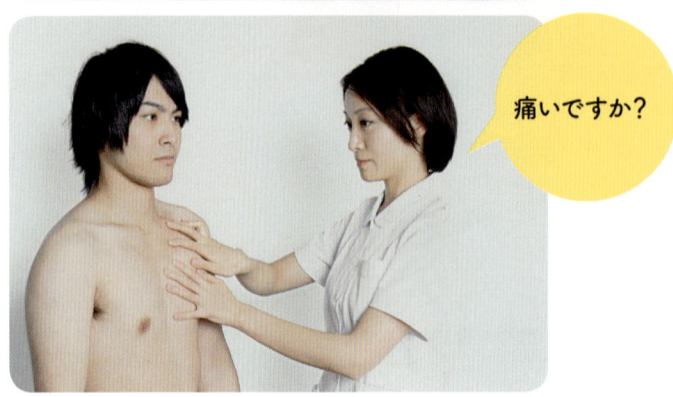

痛いですか？

図18 皮下気腫のX線画像

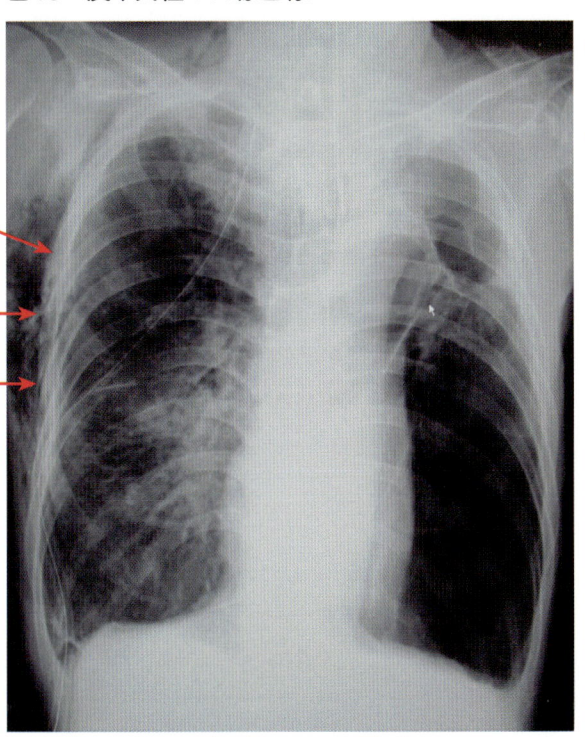

- 皮下気腫をX線写真でとらえた画像です．右側胸部にガスが確認できます（→）．
- 触診を行う前に画像情報がある場合は，あらかじめ骨折部を含む損傷部位などの情報を確かめてから行うことが二次的合併症の予防のためにも有効です．

| Column | フレイルチェストとその固定 |

- 多発肋骨骨折のうち，連続する3本以上の骨折があり，さらに1本の肋骨の前後側2ヵ所で損傷している場合に生じるフレイルチェストでは，胸骨骨折に両側肋軟骨骨折を伴う場合が多く，この部分が胸郭全体との連続性を断たれ，正常の呼吸運動と逆の動き，すなわち吸気時に陥没して呼気時に突出するという奇異呼吸を示すようになる．
- フレイルチェストでは，胸壁動揺（フレイルセグメント）により正常な呼吸運動を抑制し，さらに強い疼痛を生じるため換気障害を起こすことも多い．患者は呼吸困難感や恐怖感を覚える．
- 一般的に骨折部の固定は，損傷部位の動揺を最小限とし，その内部（細胞や血管）の損傷の増大や疼痛を抑制することを目的としているが，左写真で示した胸壁の固定は，フレイルセグメントを抑制することで，骨折に伴う胸壁の緊張状態のため，換気障害を生じている常態をも改善できる場合がある．

第1章 急変をとらえる フィジカルアセスメントの基本 呼吸状態

25

4 呼吸状態の打診

- 呼吸状態の打診では，空気の含有量が増える気胸や肺の過膨張の確認ができます．
- 主に胸部（肺）の打診を中心に行います．胸部全体を視診でとらえながら，上部から下部にかけて打診を行うことで異常を確認していきます．

a. 胸部の打診の順序と方法

- 胸壁の打診により，肺の病変や含気状態を観察することができます．胸部への打診の位置と順序は聴診に準じます（図19）．
- 通常，胸部の打診は坐位で行うのが望ましいですが，安静時や異変時は臥位となることも多いでしょう．患者状態が許せば，15～30°程度のギャッチアップで実施します．打診方法とポイントを写真に示します（図20）

図19 胸部の打診の位置と手順

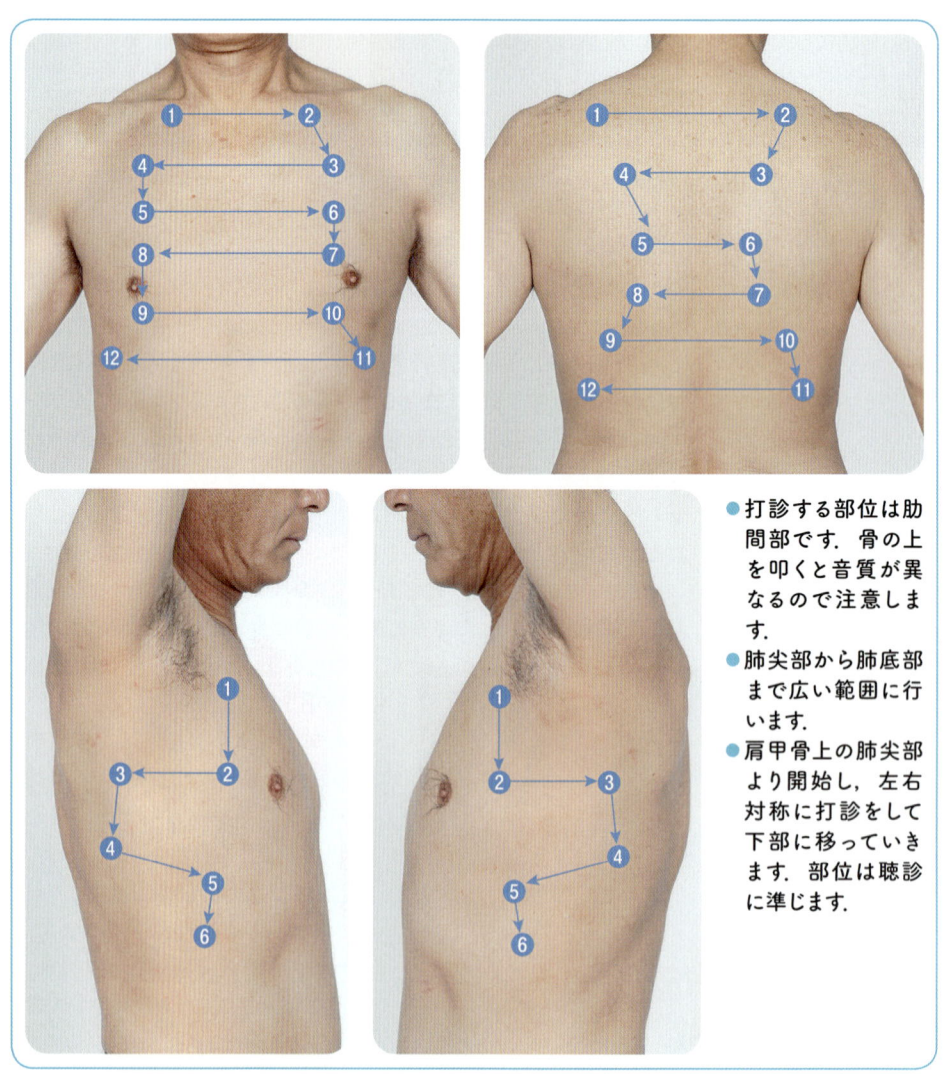

- 打診する部位は肋間部です．骨の上を叩くと音質が異なるので注意します．
- 肺尖部から肺底部まで広い範囲に行います．
- 肩甲骨上の肺尖部より開始し，左右対称に打診をして下部に移っていきます．部位は聴診に準じます．

図20　打診の技術

打診のポイント1　手の関節部を身体壁に固定

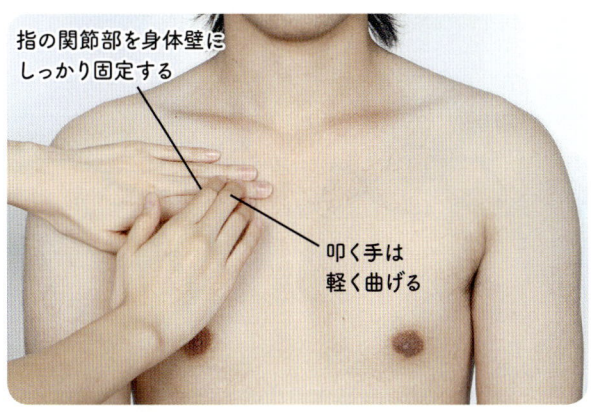

- 指の関節部を身体壁にしっかり固定する
- 叩く手は軽く曲げる

- 叩くときのポイントは，打診板となる手の関節部を身体壁にしっかりと固定することです．叩く側の手の指は屈曲させながらも，あまり力はいれないようにします．
- 正常な肺は空気を多く含み，大きく響く低い音で「ポン，ポン」という「清音」が聴かれるでしょう．

打診のポイント2　上げて・叩くのポイント

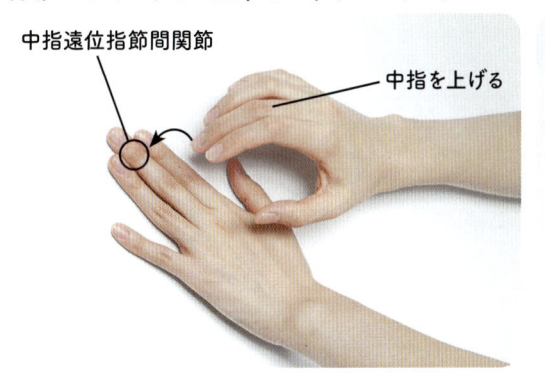

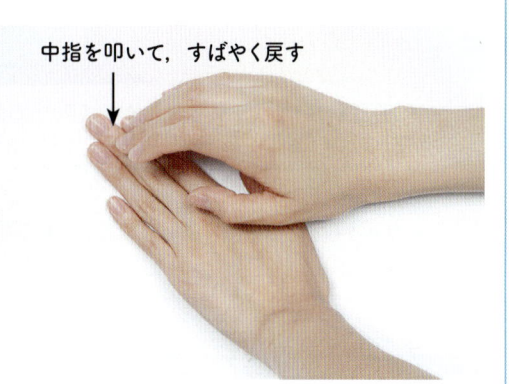

- 中指遠位指節間関節
- 中指を上げる
- 中指を叩いて，すばやく戻す

- 打診板となる中指をまっすぐに伸ばし，その遠位指節間関節（DIP：distal interpharangeal joint）を打診する部位の表面にしっかりと固定します．
- 叩く指を立てて中指を軽く屈曲させたら，すばやく中指のDIPを叩きます．
- このとき，他の指が身体に接触していると良好な打診音を確認しづらくなるため母指，示指，薬指，小指が胸壁に触れないようにします．叩いた後，すばやく打診指を引き戻すこともポイントです．

b. 病変部位と打診の実際

1）肺の病変部位の確認

- 肺の病変では，胸壁直下で，少なくとも径3cm以上の浸潤（胸水など）または無気組織があると濁音としてとらえられます．清音に比べ，小さく鈍く聴こえるでしょう．肺炎や肺腫瘍，無気肺の場合などで，その所見をとらえることができます．
- 同じように，打診によって肺下界（肺のもっとも低い位置）を知ることができます．清音と濁音の境界が肺下界です．これによって横隔膜の位置を判断することが可能です（図21）．
- 通常より肺下界が低下している場合は，肺気腫，気管支喘息発作時などで肺が拡張していることが考えられます．一方，上昇している場合は，腹水，鼓腸，腹部腫瘤など肺が圧迫されることが原因として考えられます．また，一側性の場合は胸膜癒着，胸水貯留，横隔膜神経麻痺，肺萎縮，無気肺などが考えられます．
- 胸水または血胸の場合は，一般に400mL程度の貯留で濁音として聴かれます．

図21　横隔膜可動域の測定

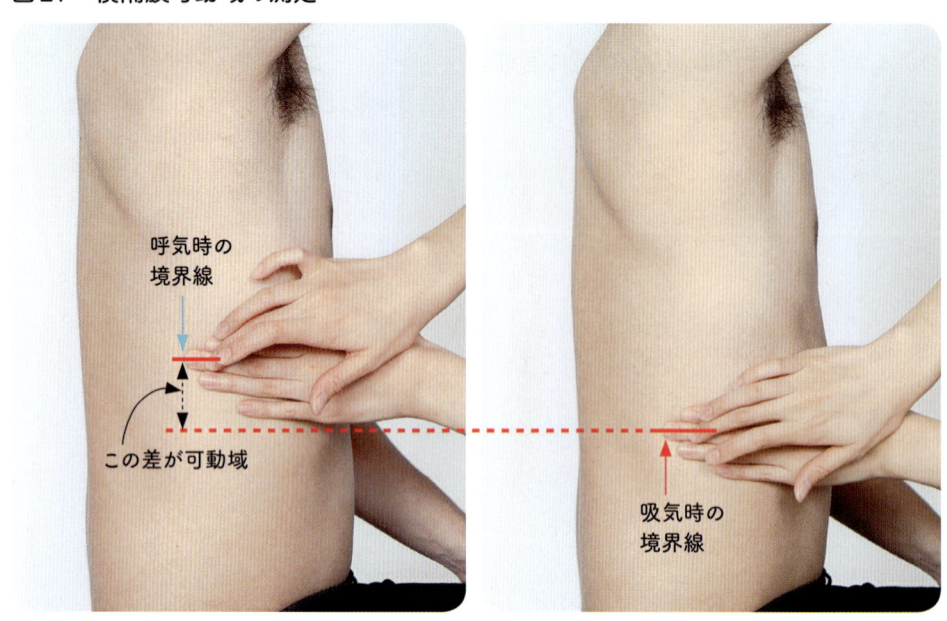

- 横隔膜の位置は，患者が座位の状態でなければ鑑別はできません．肩甲骨下角から下に向かって打診し，患者に息をおもいきり吐いてもらった際の清音と濁音の境界線をマークします（左写真↓）．
- 次に思い切り息を吸ってもらい，肩甲骨線上を下から上に向かって打診し，清音と濁音の境界をマークします（右写真↑）．
- マークした2つの境界線の差の長さが横隔膜の可動域となります．一般的には5～6cm程度とされます．

2）肺の含気状態の確認（図22）

- 正常な肺野では，大きく，明瞭である「清音」が聴かれます．「ポン，ポン」という低く響く音です．正常時は含気の有無の境界が横隔膜です．
- 炎症性の疾患や無気肺，胸水などがあれば，小さく短い，高調な「濁音」に変化します．また，気胸や喘息発作などで含気が多くなる肺の過膨張では，清音よりも高くて軽い「鼓音」が聴かれます．

図22　打診による病変部位や含気状態の確認

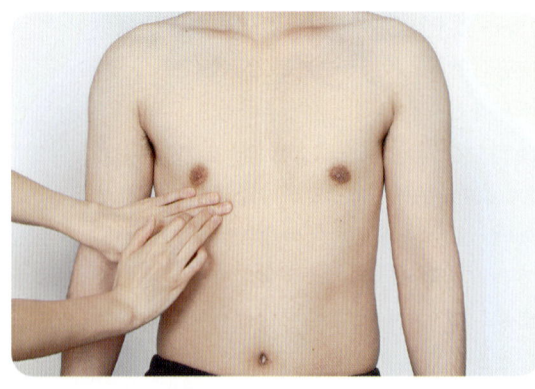

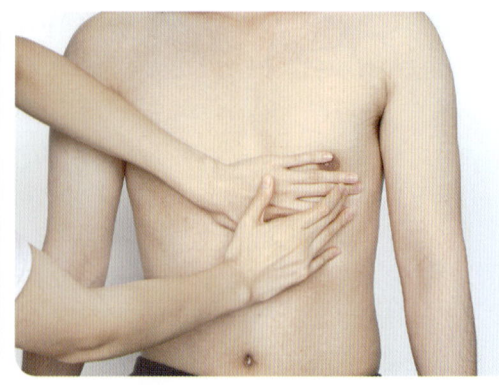

- 左右の肺野で含気状態を確認します．患者状態や部位により「清音」「濁音」「鼓音」が聴かれます．

C 循環動態をとらえるフィジカルイグザミネーション

1 循環動態の視診

- 循環動態の視診では，皮膚の色，浮腫，発汗の有無や程度などを観察します．
- 心拍出量が低下し，臓器への血流量が減少すると，代償的に四肢の末梢が収縮するため，末梢は暗赤色（チアノーゼ）になり冷汗を伴うことがあります．
- また，心臓のポンプ機能が低下すると血流のうっ滞が生じ，下肢の浮腫も生じてきます．

a. 皮膚状態の観察

- 皮膚の異常所見の80％程度は視診で情報が得られるでしょう（**下写真**）．循環動態のアセスメントでも皮膚所見が非常に重要で，まずは顔色から末梢の手指，胸部，腹部，四肢など全身をくまなく観察します．
- 循環状態の悪化を確実に見抜くには，さらに触診などを加える必要があるでしょう．たとえば，循環不全や呼吸不全の患者では冷汗やチアノーゼが表れやすいですが，皮膚が冷たく湿潤している様子は，触診によってさらにわかりやすくなるためです．
- ショック時などでは，身体の中央と末端では皮膚温が異なることもあり，その部位間では皮膚の色も異なって観察できる場合もあります．
- 皮膚状態の観察が重要となる緊急度の高いその他の疾患には，アナフィラキシー，深部静脈血栓症，重症薬疹，熱傷，急性中毒などがあります．

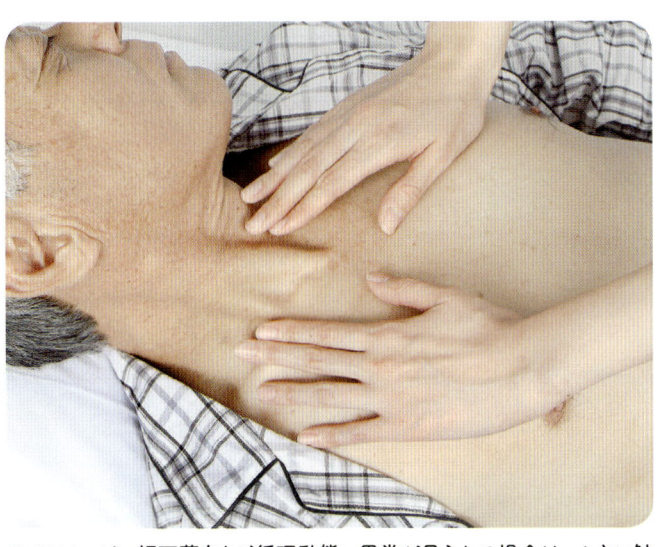

- チアノーゼ，顔面蒼白など循環動態に異常が見られる場合は，ときに触診も加えながら変化を見抜く必要があります．

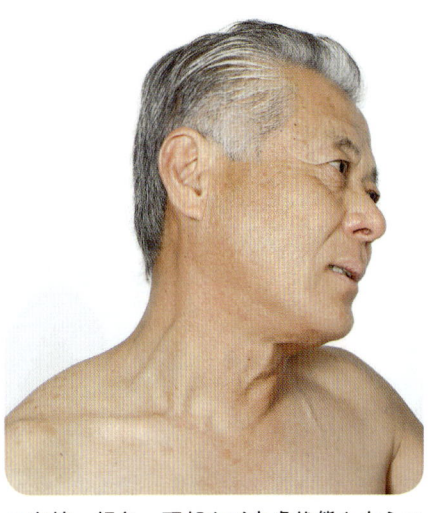

- 表情，顔色，頸部など皮膚状態を中心に循環動態の変化をとらえます．

b. 下肢（浮腫など）の観察

1）浮腫などの観察

- 下肢では，末梢の浮腫や腫脹の状態を観察します．このとき，必ず左右対称に観察していきます．どちらか片側だけが腫脹している場合は，深部静脈血栓なども疑われます．
- 基本的には，腎機能や心機能の低下時に浮腫が生じます．心機能が低下すると静脈還流が悪化し，静脈圧の上昇により組織液が静脈に戻りにくくなるためです．

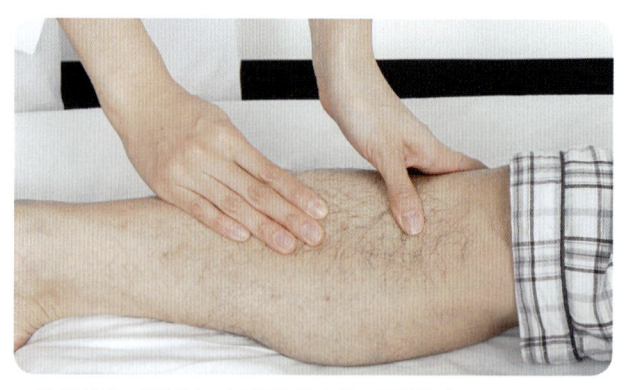

● 片側だけの浮腫は，深部静脈血栓の可能性も

- そのほか浮腫の原因はさまざまですが，栄養不良でアルブミンが低下し低タンパク血症に陥った場合にみられます．さらに，リンパ管で排水しても追いつかないときにも浮腫をきたします．アルブミンは肝臓で生産されていることから，肝機能が低下した状態でも出現します．

2）下肢のホーマンズ徴候

- 血液のうっ滞を観察する方法で，深部静脈血栓の観察法としても有効です．
- 足関節を背屈させ，下腿三頭筋に痛みがなければ正常です（下写真）．疼痛があった場合，ホーマンズ徴候は陽性で，血液のうっ滞が考えられます．

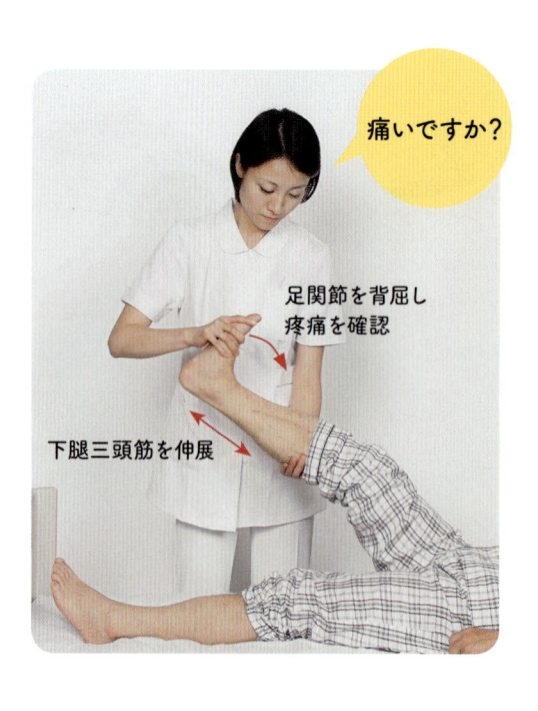

痛いですか？

足関節を背屈し疼痛を確認

下腿三頭筋を伸展

- 対象を仰臥位にして，下肢を伸ばします．
- 下肢をしっかりと支えて足関節を一気に背屈させ下腿三頭筋を突っ張らせ，疼痛の有無をみます．

図1 キャピラリーリフィーリングタイムの実際

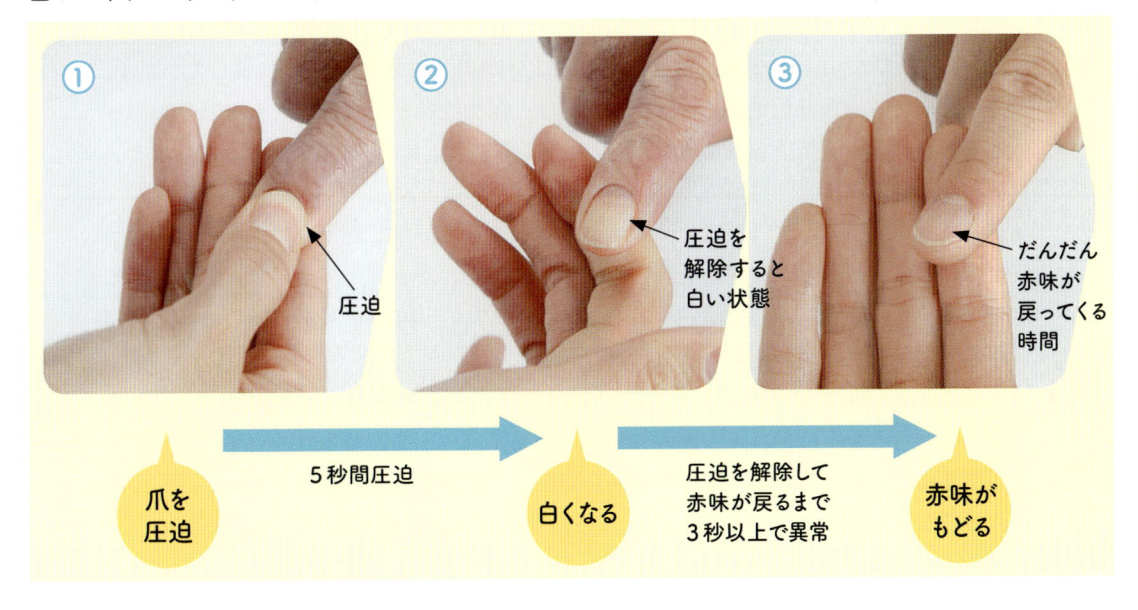

① 圧迫
② 圧迫を解除すると白い状態
③ だんだん赤味が戻ってくる時間

爪を圧迫 → 5秒間圧迫 → 白くなる → 圧迫を解除して赤味が戻るまで3秒以上で異常 → 赤味がもどる

C. 手指の観察

- 手指，とくに指の爪の観察は循環状態の悪化をとらえるために欠かせません．第一印象として，呼吸・循環不全状態にある患者では，一般に指先が蒼白で，さらにチアノーゼをきたしていることも珍しくありません．
- 以下に代表的な異変をとらえるサインを示します．

1) 毛細血管再充満時間（CRT：Capillary Refilling Time）の観察

- CRTは，末梢循環不全やショック状態を疑うことができる重要なサインです（図1）．
- まず，中指の末節骨を爪の色が白くなるまで5秒間程度圧迫します．その後，圧迫を解除して白くなった爪の色が正常に戻るまでの再充満時間を測定します．この時間が3秒以上になると異常で，末梢まで十分な血量が維持できていない状態と評価されます．

2) ばち状指（図2）

- ばち状指とは，指の先端が太鼓を叩くバチのような形に肥大した状態をさしています．左右の爪が手のひら側に円を描くように曲がり大きくなり，時に灰色など爪の色も変色することがあります．
- 詳細な原因はいまだ不明ですが，末梢組織の低酸素状態や血液のうっ血などが要因の1つとして考えられています．
- 図2のように，通常，爪は側面から見た場合下160°に傾斜していますが，ばち状指では，爪と骨の間の結合組織の増殖により180°を超えて角度に変化が見られています．

図2 指の先端の変化

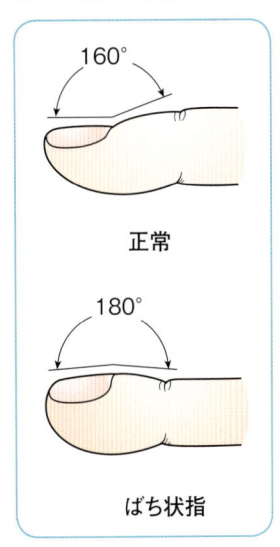

160° 正常

180° ばち状指

d. 頸静脈の評価：視診による中心静脈圧の予測

- 頸静脈圧（JVP：Jugular venous pressure）は，右房圧や中心静脈圧を反映しています．そのため，右内頸静脈拍動（表1）の視診は，頸動脈拍動の視診とともに循環動態評価にもっともよく用いられる方法の1つです．JVPの上昇は，右心不全や心タンポナーデなどが疑われます．
- アセスメントにおいては，まず，患者の循環血液量を評価したうえで，ベッドや診察台の角度はどの程度が適切かを検討します．
- 循環血液量が正常の患者のJVPは，通常，はっきりと観察できる静脈拍動の凹凸面の最高点の高さのことをいいます．
- 循環血液量が減少した患者ではJVPは低下することが予測されますので，ベッドや診察台の角度を下げたほうが観察しやすいでしょう．一方，静脈圧（JVP）が高いと予測される患者では，60～90°の挙上が望ましいといえます（図3）．
- 具体的な評価は，内頸静脈が胸鎖乳突筋に隠れているため（図4），外頸動脈の同定から行います．その内側に頸部から伝わる内頸静脈に拍動が見られますから，その点を最高点とします（図5）．たとえば，胸骨角から4cm程度の場所に拍動が見られたなら，右房から胸骨までがどの角度であっても約5cmであることを加え，「右房から9cmの高さで静脈圧が上昇している」とします．
- 中心静脈圧の基準値は5～10cmH$_2$Oで，実際の測定値とは，やや異なることもありますが，カテーテル法との違いは4cmH$_2$O以内とされています．

表1 内頸静脈拍動と頸動脈拍動

内頸静脈拍動	頸動脈拍動
● 心拍ごとに2峰性で，弱く，素早く波打つ ● 鎖骨の胸骨端の直上で静脈を軽く圧迫すると観察できなくなる ● 拍動の高さは体位で変化する ● ベッドの挙上を低くすると，最高拍動点は低くなる ● 拍動の高さは吸気で下降する ● 基本的に触知はできない	● 単一の外側への力強い拍動を認める ● 軽く圧迫しても拍動ははっきりと観察できる ● ベッドの高さでは拍動は変化しない ● 吸気でも変化しない ● 触知ができる

図3 体位の角度と，胸骨角から静脈拍動点の距離の関係

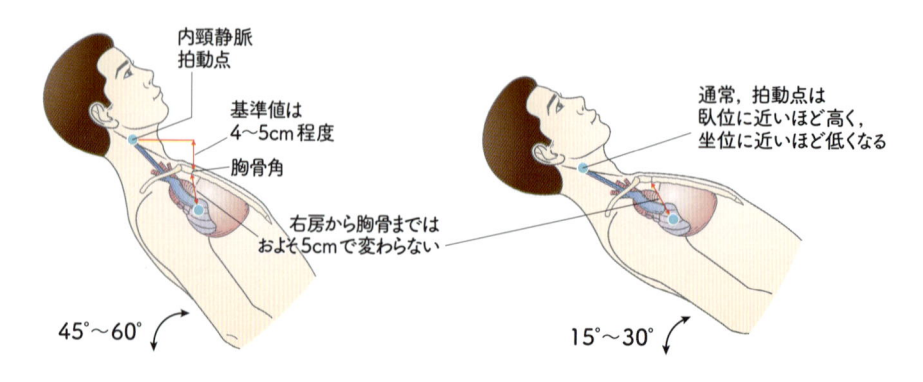

内頸静脈拍動点
基準値は4～5cm程度
胸骨角
右房から胸骨まではおよそ5cmで変わらない
45°～60°

通常，拍動点は臥位に近いほど高く，坐位に近いほど低くなる
15°～30°

図4 内頸静脈と外頸静脈頸動脈の位置

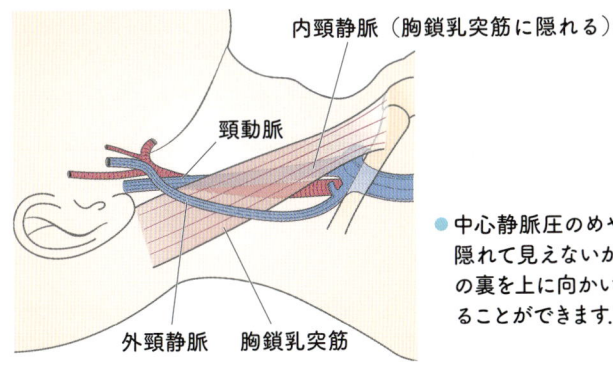

内頸静脈（胸鎖乳突筋に隠れる）
頸動脈
外頸静脈
胸鎖乳突筋

- 中心静脈圧のめやすとなる内頸静脈は胸鎖乳突筋に隠れて見えないが，頸部の深い箇所から胸鎖乳突筋の裏を上に向かいたどると，内頸静脈拍動点を見つけることができます．

図5 JVPの測定方法

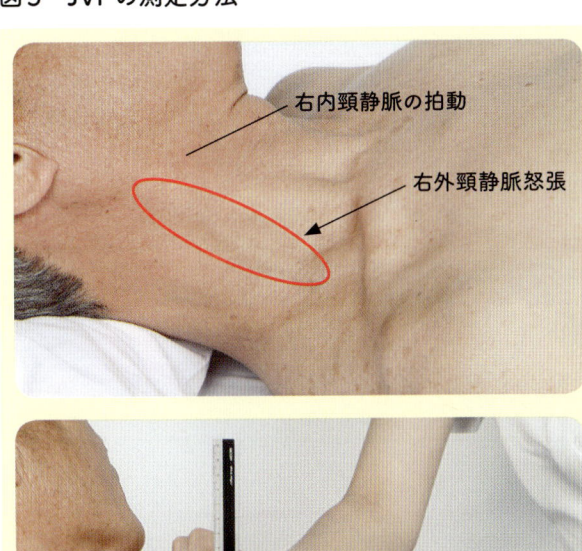

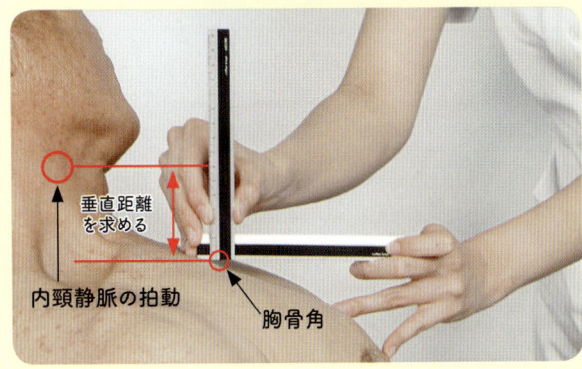

右内頸静脈の拍動
右外頸静脈怒張
垂直距離を求める
内頸静脈の拍動
胸骨角

- **体位の保持**
①患者を仰臥位にします．
②血管の走行上，右頸静脈のほうが右心の血行動態をよく反映するため患者の右側に立ち観察をします．
③頸部の筋肉を緩和するため，首を30°程度左側に向けます．

- **観察の実際**
①ベッドを30～45°挙上します．
②外頸静脈を同定します（左写真）．
③外頸静脈の怒張の有無を確認します．
④頸部の深いところから表面の軟部組織に伝わる内頸静脈拍動をみつけます．
⑤静脈の観察は胸鎖乳突筋の起始部周辺をペンライトで照らすと観察しやすくなります．
⑥胸骨角にスケールを当て，見つけた内頸静脈拍動の最高点との垂直距離を求めます．

頸静脈の視診における注意点

- やせた患者では，45°の上体挙上でも，頸静脈の怒脹が観察される場合があります．逆に肥満や首が太い患者では，頸静脈の観察が困難である場合があります．
- 45°程度の上体挙上で頸静脈の怒脹が観察された場合は，右心房内圧が高く，右心不全の可能性が考えられます．
- 仰臥位で頸静脈の輪郭が観察されなければ，血管性の脱水（右心不全）が考えられます．
- 右上腹部の圧迫で頸静脈の怒張が増強される現象（hepato jugular reflux）は，右心不全の徴候として重要です．
- 内頸静脈拍動と頸動脈拍動の違い（**表1**）をおさえることはアセスメントに有効です．

2 循環動態の触診

- 循環動態の観察において，触診は非常に大切です．なにより動脈の触知は，血圧のめやすとなるためです．頸動脈の触知（図6）は，心肺蘇生時でも重要な評価になります．
- 視診と触診は同時に行われることも多いでしょう．脈に触れることと同時に中枢と末梢の温度差や，浮腫の状態を確認できます．
- そのほかの触診では，スリル（thrill）とよばれる心臓の振戦（ふるえ）をとらえることで，心雑音の原因となる循環器疾患の鑑別につなげることができます（☞ p38）．

図6 頸動脈の触知

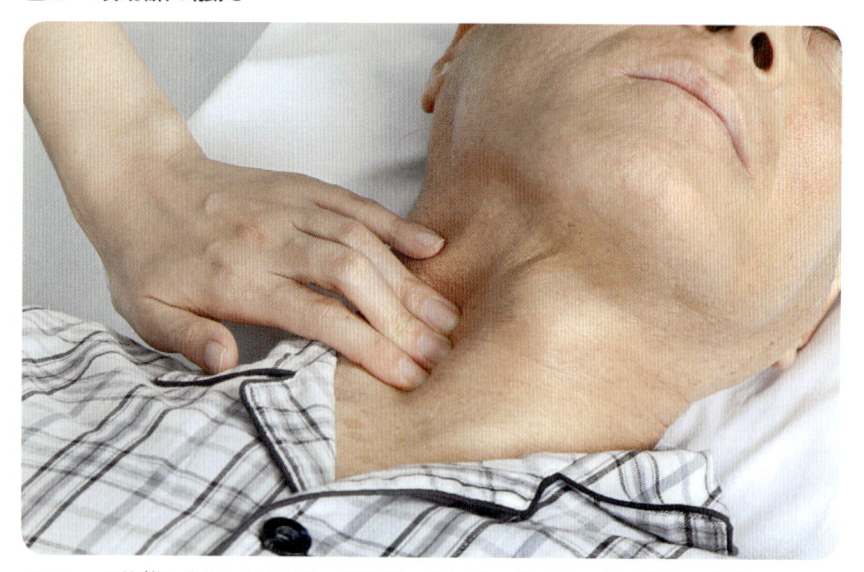

- ショック状態の見きわめも含め，頸動脈の触知は，急変時の循環評価で非常に重要になります．
- 頸動脈が触れなければ，血圧は60mmHg以下と考えられ，重症ショックが疑われます．

a. 動脈触知は循環動態における触診の基本

- 血圧など患者の循環動態の指標を確認するために，上記の頸動脈（図6）を代表とする動脈の触知はもっとも基本であり，かつ重要な手法になります．
- ショックを疑う場合は，両手に触れながら，すみやかに橈骨動脈，大腿動脈，頸動脈などの動脈の触知を行い，血圧の程度を観察していきます．
- 意識がある患者には，突然，頸動脈の触知を行うと違和感を与えるため，十分に患者に声をかけながら橈骨動脈から触診をします．

1）両手で患者状態を把握（図7）

- 橈骨動脈を触知とともに，両手の末梢に触れ，冷汗と湿潤を感じることは異常の把握に重要です．
- 患者の手掌部から両前腕部までを瞬時に触診し，その状態を判断しておきましょう．

図7 両手への触診の様子

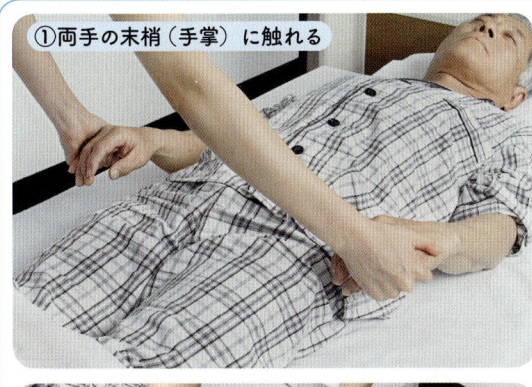

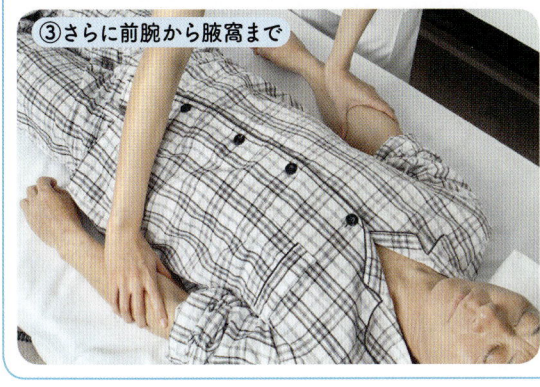

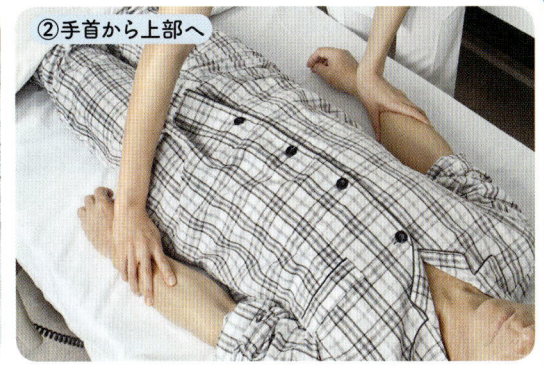

①両手の末梢（手掌）に触れる
②手首から上部へ
③さらに前腕から腋窩まで

- ①橈骨動脈の触知とともに，手掌に触れ，瞬時に両手末梢の手の冷汗（冷感）と湿潤を感じていきます。
- ②ショック患者の多くは，手首（橈骨部）は冷たく，手掌内がジトジトとしめっています。
- ③さらに患者の両前腕部から上に向かって触れると，末梢と中枢の温度差なども感じることもできるでしょう。

2）橈骨動脈の触知

- 橈骨動脈は，意識のある患者の循環動態のアセスメントで，最初に触知する部位です．手を固定してつかみ，示指と中指の指腹で橈骨を触れます（図8）．
- 橈骨動脈で脈が触れたなら，血圧は80mmHg以上あると想定できます．
- 脈が触れる状態なら，この段階で脈拍測定を30秒程度で行い，循環動態の状態を推定します．脈があっても弱く，脈拍が100/分以上であれば，ショックが疑われます．

図8 橈骨動脈の触知

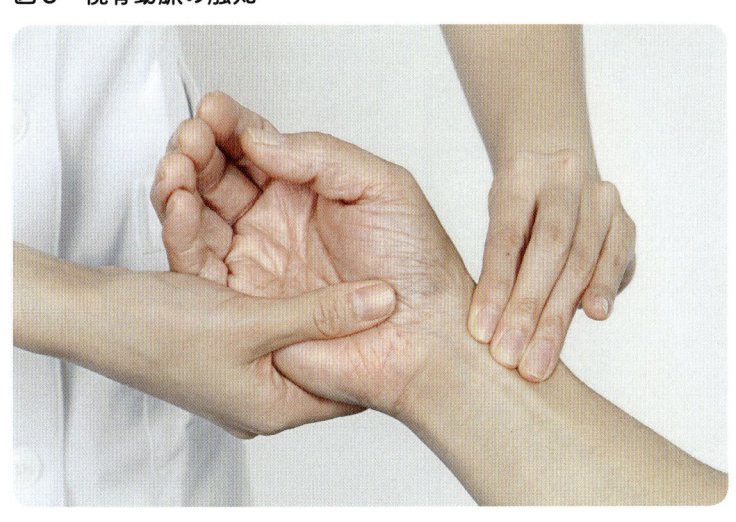

- 橈骨の触診は，手を押さえながら，示指と中指の中腹で触れていきます．

35

3）橈骨動脈触知時のポイント

- 橈骨動脈では，触診場所が平坦でないなど不安定な場所では，検者側の手がぶれ，触診しにくいことがあります．確実に行うために，手首を母子と指示，中指でつかむようにして橈骨を触れていきます．
- それでも動脈がわかりにくい場合に注意したいのは，今度は指に力を入れすぎてしまうことです．血圧が低い患者に対し橈骨部を強く触れれば，さらに鑑別しにくくなるでしょう．このようなときは，患者の腕を布団や枕の上など安定性のよい場所に安定させ，示指と中指の指腹のみで，力を入れず慎重に触知をしていきます（図9）．
- また，橈骨動脈は必ずしも両上肢同様に同じ脈圧で触知できるとはかぎりません．解離性動脈瘤，胸部動脈瘤など大血管の疾患や，左右の腕の動脈硬化によっても，その触れ方が異なります．片側のみの触知不良＝ショックと判断せず，必ず両手の橈骨で確認を行います（図10）．

図9　橈骨動脈が触知しにくいときの手首の固定

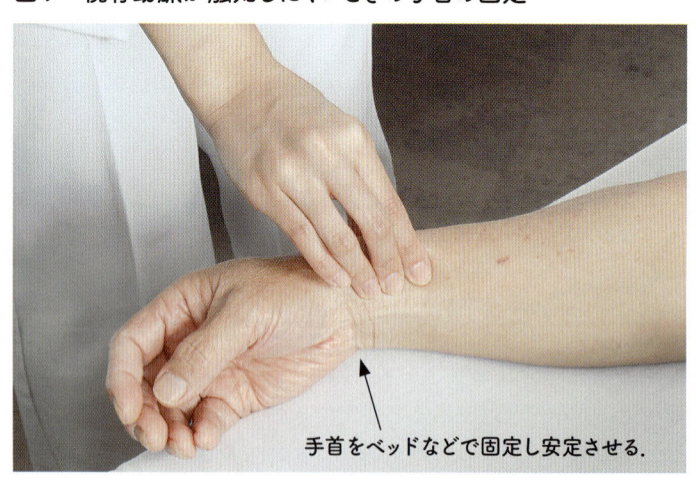

手首をベッドなどで固定し安定させる．

- 測定場所が不安定で，触知が安定せず，動脈が触れにくい場合などは，手首の固定方法を工夫します．

図10　両手の橈骨動脈の触知

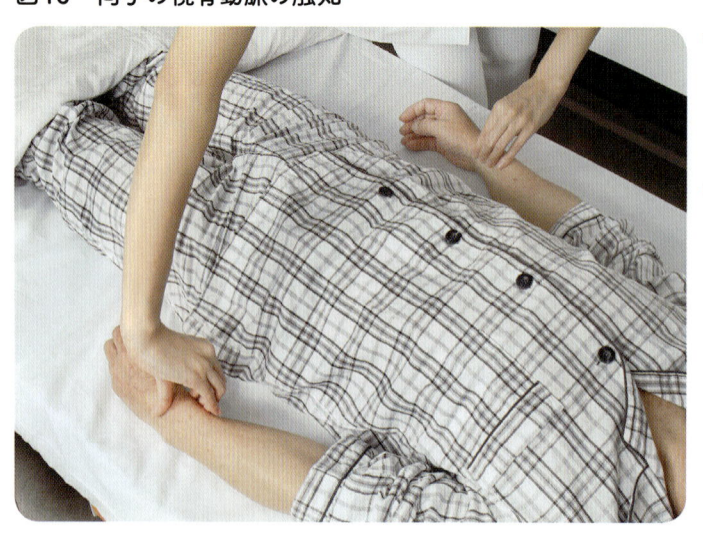

- 解離性動脈瘤，胸部動脈瘤など大血管の疾患，さらに左右の腕の動脈硬化の有無によって，橈骨動脈の触れには左右差があります．
- 上記疾患の予測にもつながるため，橈骨動脈の触知は両手で行うようにします．

4）上腕動脈の触知

- 橈骨動脈が触れにくい場合，患者状態に応じて，上腕動脈を触知することで，触れを確認できることもあります（図11）．
- また，一般的に小児の場合は，橈骨よりも上腕動脈のほうが触知しやすいとされるため，循環動態把握の有効な方法となるでしょう．この場合も，橈骨動脈と同様に，あまり強い力で押さえつけないようにします．
- 上腕動脈の触知で注意したいのが，顔面蒼白や冷汗著明など，あきらかにショックが疑われる場合です．このときは，上腕動脈触知に時間を費やすよりも，すぐに頸動脈触知を行い，ショックの有無を確認すべきです．

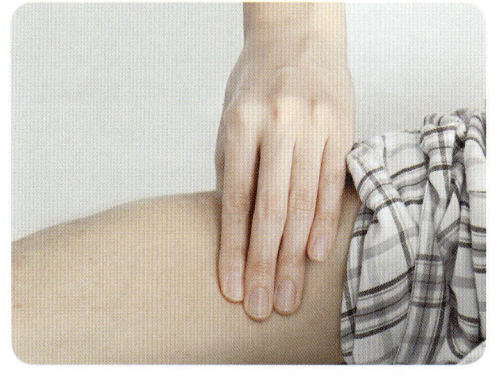

図11　上腕動脈触知

- 橈骨動脈が触知しづらい場合は，上腕動脈を触知してもよいでしょう．とくに小児では触知しやすいです．
- ただし，あきらかなショックが疑われる場合は，頸動脈の触知を優先します．

5）大腿動脈の触知

- 橈骨で脈が触れにくい状況で，次に血圧のめやすとなるのが鼠径部で触れる大腿動脈です．橈骨と同時に触診し，触れ具合を比較できるとよいでしょう（図12）．
- 通常，大腿動脈は収縮期血圧が70mmHg以上で触知できます．両方を触知し，たとえば「橈骨は触れないが，大腿（鼠径）では触れる」なら，現在の血圧のめやすは70～80mmHg程度と考えることができます．
- 一方，大腿動脈が触れない場合，血圧は70mmHg以下と判断されます．この数値は，頸動脈の触れの有無による血圧のめやす（60mmHg）と非常に近く，ショックの判断にも適しています．
- また，大腿動脈は，頸部が太すぎて頸動脈の触知困難であったり，頸部の外傷や熱傷などで触知する場所がない場合にも有用です．

図12　大腿動脈の触知：橈骨と同時に触れている

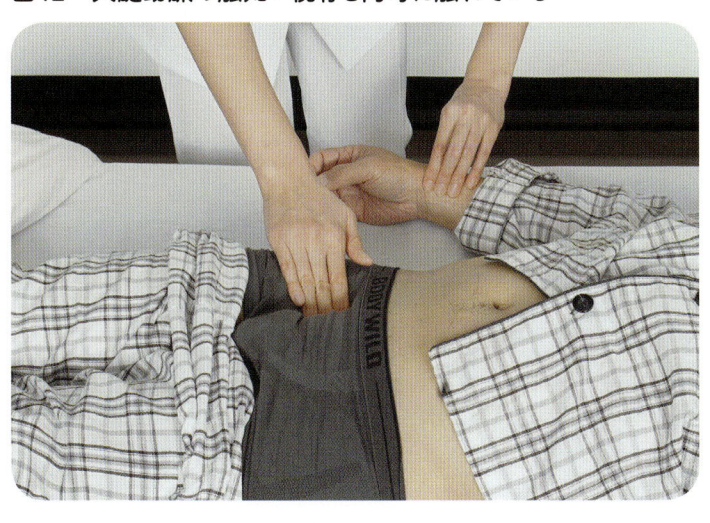

- 橈骨で脈が触れにくければ，大腿動脈を同時に触診してみます．

b. 循環器疾患の鑑別のための胸部の触診：振戦（thrill）の確認

1）振戦と心尖拍動

- 胸部症状を訴える患者に対して前胸部（肺野）の触診に加え，心臓部の触診で振戦（スリル：ふるえ）の有無を確認することが循環器疾患のアセスメントに有効です．
- 通常，心臓の触診で振戦が触知できるのは心尖部であり（図13），心尖拍動と呼びます．これは，心臓の収縮期に左室が前方に動き，その振動が胸壁に軽くあたる際の短い初期拍動です．
- 特別な肥満体型でないかぎり，心尖拍動は左前胸部の最強拍動点（MPI）で確認できます．めやすとしては第5肋間と鎖骨中線の交わる部位からやや内側です（図14）．

2）心尖拍動の観察ポイント

- 右室肥大や肺動脈の拡張，大動脈瘤のような疾患があると，通常の心尖拍動よりも強い振戦が心尖部以外にみられることがあります．
- 左側臥位にすると心尖拍動はより強くなります（図15）．また，この状態に加え，患者に息を止めてもらうと，より強い拍動が確認できるでしょう．

図13　心尖拍動の触診

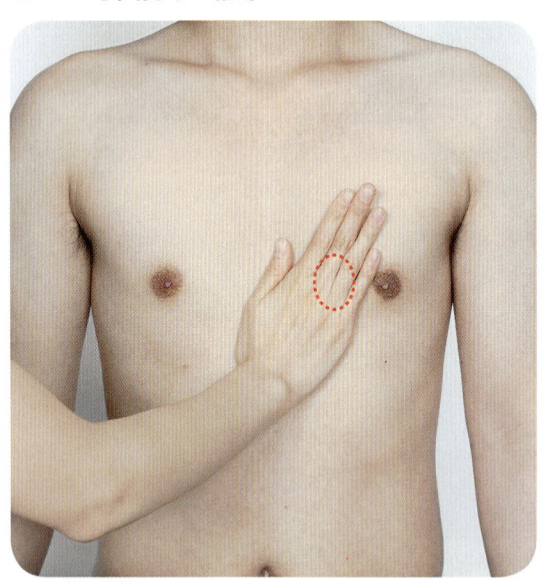

- 心臓の触診でふるえ（スリル）を感じられるのは心尖部だけです．

図14　心尖拍動の聴取部位

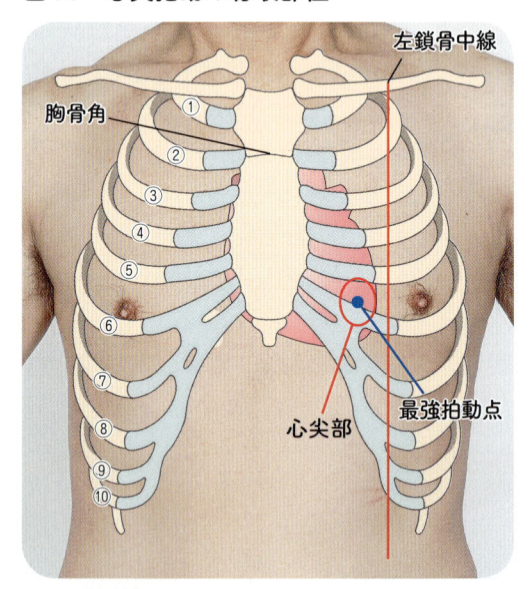

（左鎖骨中線，胸骨角，心尖部，最強拍動点）

- 心尖拍動部位の確認は，まず胸骨角を探します
- 次に，胸骨角の左横に触れる第2肋骨を基準に左第5肋骨を探します（第1肋骨は鎖骨下に隠れ通常触れることはできません）．
- 左第5肋間（第5肋骨と第6肋骨の間）と左鎖骨中線の交点よりやや内側（約2横指分程度）で心尖拍動が触知できるでしょう．

図15　左側臥位での心尖拍動の観察

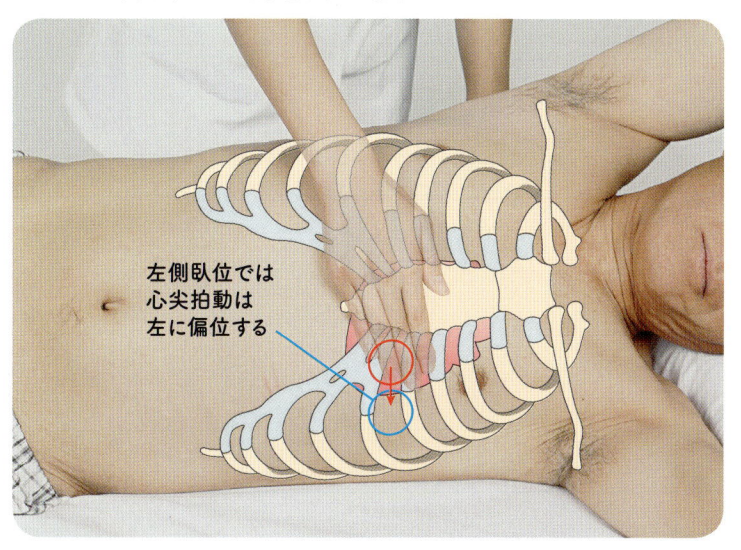

左側臥位では心尖拍動は左に偏位する

- 仰臥位での心尖拍動の拡がりは2.5cm未満です．1肋間を占める程度ですが，左側臥位でその範囲が拡大していきます．
- 左側臥位にすることで，心尖拍動は左に偏位していきます．臥位の時の位置と左側臥位での位置を比較しておきます．
- 左側臥位でその直径が3cmを超えると左室拡大が考えられます．

- ただし，患者が呼吸困難や胸部痛を呈している場合，側臥位は状態を悪化させるおそれもあり，注意して行います．
- 心尖拍動が触れる位置は，うっ血性心不全，心筋症，虚血性心疾患で側方（左）に偏位していきます．拍動の位置を把握することは重要です．
- また，心尖拍動が鎖骨中線を左に越えた部位で触知された場合，鎖骨中線から10cm以上外側では心拡大を疑います．鎖骨中線より外方で，さらに下方に拡がる場合は左室拡大を疑います．

| Column | 大腿動脈と動脈穿刺 |

- ACLS（二次救命処置）など，臨床現場における心肺蘇生時では，しばしば鼠径部で脈の触知が行われることがあります．これは，頸動脈に比べ脈拍の測定部位が比較的平らで触知しやすい位置にあることや，蘇生の途中で医師らが動脈血を採取するためです．
- しかし，実際に蘇生時に鼠径部で触れることのできる脈拍は静脈で，さらに胸骨圧迫などを中止すると，たちまち触れることができなくなります．
- 動脈血を採取する部位は，蘇生時に触れることのできる脈拍（静脈）より一横指分外側に動脈が走行していますので，蘇生時に触れる部位の上から穿刺を行うと，おのずと静脈血が採取されることになります．蘇生時の介助に参加する看護師としても，この知識を知り得ておくことは術者へのアドバイスにもなり得るでしょう．

第1章　急変をとらえる　フィジカルアセスメントの基本　循環動態

39

3 循環動態の聴診

a. 頸動脈の聴診（図16）

- 頸動脈の所見は，大動脈の拍動に関連するとされます．
- 二峰性脈（ドッ，ドッ）が聴かれる場合は大動脈弁下狭窄症が疑われ，遅脈がある場合は大動脈弁狭窄，速脈がある場合は大動脈弁閉鎖不全症が疑われます．

図16　頸動脈の聴診

b. 心音の聴診

1）心音の聴診部位（図17）

- 心音は，主に心音そのものの減弱や消失の有無と，心雑音を確認するために聴取されます．
- 心尖部から心基部，さらに左室，右室，肺動脈，大動脈の各領域を聴取します．
- 心雑音がある場合は，雑音の最強点を特定します．
・左室領域：心尖部や僧帽弁口（第5肋間鎖骨中線）
・大動脈領域：大動脈弁口（第2肋間胸骨右縁）
・右室領域：胸骨左縁下部や三尖弁口（第4肋間胸骨左縁）
・肺動脈領域：肺動脈弁口（第2肋間胸骨左縁）

図17　心音の聴診部位と領域

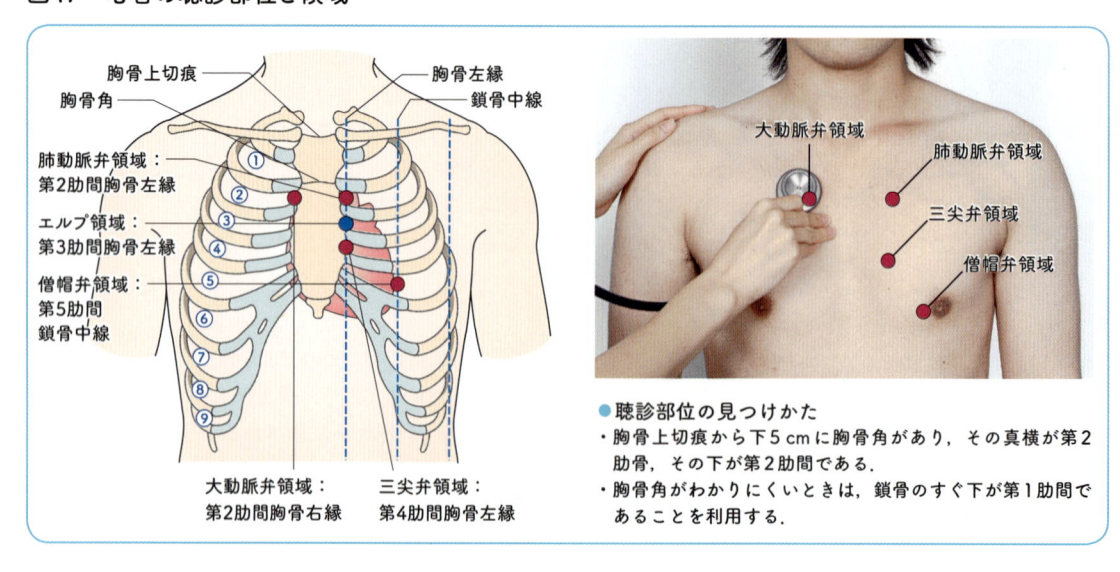

胸骨上切痕／胸骨角／胸骨左縁／鎖骨中線
肺動脈弁領域：第2肋間胸骨左縁
エルブ領域：第3肋間胸骨左縁
僧帽弁領域：第5肋間鎖骨中線
大動脈弁領域：第2肋間胸骨右縁
三尖弁領域：第4肋間胸骨左縁

大動脈弁領域／肺動脈弁領域／三尖弁領域／僧帽弁領域

- 聴診部位の見つけかた
・胸骨上切痕から下5cmに胸骨角があり，その真横が第2肋骨，その下が第2肋間である．
・胸骨角がわかりにくいときは，鎖骨のすぐ下が第1肋間であることを利用する．

2）左側臥位での聴診

- 左側臥位で心尖拍動がはっきり触れる状態が正常であり，一般に心臓の聴診は左側臥位がわかりやすいでしょう．仰臥位での聴診時は，可能であれば側臥位として，再度，心尖部を聴診することが望まれます（図18）．
- 聴診の前に，触診により心尖拍動や他の部位での振戦（スリル）を確認し，心雑音の有無を予測してから聴診を開始していくとよいでしょう．
- 雑音の放散部位も循環動態の変化を示す所見となります．心雑音が頸部に放散すれば大動脈弁由来で，背部に放散すれば僧帽弁由来である可能性が高くなります．

図18 左側臥位での聴診の実際

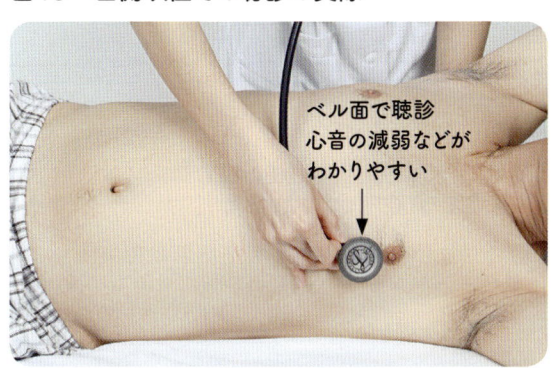

ベル面で聴診 心音の減弱などがわかりやすい

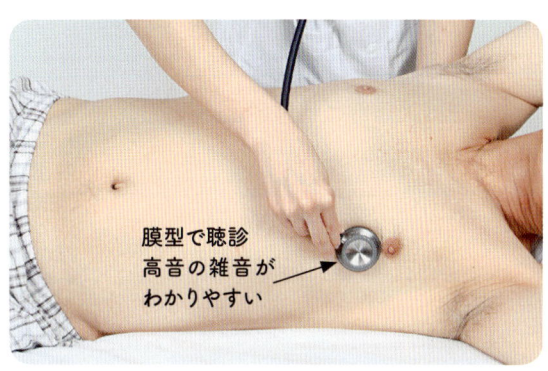

膜型で聴診 高音の雑音がわかりやすい

- 左側臥位で心尖拍動を触れた部位に「ベル型」の聴診器を当てます．ベル型は低音成分聴取が得意であるため，心音の減弱がわかりやすくなっています．
- 同部位で高音成分聴取が得意な「膜型」に変えると，僧帽弁閉鎖不全の雑音や大動脈弁閉鎖不全の雑音が聴取しやすくなります．

Column　心音の基本：I音，II音とは

- 心音とは，心臓の弁が閉じる際に聴取される音のことを指します．このとき，聴こえる音の基本となるのがI音とII音です．
- I音は，房室弁が閉じる（心臓が血液を送り出す）際に聴取されます．心尖部にて大きな低調音として聴かれるのが特徴です．II音は，動脈弁が閉じる（心室が収縮し終えた）際に聴取されます．心基部にて大きな高調音として聴き取れるでしょう．
- 心音の聴診時は，この2つの心音が，収縮期の始まりと終わりで聴こえ，「ドッ」「クン」「ドッ」「クン」と繰り返されるのが基本です（下図）．
- なお，心音には，このほかにIII音とIV音があり，心臓に異常がある場合に聴取されます．低調音であるため，ベル型で聴診することが必要になります．

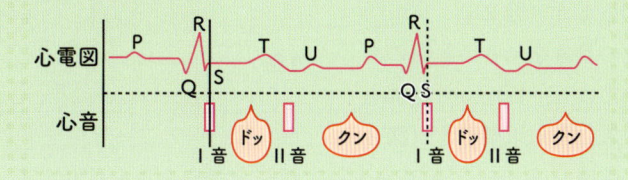

D 腹部状態をとらえるフィジカルイグザミネーション

1 腹部状態の視診

- 腹部の視診では，腹部全体の様子から，おおよその状態をとらえます（膨満している，陥没しているなど）．そして，得られた情報をふまえ，聴診や打診，触診につなげていくことがカギになります．
- 表1に腹部の膨隆や陥没，さらに皮膚の状態などに応じて考えられる疾患を示します．これらをめやすに，異常を絞り込んでいきます．

表1 腹部の状態と考えられる異常

全体の形	膨隆の状態変化	内出血の場合膨隆大，後腹膜血腫の場合は，後背部痕跡（手術痕），腹腔内のガスの貯留
	腹部膨隆	腹水の貯留（立位にて腹水があると下腹部は前方に膨隆），鼠径ヘルニアにて鼠径部の膨隆
	腹部の陥没	高度のやせ，著明な脱水
皮膚の状態	臍周囲の紫変色	カレン徴候；腹部の出血
	腸の蠕動が見える	腸閉塞の疑い
	その他の異常	異常な着色，線条，乾燥，脱水徴候，緊満度の低下
臍の状態	臍が浅い	腹水の貯留

a. 腹部の視診の実際

1）視診の基本

- 腹部の視診では，解剖をイメージして（図1）さまざまな角度で腹部を観察することが重要です．
- まず最初は，臥位の患者の側面に立って腹部全体を観察しましょう．この時，腹壁の緊張をとくため，両足を曲げられるとよいでしょう（図2）．
- 観察者の目線を患者の腹壁の高さと同じにし，側面から腹部を観察することも重要です（図3）．
- さらに腹部だけでなく，胸部から両大腿部までを全身を見渡すイメージで観察します．

図1 腹部の解剖図

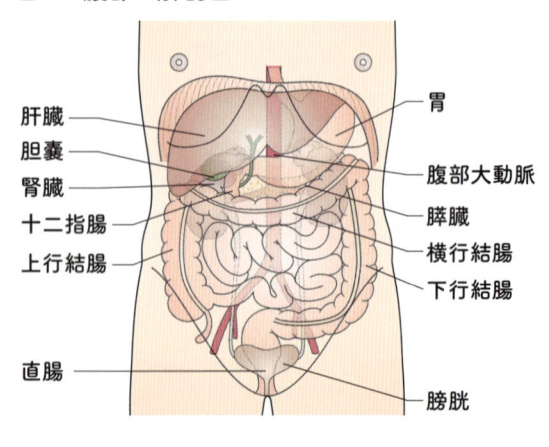

肝臓
胆嚢
腎臓
十二指腸
上行結腸
直腸
胃
腹部大動脈
膵臓
横行結腸
下行結腸
膀胱

図2 腹部の観察時に腹壁の緊張をとく

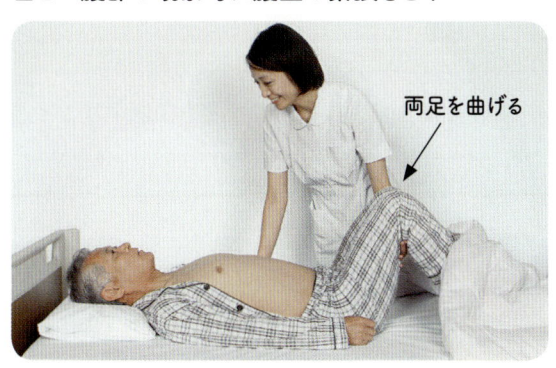

- 患者に声をかけ，可能なら両足を曲げてもらいます．

図3 側面から腹部の視診

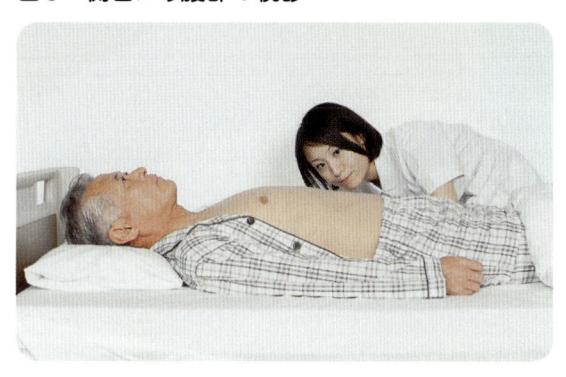

- 患者側面から，腹壁の高さで側面と腹部を観察します．

2）視診による主な異常の把握（図4）

- 腹部の輪郭では平坦，陥没，膨満（膨隆）などの有無を観察します．
- 腹壁では打撲痕，手術痕，出血斑，静脈怒張や皮膚線条，鼠径ヘルニアの有無などに注意します．
- 皮下出血があれば外傷を疑いがちですが，出血斑の部位によっては，臍周囲が暗赤色となるカレン徴候，側腹部が暗赤色となるグレイ・ターナー徴候などでは，急性膵炎を疑います．
- 臍を中心にした放射状の静脈怒張があれば肝硬変による門脈圧亢進を，鼠径部に膨隆があれば鼠径ヘルニアが考えられます．

図4 腹部の膨満と陥没

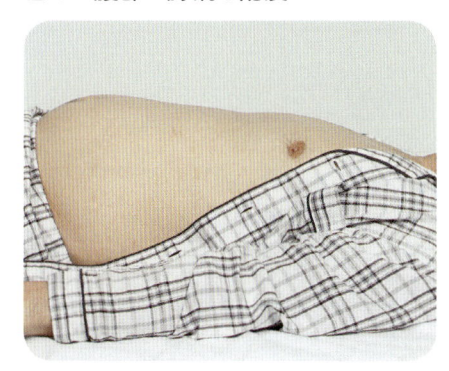

- 腹部の膨満
- 腹部の陥没

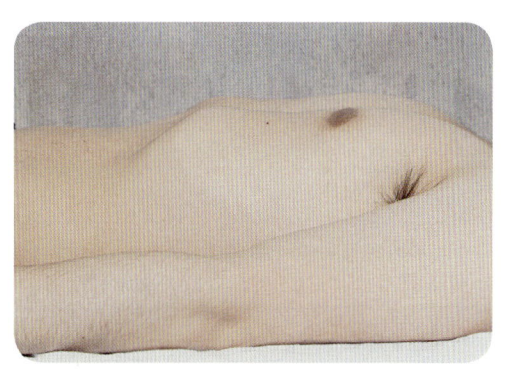

2 腹部状態の聴診

- 腹部の聴診では，腸の蠕動音のほか，炎症や閉塞による異常音なども確認することができます．
- また，心雑音に似た腹部大動脈や他の動脈から生じる雑音が明らかになることもあります．雑音を聴取する場合は，血管の閉塞性疾患が示唆されます．
- 腹部の聴診の前に触診や打診は行いません．腹部に刺激を与えることで腸雑音の周期が変化する場合があるなど臨床所見が確認しづらくなるためです．
- 腹部の蠕動音は聴診器の膜型で聴取しますが，血管雑音はベル型のほうが聴取しやすい場合があります．両面で聴診を行いましょう．

a. 腹部の聴診の実際

1）腸蠕動音の聴診（図5）

- 腸蠕動は，腹部であれば部位は問いません．移動する必要はなく，1ヵ所を1分程度聴診します．正常では，1分間に30回前後の蠕動音が聴かれることでしょう．
- これよりも多い場合は腸蠕動亢進であり，大腸炎や機械的イレウスなどが考えられます．少ない場合は腸蠕動低下，さらに3分程度継続して聴診しても聴取されないときは蠕動音消失で，麻痺性イレウスや腹膜炎の可能性もあります．
- さらに，音の性状が重要です．とくに金属性の「キン，キン」といった音は，ガスや液体が腸の狭くなった部位を通過したときに聞かれます．メタリックサウンドの略でメタ音などともよばれます．

図5　腹部での腸蠕動音の聴取

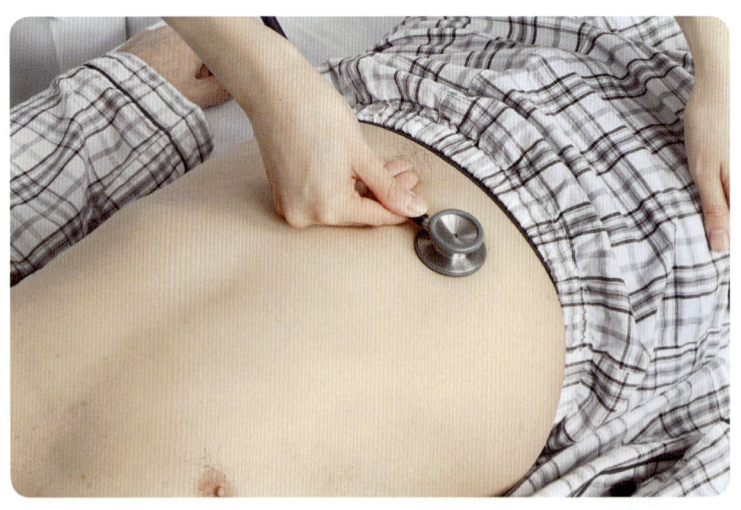

- 聴診器の膜型をそっと腹壁におきます．腸蠕動を聞き，頻度と性状に注意します．
- 部位については，どこで聴取しても腹部は全体に伝わるので，聴診器を移動する必要はありません．
- 正常では，腸蠕動音が1分間に30回前後聴取できます．
- 腸蠕動が聴取されない場合は，3分程度，継続的に聴診をしていきます．
- 蠕動音は頻度（亢進・低下・消失）や音の性状（金属性などの異常音の有無）を確認します．

図6 腹部血管音の聴取の実際

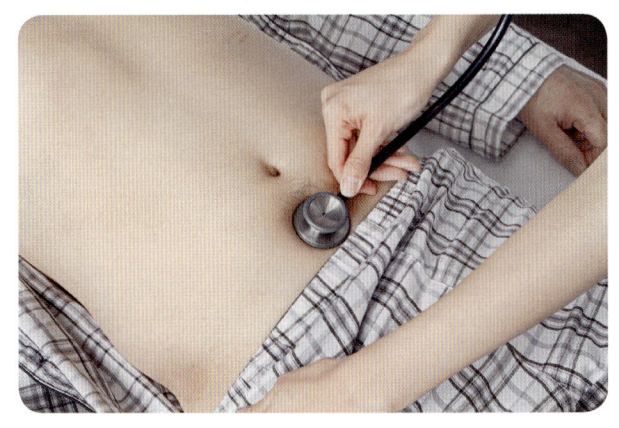

図7 腹部での血管音の聴取部位

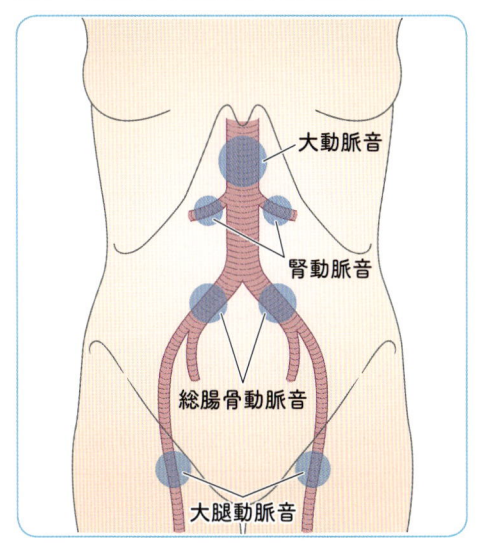

大動脈音
腎動脈音
総腸骨動脈音
大腿動脈音

2）腹部の血管音の聴診（図6）

- 腹部の血管音は，下記の動脈の7ヵ所を直上で聴診します（図7）．
  ①大動脈音
  ②左右の腎動脈音
  ③左右総腸骨動脈音
  ④左右の大腿動脈音
- 収縮期および拡張期のいずれも雑音が聴取される場合は，その血管の部分閉塞や血管不全による血液の乱入が示唆されます．
- 高血圧の患者では，心窩部と左右上腹部でも雑音を聴取できます．

3）腹部の振水音の聴診

- 腹水のアセスメントは，上腹部に聴診器の膜型を押し当て，腹部全体を手で強めに揺することで行います（図8）．
- ちゃぷん，ぴちゃんという音が聴取されたなら腹水を疑うことができます．

図8 腹水の聴診

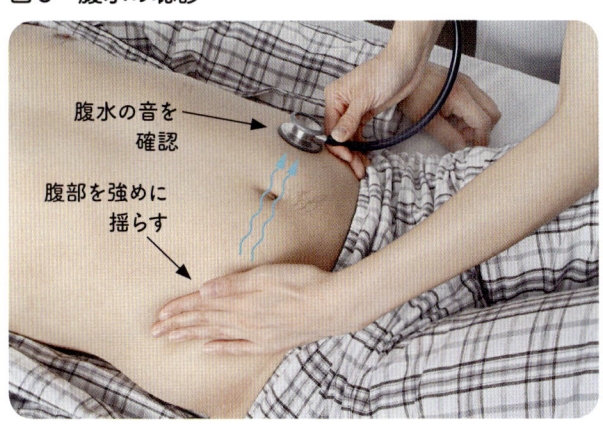

腹水の音を確認
腹部を強めに揺らす

- 側面に振動を与えて，反側に届く水の動きを確認します．

3　腹部状態の打診

- 腹部のフィジカルイグザミネーションは，①問診→②視診→③聴診→④打診→⑤触診の順となり，腹部全体を視診でとらえ，腸間や内臓の動きを聴診で確認した後，打診により腹部状態をさらにくわしく確認します．
- 腹部の打診では，消化管など，本来，空気を含有しない場所にガスが生じているイレウスといった，比較的緊急度の高い疾患を見抜くことができます．
- 打診の実際は腹部を4領域や，9領域とし，腹部の解剖を描きながら，異常所見を確認していく必要があります（図9）．

図9　腹部の4領域，9領域

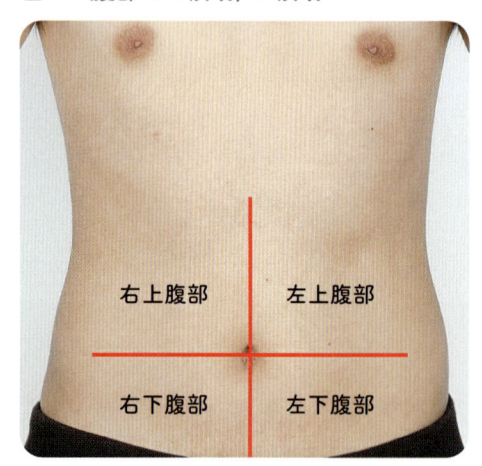

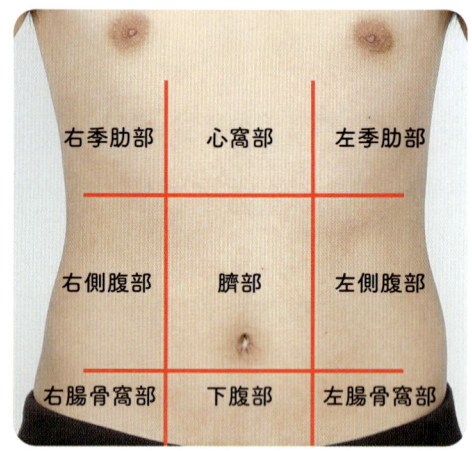

右上腹部	左上腹部
右下腹部	左下腹部

右季肋部	心窩部	左季肋部
右側腹部	臍部	左側腹部
右腸骨窩部	下腹部	左腸骨窩部

a. 腹部の打診の実際（図10）

- 腹部を打診すると，太鼓のような音の鼓音と，鋭い音の濁音を聴くことができます．
- 胃，腸管などの管腔臓器では，鼓音が聴かれます．肝臓や脾臓，膵臓などの実質臓器や腹水，腫瘍では濁音が聞かれます．この2つの違いをめやすに，音の種類と部位から正常や異常を判断していきます．
- 腹部の4領域もしくは9領域を，系統立ててていねいに打診をしていのが基本となります．このとき，右上腹部から時計回りに打診する，など順番を決めて行うと，全体を把握できてよいでしょう．また，視診や聴診と同様に，観察時は患者を仰臥位とし，腹部の緊張を和らげる目的で膝を軽く曲げておくとよいでしょう（**右写真**）．

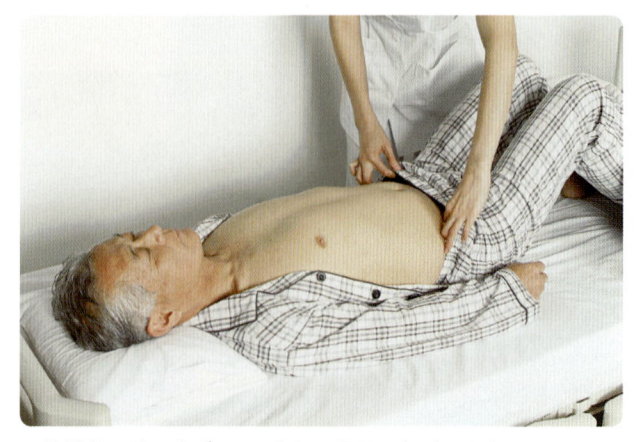

- 仰臥位で膝を曲げると，腹部の緊張が軽減できます．

図10 腹部打診の実際

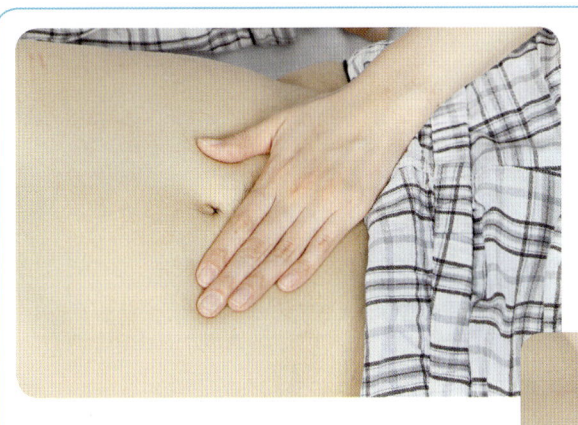

- 手を広げ，腹壁に手を当てます．
- このとき指の中腹はしっかりと腹壁を押さえ，このあと指先を少し腹壁から離し，反らせるようにします．

- 叩く側の手の示指，中指を屈曲させ，打診板となる手の中指の遠位指節間関節を軽く叩きます（☞p27）．
- 叩くときは，手首のスナップをきかせながら2回ずつ叩き，叩いた後は素早く指を離します．

b. 打診でとらえる緊急度順の疾患のアセスメント

1）イレウスが疑われる場合の打診（図11）

- イレウスが疑われる患者では，多くの場合，腹部にガスが貯留し膨満を呈しています．そこで，まずは視診で膨満の状態を確認し，次に聴診を行います．
- イレウスの場合，聴診による金属音などおよその鑑別ができますので，腸蠕動が聴取されない場合にでも3分程度は同一部位で聴診を行います．
- 打診では，さらに鼓音が聴取され，ガス貯留が確認できるでしょう（図11）．

図11 イレウスの確認

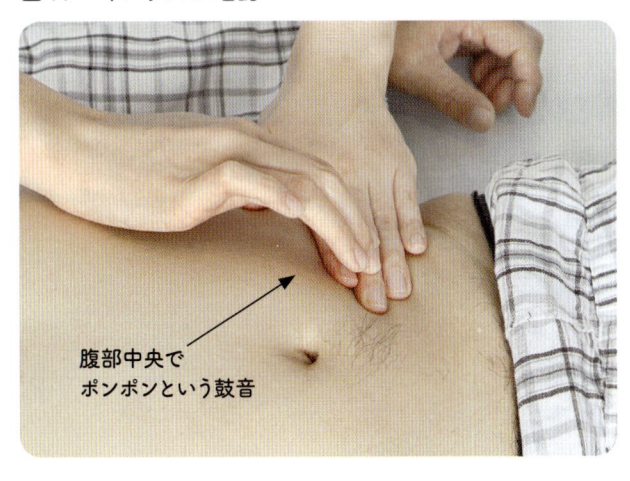

腹部中央で
ポンポンという鼓音

- イレウスでは疼痛を伴う場合が多く，強い打診は避けましょう．
- 腹部中央は，側腹部に比較し鼓音が聴取される場合が多く，ガスの貯留を確認できます．
- 側腹部まで鼓音が聴取される場合には，腹腔内ガスの貯留が顕著であると判断できます．

2）腹水が疑われる場合の打診（図12）

- 腹水が疑われる患者では，イレウスと同様に腹部膨満である状態が多く認められ，視診によって膨満の状態を確認，聴診でも腹水貯留音が確認できるでしょう（☞p45）．
- 腹水の原因はイレウスのほか，肝硬変や重症膵炎などさまざまで，腸管の動きが抑制されていない以上，腸蠕動が消失することはありません．

図12　腹水の確認

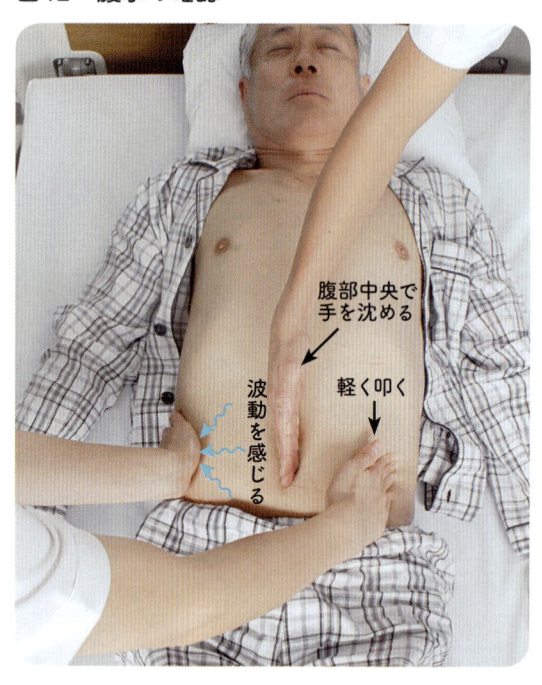

- 打診による腹水の確認は，介助者がいる場合に，左写真の方法で確認することができます．
- 仰臥位の患者の上腹部中央に手を沈め，打診者が一方の側腹部を軽く叩きます．
- 通常，打診による波動は介助者の手でさえぎられますが，大量に腹水が貯留している場合はもう一方の側腹部を押さえた手に，腹水の波動が伝わります．

3）腎・尿管結石が疑われる場合の打診（図13）

- 腎結石や尿管結石患者では，しばしば腰背部の疝痛を訴えます．
- 圧痛や叩打痛は腎盂腎炎などが疑われ，その部位を圧迫するだけで痛みを訴える場合があります．
- 片方の手掌を肋骨脊柱角に当て，その上からもう一方の拳の尺側表面で叩きます．
- ひびくような痛みがある場合，腎結石や尿管結石の疑いが強くなります．

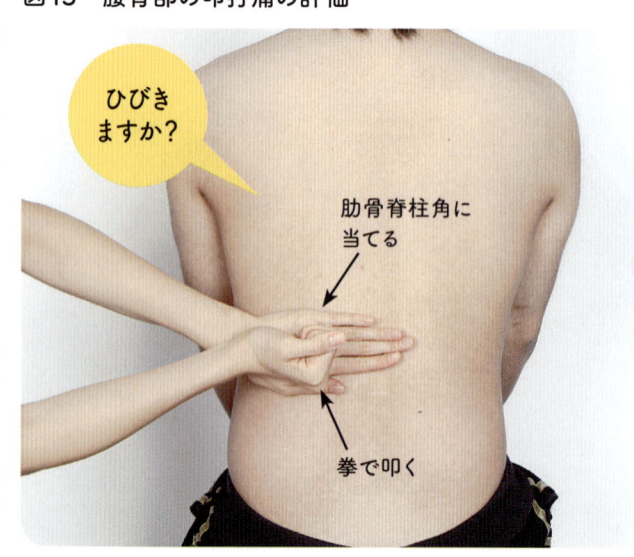

図13　腰背部の叩打痛の評価

4 腹部状態の触診

- 腹部の触診は，腹膜の緊張または膨満，さらには腹部の血管拍動（スリル）から，腹膜炎などの腹腔内の病的異常を確認する際に有効です．
- 一般に，患者が腹部膨満や腹痛を訴えるときに行いますが，腹部症状を伴いショックを呈した状態の鑑別としても有効です．るいそう著明な患者では，仰臥位で臍上部にて腹部動脈の拍動を認める場合があるためです．

a. 腹部の触診の実際

- 腹部のアセスメントは，まず，腹部全体を視診によりくまなく観察し，次いで聴診で腸管音の異常の有無を鑑別していき，さらに打診によってくわしく観察を進め，そのうえで触診を行います．
- 触診は，腹壁が1〜2cm程度沈む程度に手掌で押さえて行うのが基本です（図15-①）．次は，指に力を入れて浅めの触診を（図15-②），さらに両手の手掌で深めの触診を行います（図15-③）．正常であれば腹壁の緊張（筋性防御）などは感じられません．

図14 腹部の触診を行っている全体像

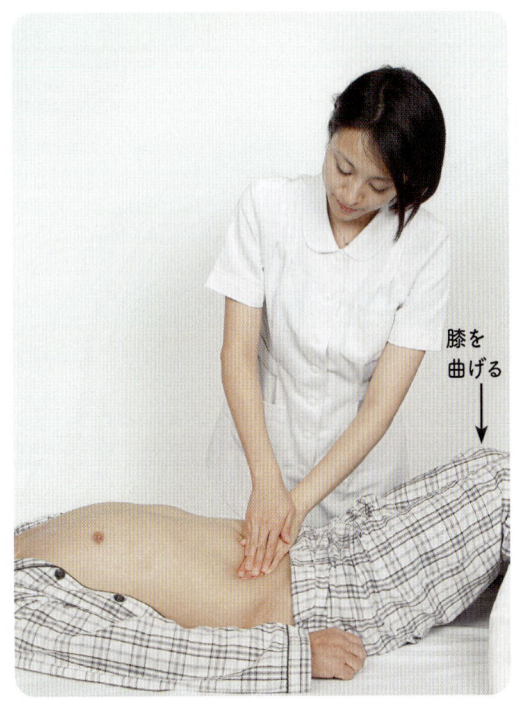

膝を曲げる →

- 腹部の診察時には，腹壁の緊張をできるだけ緩和する目的で，患者を仰向けにして膝を曲げることを基本とします．
- しかし腹部の痛みが強く側臥位をとることを求めている患者に対しては，無理に仰向けにさせることは腹痛の増悪に結びつきますので避けましょう．

触診を優先する場面とは！

- 腸炎など，腸蠕動が亢進していたり，イレウスなどで腸蠕動が消失しているときには，容易にその病態が疑われる場合があります．
- 基本的な順序では，聴診→打診を行うことになりますが，視診により腹水の貯留や腹部膨満が明らかにない場合には，先に触診を行うほうが，所見を把握するために有効な場合もあります．

図15 腹部の触診の実際
①通常の触診

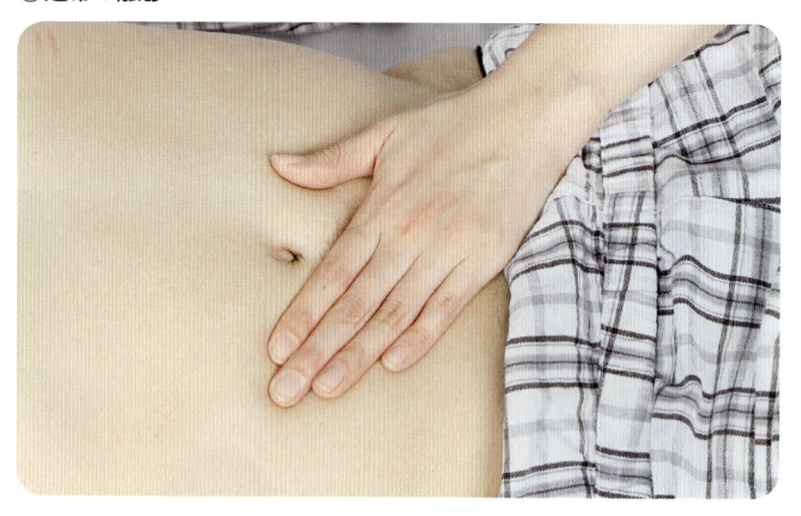

- 手の指を伸ばしてそろえ，手掌から指先に向かい腹壁が1～2cm程度沈むように触診をしていきます．
- 正常であれば，腹壁の緊張（筋性防御）などはありません．
- 手掌で，静かに腹部正中部を触れると，腹部大動脈の拍動を触れることができます．

②少し深い触診：やや力を入れる

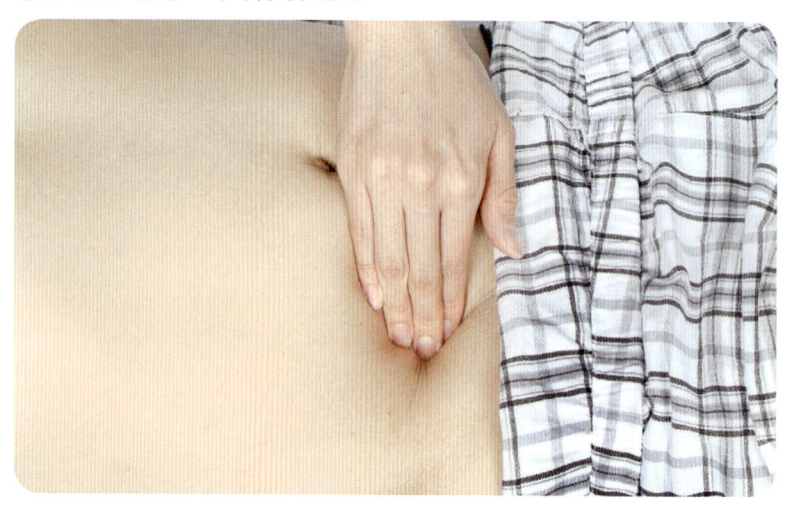

- 手掌部からだんだんと力を指先に移動し軽く圧をかけていきます．
- 示指，中指，環指の腹で触診を進めていきますが，指先に力を入れすぎると緊張を増し病的所見が追えなくなる場合もあり，注意が必要です．

③深い触診：両手で深く

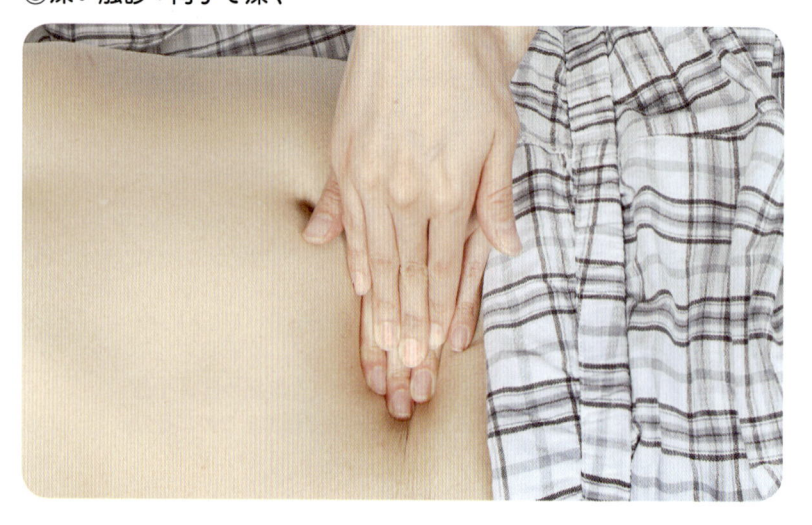

- 利き手のうえにもう一方の手を重ねます．
- 腹壁が3～6cm程度沈むよう触れていきます．

b. 触診による疾患・症状別の評価

1）腹膜炎の評価

- 腹部疾患のなかでも緊急性の高い腹膜炎は，さまざまな疾患で出現する総称された病態です．そのサインを腹部の触診で確認をしていくことができます．
- 筋攣縮を伴う腹痛や圧痛は，壁側腹膜の炎症を示唆する所見であり，痛みの場所を特定していきます．さらに腹膜炎では，触診による反跳痛（Bulumberg 徴候）がみられるのが特徴的なサインです．
- この手を離したときに増悪する痛みのことを反跳痛とよびます（図16）．炎症があることで，振動が腹壁に伝わって痛みを感じる腹膜炎の特徴的な症状です．また，反跳痛のある部位から離れた場所に痛みがあれば，その場所が病巣である場合が多いことを認識しておきましょう．

図16 反跳痛の確認

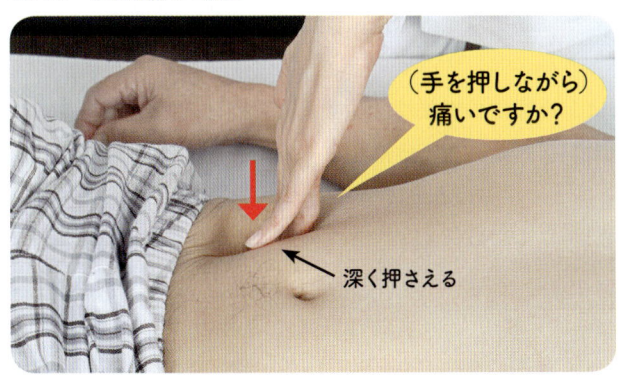

（手を押しながら）痛いですか？
深く押さえる

（手を離しながら）痛いですか？
素早く離す
押した時に痛いか，離した時に痛いか確認する

- 反跳痛の評価では，まず局所を指先でゆっくりと押し下げていきます．
- 次に，押し下げた手を素早く離し痛みの徴候を観察します．
- 痛みは，「押したときに痛むのか」「離したときに痛むのか」のどちらで出現するかを確認しておきましょう．

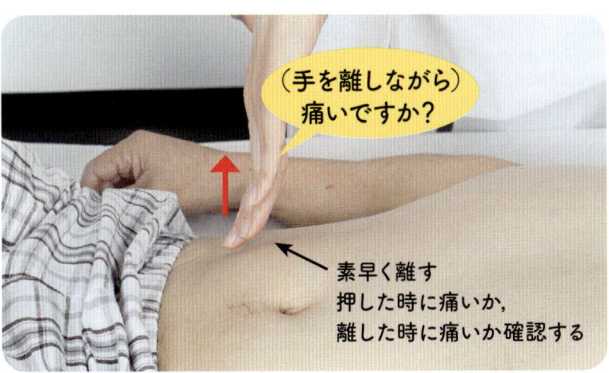

2）局所性圧痛の評価：虫垂炎など

- 局所性圧痛とは，1点に限局する圧痛のことで，特定の部位を圧痛点といいます．
- 限局性圧痛では，示指などを垂直にて立てて腹壁を圧迫することにより触診をします．
- 虫垂炎の圧痛点として McBurney（マックバーニー）点と Lanz（ランツ）点（図17）があります．

図17 局所性圧痛の評価

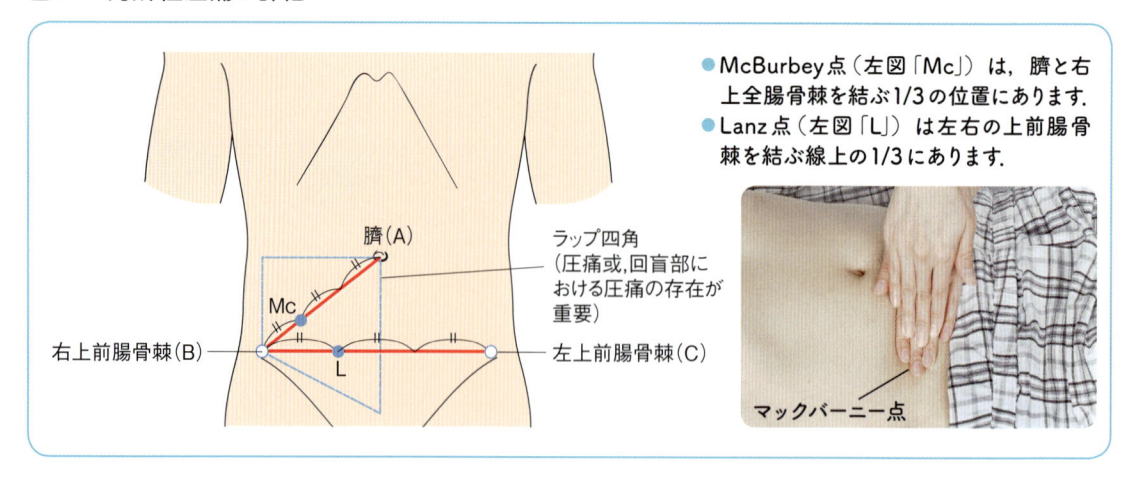

- McBurbey点（左図「Mc」）は，臍と右上全腸骨棘を結ぶ1/3の位置にあります．
- Lanz点（左図「L」）は左右の上前腸骨棘を結ぶ線上の1/3にあります．

臍(A)
ラップ四角（圧痛或，回盲部における圧痛の存在が重要）
Mc
右上前腸骨棘(B)　　L　　左上前腸骨棘(C)

マックバーニー点

4) 大動脈の触知（図18）

- 腹部の視診および聴診においても，腹部大動脈の拍動を確認することはありますが，触診を行い，そのスリルや大きさを鑑別していくことができます．
- 高齢者において，臍周囲または上腹部での膨張性で拍動性の腫瘤は大動脈瘤が示唆されます．しかし，患者は動脈瘤が切迫するまで疼痛を感じることがありません．
- 逆に，すでに疼痛を感じている状態では腹部大動脈瘤の切迫または破裂の危険が高く，触診はそれを増悪させる可能性があるため控えなければいけません．

図18 大動脈の触知と拍動の聴取位置

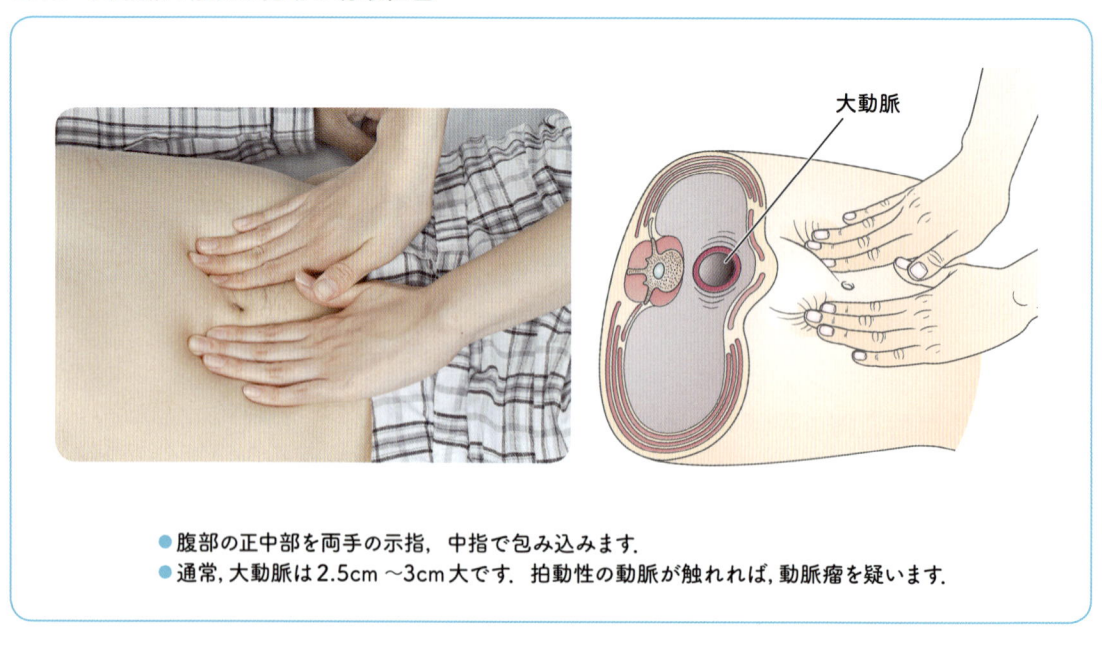

大動脈

- 腹部の正中部を両手の示指，中指で包み込みます．
- 通常，大動脈は2.5cm～3cm大です．拍動性の動脈が触れれば，動脈瘤を疑います．

E 脳神経系の異常をとらえるフィジカルイグザミネーション

1 意識障害のアセスメント

- 意識は脳全体が関与していることはもちろんのこと，致命的な疾患が潜んでいる可能性も高いため，意識の状態を知ることは脳神経系をアセスメントするうえで重要です．
- 意識状態には意識水準と意識内容の2つの側面が含まれています．意識水準には，脳幹網様体が深く関係し，見当識（時間・場所・人物の認識），記銘力，判断力，計算力，注意力，集中力など意識内容などの高次の大脳機能には大脳皮質が深く関係しています．
- これらの部位の神経細胞が傷害されると意識水準，すなわち意識レベルの低下を生じることになります．
- 以上の内容を客観的に観察する代表的な尺度としてグラスゴー・コーマ・スケール（GCS：Glasgow Coma Scale）とジャパン・コーマ・スケール（JCS：Japan Coma Scale）の2つのスケールがあります．
- GCSは，開眼（Eye opening），言葉による応答（Verbal response），運動による最良の応答（Motor response）で，それぞれの頭文字をとりＥＶＭで評価されることが多く，この尺度の最高点は15点で最低点は3点となります．
- 患者が自発的に開眼をしていればE4，見当識の保たれた会話ができればV5，命令に従う動作ができればM6となり15点と評価されます（表1）．
- JCSは，その評価方法が簡便であるため，多くの施設で利用されています．刺激による開眼状態で大きくⅠ，Ⅱ，Ⅲの3段階に分類し，さらにそれぞれを3段階に細分化して全部で9段階評価をします（表2）．

意識障害判定時の評価の例

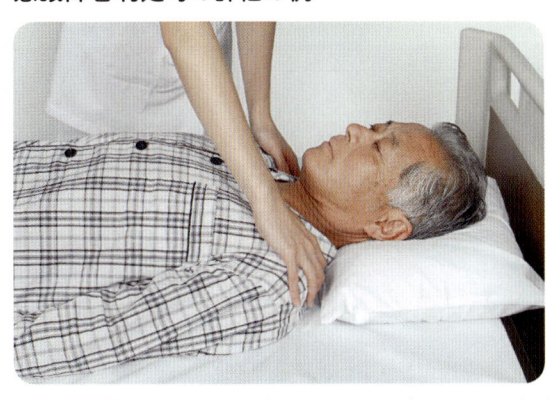

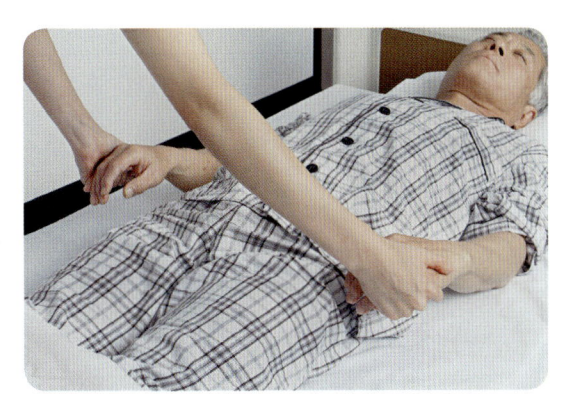

- 痛み刺激：目を開ける，顔をしかめる，払いのける など（左）．
- 離握手など：命令・指示に応じる，握り直すなど（右）．

表1　GCS（Glasgow Coma Scale）

合併症	スコア	反　応
E：開　眼	4	自発的に目を開ける
	3	声をかけると目を開ける
	2	痛み刺激によって目を開ける
	1	目を開けない
V：最良言語反応	5	誰か，どこか，いつかに答えられる
	4	会話が混乱する
	3	まとまりのない言葉が出る
	2	言葉にならない声だけが出る
	1	言葉が出ない
M：最良の運動反応	6	指示に従う
	5	痛み刺激の場所に手足をもってくる
	4	痛み刺激から逃げる
	3	体を異常に曲げる
	2	四肢を伸ばした状態
	1	まったく動かない

表2　JCS（Japan Coma Scale）

合併症	スコア	反　応
Ⅰ：刺激しないで覚醒している状態	1	ほぼ意識清明だが，今1つはっきりしない
	2	見当識（時・場所・人の認識）に障害がある
	3	自分の名前や生年月日が言えない
Ⅱ：刺激すると覚醒する状態（刺激をやめると眠りこむ）	10	普通のよびかけで目を開ける．「右手を握れ」などの指示に応じ，言葉も話せるが間違いが多い
	20	大声でよぶ，体を揺するなどで目を開ける
	30	痛み刺激をしながらよぶとかろうじて目を開ける．「手を握れ」など簡単な指示に応じる
Ⅲ：刺激をしても覚醒しない状態	100	痛み刺激に対し払いのけるような動作をする
	200	痛み刺激で少し手足を動かしたり，顔をしかめる
	300	痛み刺激に反応しない

開眼状態で評価しにくい場合の評価基準
R　restlessness：不穏状態（気分や動作に落ち着きがない状態）
I　incontinence：失禁
A　akinetic mutism：無動性無言症（無動・無言で意思疎通がとれないが，覚醒・睡眠のリズムがあり，開眼しているときは眼球が物を追って動いたり，物を見つめたりする状態）
　　apallic state：失外套状態（しつがいとうじょうたい）（覚醒・睡眠のリズムをある程度残し，自発的な開眼がみられるが，無動，無言で意思疎通がとれない状態）
開眼状態による評価に当てはめにくいとき，開眼状態の点数に「開眼状態で評価しにくい場合の評価基準」を付け加えて，「100−R」のように表します．

2 瞳孔の観察

- 瞳孔の観察は，脳神経においては動眼神経（第Ⅲ脳神経），滑車神経（第Ⅳ脳神経），外転神経（第Ⅵ脳神経）の異常を確認する方法で，臨床で用いられるアセスメントのなかで，もっとも一般的といえるでしょう．

a. 瞳孔の大きさ，位置の観察

- 瞳孔の大きさは，「瞳孔括約筋」と「瞳孔散大筋」という2つの筋により調整されています．この筋の動きは，脳神経の障害の程度によって左右され，瞳孔の大きさに反映されます．
- そこで，瞳孔が大きい（散瞳）か，小さい（縮瞳）か，左右が同じかどうか，形が正円かどうかを観察してくことが脳神経の障害部位を知るめやすになります（表3）．
- 必要があれば眼前に物差しをあて，瞳孔の直径を測ると正確に測定できます．下記に判断基準を示します．
  - 正常　2.5〜4mm
  - 縮瞳　2mm以下
  - 散瞳　5mm以上
- 瞳孔は，左右の大きさが異なることもあります．0.5mm以上差あるものを瞳孔不同（アニソコリア）といい，さまざまな疾患や病態が予測され，動眼神経麻痺，頸部交感神経麻痺，神経梅毒などでみられるでしょう．
- 大人の瞳孔は子どもより小さく，老年になるにしたがってさらに小さくなります．高血圧の患者では年齢と関係なくしばしば縮小しています．

表3 病変の及ぶ部位と瞳孔所見

瞳孔所見	両側縮瞳	中間径	瞳孔不同	縮瞳（Pin hole）	著明な散瞳
示唆する病変	間脳（視床下部を含む）	中脳	片側動眼神経（切痕ヘルニア）	橋	延髄
対光反射	正常	消失	散瞳側の消失	正常（確認困難）	消失
機序	視床下部からの交感神経入力 ▼ 副交感神経優位	両支配神経の障害 ▼ バランスは維持 EW核の障害から対光反射は消失	テント上病変から片側動眼神経圧迫 ▼ 圧迫側は交感神経優位	交感神経下行路を含む病変（障害） ▼ 副交感神経優位	広範で高度な脳幹機能の障害

b. 瞳孔の反射の観察

- 瞳孔は光刺激に対して反射的に収縮し，光の量を調節しようとします．
- 正常時には，片側の眼に光を当てると縮瞳が起き，光を当てていない反側の眼も縮瞳します．これが，通常の対光反射です．
- しかし，瞳孔の大きさと同様に，視神経や動眼神経に異常がある場合，すなわち脳に障害があると，対光反射に一定の変化が生じます．両眼でそれぞれ反応を確認すれば，神経障害を評価することができます（表3，図1）．

1）直接対光反射の実際

- 直接対光反射は，光を当てたほうの瞳孔の変化をみたものです．縮瞳すれば，対光反射あり，変化がなければ対光反射なしとします．
- 意識障害時の対光反射の有無は，器質性障害と代謝性障害を区別するための重要な所見の1つで，代謝性昏睡ではしばしば対光反射は保たれます．
- 意識障害などの急変時にはペンライトを活用し，直接瞳孔の観察を行うのが一般的です．さらに，脳神経のアセスメントを行う場合は，間接対光反射，輻輳反射，そして眼球が左右上下に移動する共同偏視などの観察を加えていきます．

2）間接対光反射

- 直接反射で光を当てた眼の反側の眼が縮瞳するのを間接対光反射といいます．患者の片眼に斜めから光を当てて，反対側の瞳孔が縮瞳するのを観察します．

図1 対光反射の方法

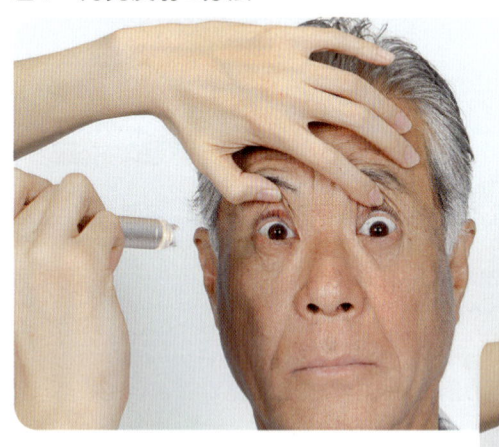

- 患者には，部屋の一番遠いところを見てもらい，片側ずつペンライトで斜めから光を当てます．
- 縮瞳した大きさを物差しで計測します．
- 光を当てた際の縮瞳の迅速性なども観察します．
- このとき，光を当てた側の眼の縮瞳を直接対光反射，光を当てていない眼の縮瞳を間接対光反射といいます．

3）輻輳調節反射（図2）

- 輻輳調節反射は，眼の前に物が近づいたときに，両眼球が内側に寄り（輻輳反射），さらに縮瞳する（調節反射）反射のことをさします．
- 対光反射と少し神経伝達の経路が異なりますが，同様に動眼神経の障害などが考えられます．

図2　輻輳調節反射

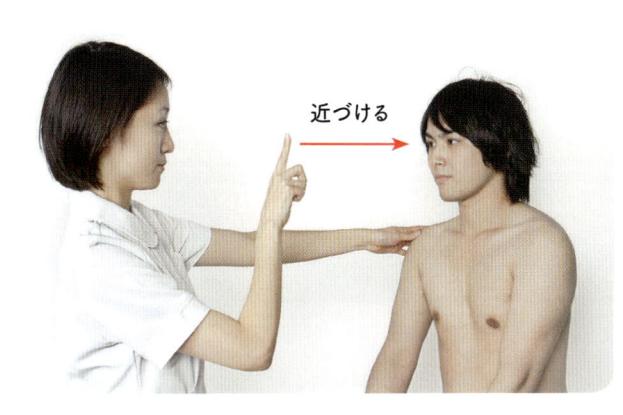

- 検者の指先に注視してもらい，患者の前方50cmくらいの距離から両眼中央に向けて指を近づけます．
- 眼球が内側に寄り（輻輳反射），同時に瞳孔の縮瞳（近見反射）があるか否かを観察します．

4）共同偏視（図3，図4）

(1) 水平性共同偏視

- 水平共同偏視とは，左右どちらかの方向を両眼で「にらむ」ような異常を起こすことです．
- 脳の傷害において橋より上の傷害では病側への共同偏視となります．側方注視路の障害によって出現し，臨床ではこれを「**病巣をにらむ**」とよびます．また橋より下の傷害では偏視の方向が逆になります．一方，てんかんのような前頭葉の刺激性病巣では，刺激が起こる反側への偏視となります．

図3　水平性共同偏視の観察法

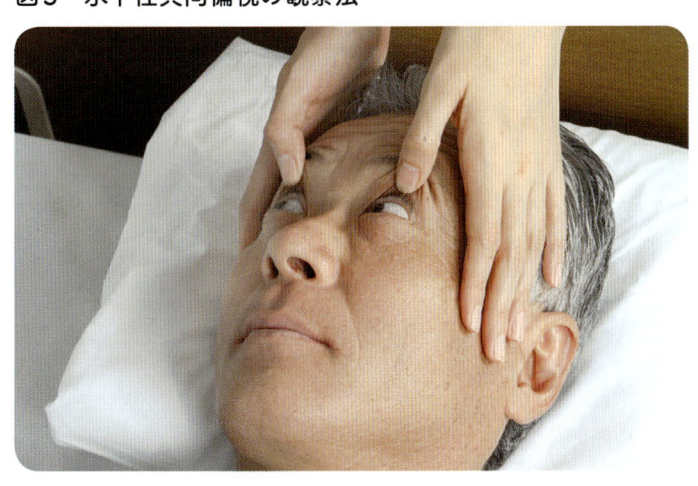

- 意識障害のある患者に対しては，患者の頭部後方に立ち，患者の顔を正面に向けます．
- 前額部に両母指の手根部をあて，母指で眼瞼を手前に挙上して観察します．

(2) 垂直性共同偏視

- 垂直性共同偏視とは，上下どちらかの方向を両眼で「にらむ」ような異常を起こすことです．
- 視床出血では，上側を注視できない状態や両眼の下側への偏視が起こります．とくに，下内側への偏視（鼻先をみつめる）が見られ，これを視床の眼とよびます．このときホルネル症候群（上位の交感神経の障害による症状）を伴いますが，視床出血が下方に伸展し，中脳吻側正中部を障害するために生じます．

図4　共同偏視の観察

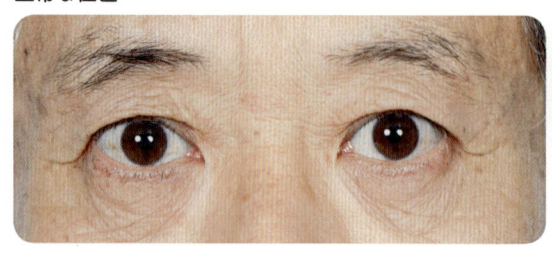

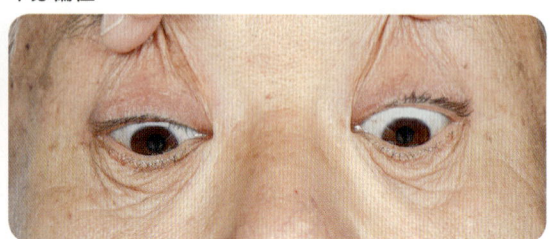

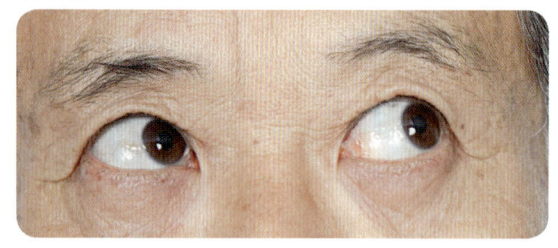

正常な位置　　　　　　　　　　　　　　　下方偏位

右方偏位　　　　　　　　　　　　　　　　左方偏位

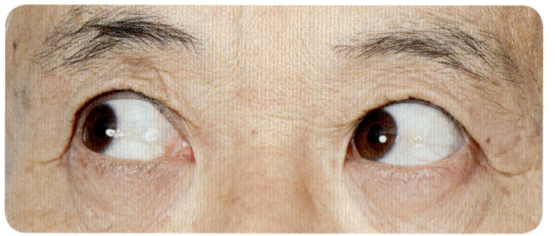

3　硬直，麻痺，しびれなどの観察

- 脳神経系のアセスメントでは，意識障害，瞳孔を確認し，さらに麻痺レベルの評価や異常反射を理解しておくことが重要です．
- これらの評価で，患者の脳神経系の障害による全身への影響や異常の原因，さらにその緊急度を判定することができます．この項では，緊急度順に解説をしていきます．

a. 異常肢位反射を確認する

- 意識障害のある患者に刺激を加えることにより，以下のような反応を示すことがあります．反応の違いによって緊急度が異なります．

1）除皮質硬直

- 大脳から間脳が強く障害されると，上肢を引きつけるように屈曲内転し，下肢が伸展する反応をみせます（図5）．
- 大脳半球の皮質脊髄路あるいはそれに隣接する部位の障害で，主に被殻出血，視床出血などの内包部の出血でも生じます．麻痺がある場合は片側だけが屈曲することもあります（図6）．

2）除脳硬直

- 除皮質硬直同様に，脳の中枢部が障害されると筋トーヌスが進行し上肢の回内伸展と下肢・体幹が伸展する状態となります（図7）．
- この状態は生命を危ぶまれるほどの反射で，緊急事態となります．

図5　除皮質硬直

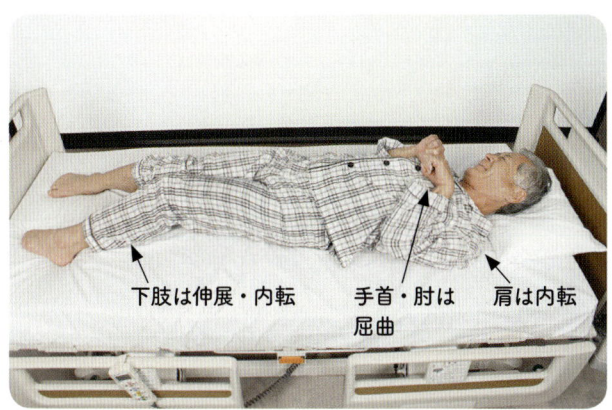

- 肩の内転や手首，肘の屈曲，下枝の伸展と内転がみられます．

下肢は伸展・内転　　手首・肘は屈曲　　肩は内転

図6　片麻痺の除皮質硬直

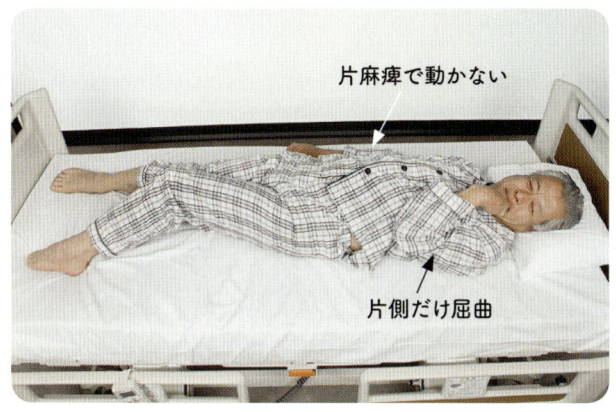

- 皮質脊髄路を含む大脳の一側性の障害では，片麻痺を生じることがあります．

片麻痺で動かない
片側だけ屈曲

図7　除脳硬直

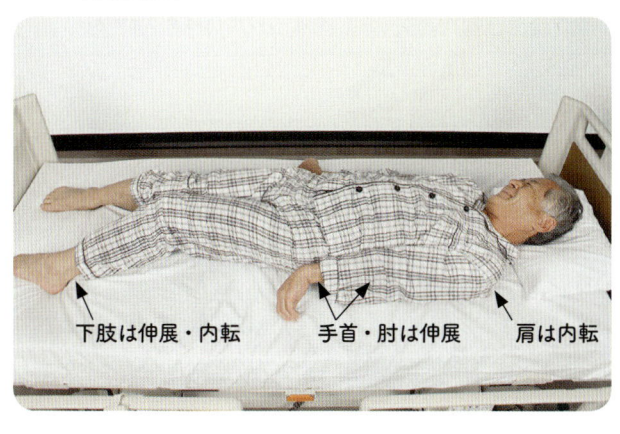

- 上肢が内転・伸展し，下肢は伸展・内転となります．
- 観察のポイントは，肩，肘，手首になります．

下肢は伸展・内転　　手首・肘は伸展　　肩は内転

b. さまざまな反射を確認する

■Babinski（バビンスキー）反射

- 反射には深部腱反射，表在反射，病的反射があります．病的反射では錐体外路障害の指標となるバビンスキー反射が代表的です．
- 異常時では，反応の消失や亢進，そして正常時とは逆の反射が観察され，脳出血，脳梗塞など中枢性麻痺で陽性となることが多いでしょう．

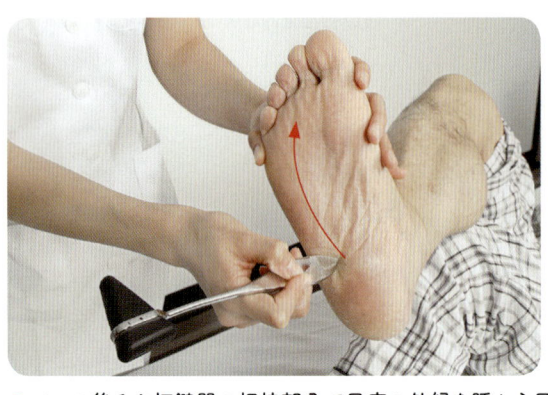

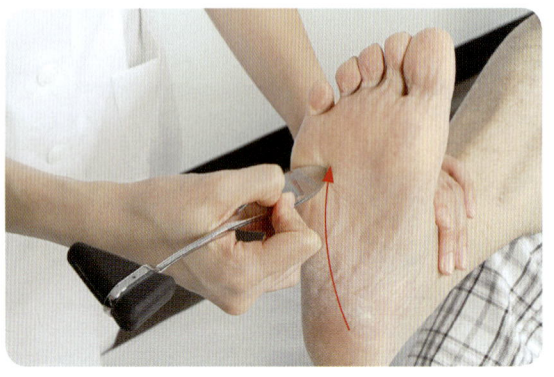

- ペンの後ろや打鍵器の把持部分で足底の外縁を踵から足趾に向けてこすっていきます．
- このとき母趾が背屈するものをBabinski反射が陽性と判定でき，中枢系である皮質脊髄路に病変があると判定できます．正常では，足趾は屈曲します．

■項部硬直

- 発熱がある，または疼痛を認める患者に対する脳神経系のアセスメントでは，項部硬直の程度を確認します．
- 項部硬直は，髄膜や頸部神経，神経根が易刺激性になっている状態で，頭部を前屈した際にみられます．これは生体の防衛反応によるもので，頭部の屈曲によって髄膜や神経根に緊張が加わりますが，この緊張を最小限にとどめようと抵抗が働くために起こります．

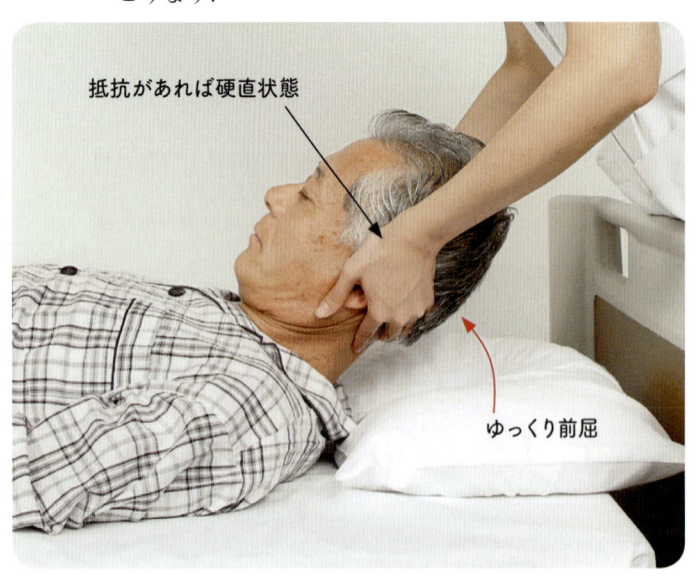

抵抗があれば硬直状態

ゆっくり前屈

- 患者を臥床状態に寝かせ，頭をゆっくり前屈するときに，首が硬く抵抗を感じる状態を項部硬直状態といいます
- 左右の抵抗はありません．

■ Brudzinski（ブルジンスキー）徴候の有無

- 髄膜刺激症状の1つです．仰臥位の状態で患者の右頸部を前屈させたとき，脊髄上部から下部神経根も引っぱられるため，その緊張をできるだけ防ごうと股関節や膝関節が自動的に屈曲する状態をいいます．このとき，髄膜炎を疑うことができます．
- 脊髄上部から下部神経根も引っぱられるので，その緊張をできるだけ防ごうと無意識に下肢が屈曲していきます．

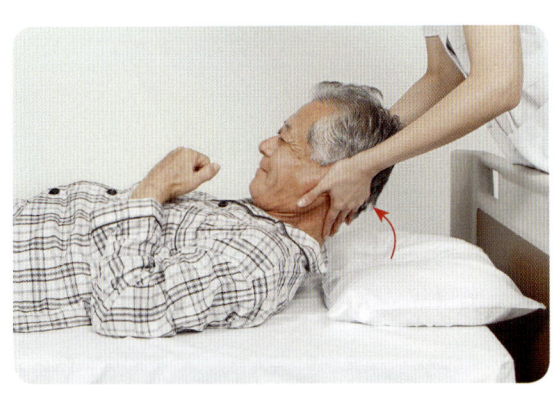

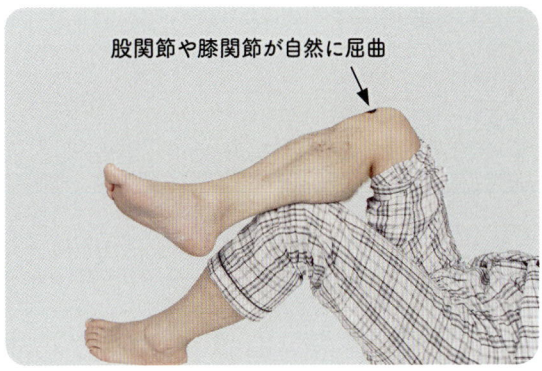

股関節や膝関節が自然に屈曲

- 仰臥位で頸部を前屈させます．
- このとき，股関節や膝関節が自動的に屈曲していくことをブルンジスキー徴候といい，髄膜炎が疑われます．

■ ケルニッヒ徴候

- 同じく，髄膜刺激症状の1つです．臥床状態で，片側の下肢を股関節と膝関節で90°に屈曲し支え，素早く上方向に伸展し，疼痛や抵抗が見られるかを確認します．

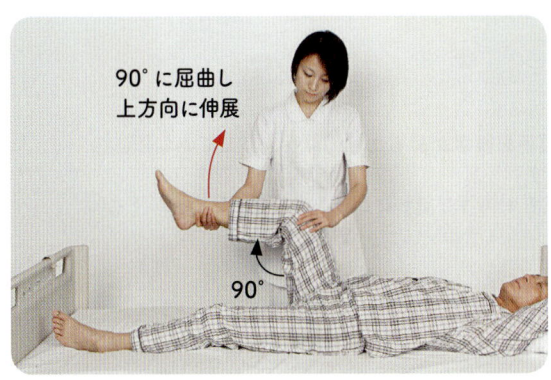

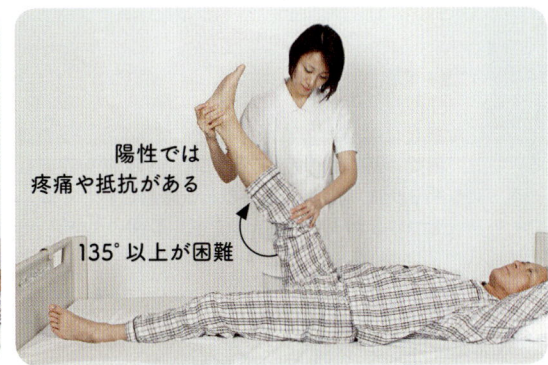

90°に屈曲し上方向に伸展

90°

陽性では疼痛や抵抗がある

135°以上が困難

- 臥床状態で片方の下肢を股関節と膝関節で90°に屈曲し支えます．
- その後，膝関節を180°にすばやく伸展しようとするときに疼痛や抵抗があり，135°以上の伸展が困難となる状態をケルニッヒ徴候といいます．
- この状態が両側で認められる場合は，髄膜炎が疑われます．

c. 麻痺のレベルを判断する

- 意識のある患者に対しては，下の写真の方法で麻痺レベルの評価を行っていきます．
- この時，筋力が低下している状態を脱力（weakness）または不全麻痺（paresis），筋力の欠如した状態を完全麻痺（plegia）といいます．
- 不全片麻痺は身体の半側の不全麻痺を意味し，片麻痺は半側の完全麻痺を示します．また対麻痺は両下肢の四肢麻痺は四肢の完全麻痺を示します．
- さらに，表4の筋力評価スケールに基づいて，筋力テストを実施して評価していきます．

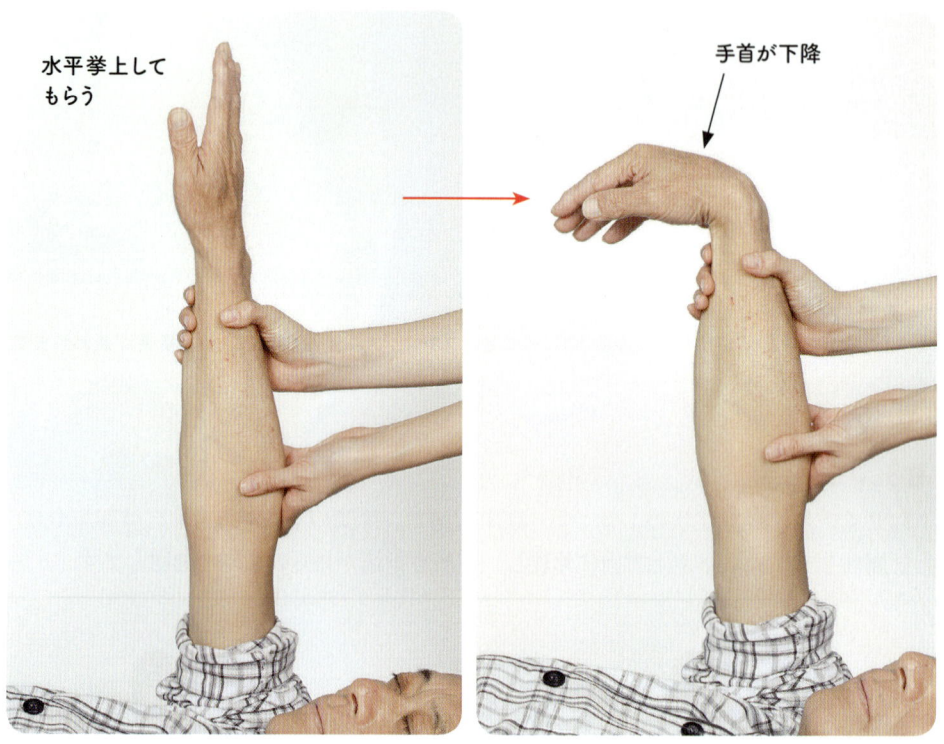

- 患者に腕を前方に水平挙上してもらう，または両手を検者が持ち上げ，両手を離していく段階で，麻痺のある側の腕が下降していく状態を観察します．
- 明らかに麻痺のおそれのある患者に対しては，検者が両手を離したとき，持ち上げた片手が下に叩きつけられる恐れがあります．布団の上やクッションなどを敷いて行います．

表4 筋力評価スケール

0	筋の収縮が認められない
1	筋の収縮は認められるが，関節運動にはいたらない
2	重力の影響を排除すれば，関節可動域いっぱいに動作ができる
3	重力に抗して関節可動域いっぱいに動作ができる
4	重力のほか，一定の抵抗に逆らって動作ができる
5	十分な抵抗に逆らって，特別な疲労なく動作ができる

Column　身体診察の心構え

- 身体診察の目的は，対象からできるだけ正確な情報を系統的に得ることである．現象にある症状をできるだけ引き出そうとはやる気持ちもあるが，まず自分がこれから何を行うのかということを相手に伝えておく．たとえば腹痛を訴える患者に対し，腹部の診察を行うのに対し，胸部や背部を診察していると患者は不安に感じるものである．これから身体診察を行うのに必要な手技を一通り説明していくことがよい．
- また，その実施にあたっては，カーテンを閉めるなど環境を整えるとともに，周囲からのプライバシーの配慮を行う．患者への問診は，その情報が周囲に漏れぬよう配慮も必要である．
- 患者の診察では，しっかりと患者の訴えに耳を傾ける姿勢で臨み，必要な情報を系統的に問診していく．身体に触れるときは愛護的に行うことが必要で，まずは安楽な体位であるかを確認する．また，患者に触れる手や聴診器は，その直前に温めるなどすると，そのていねいさも伝わり，患者が安心感さえ覚えるであろう．こうした結果，診察時の患者の信頼や協力が得られれば何よりも正確で早い情報収集につながるものである．

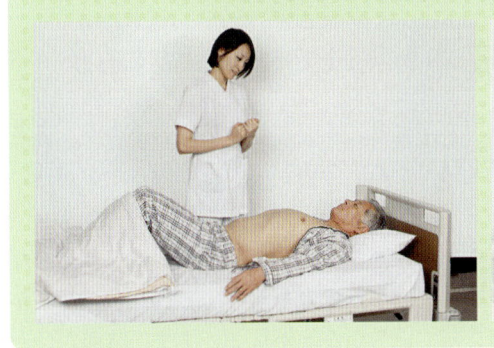

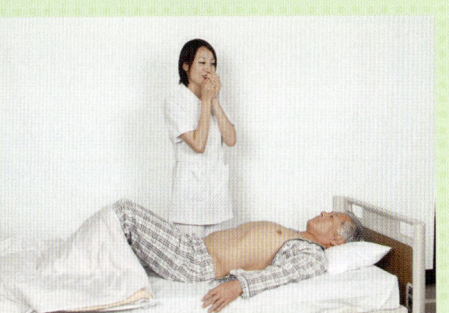

第2章 急変対応力10倍アップ！
3分で急変を見抜く実践的アセスメント

A 時間軸で動く急変時の実践的アセスメント

1 フィジカルアセスメントの基本を実践でどう活用するか

- 看護師にとって「フィジカルアセスメント」が非常に重要になる場面の1つが，患者の急変時です．患者にとって最悪の事態を防ぐため，今何が起こっているかを迅速に評価していくことが望まれます．
- 第1章では，そのために必要なフィジカルアセスメントの基本と，急変に絞り込んだ評価のヒントを示しました．では，実際に，急変した患者を前に，どれだけの行動ができるでしょうか？　あわてて，何が起こっているかがわからないまま，時間だけが過ぎていく……．そんなことのないようにブラッシュアップしておきたいのが，「実際にどう動くか」という現場感覚です．

2 エキスパートの動きに学ぶ

- 急変を察知してから，いかに効率よくアセスメントを実施し，動き，判断していくか．このカギは，エキスパートと呼ばれる先輩ナースの動きかたに隠れています．
- 病室に行く前から考えを整理し，入室と同時に五感を駆使し，臨床経験による勘を加えて，動きながら情報を収集．そして，根拠をまじえて判断する．このような「限られた時間」で行うべきスキルを学ぶことが第2章の目的です．
- そこで，急変場面を時系列にして組み立て，「10秒」「30秒」「1分」「3分」のおよその時間割を作成しました（右図）．それぞれを合わせた「5分以内」という時間は，患者の心肺停止が致命的とならずにすむかもしれないギリギリのリミットです．
- この限られた時間で「できること」を，第1章で学んだアセスメント技術をどう生かすかという視点で解説します．

図　急変対応時に行うアセスメントの時間割

10秒　起こっていることを知る

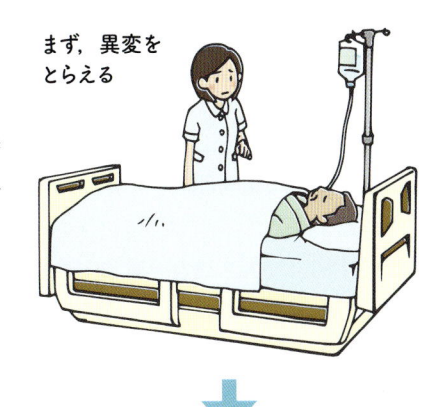

- 起こっているかもしれない急変に対し，瞬時に把握できることを再確認して，情報を入手しながら，できるかぎりの観察を行います．
  ⇒ p66 より

まず，異変をとらえる

30秒　今，患者は危機的状況かどうかを把握する

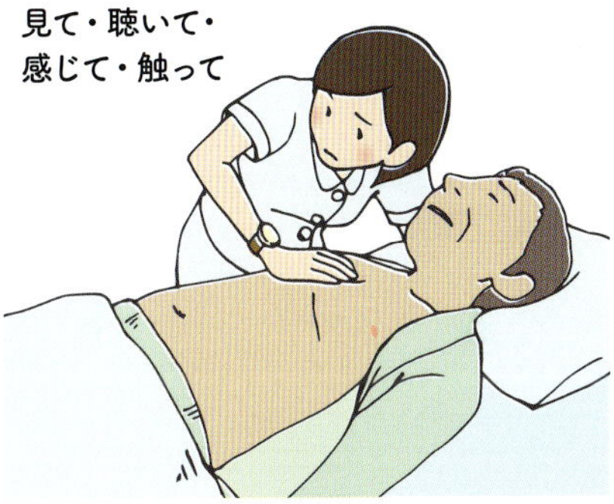

- 異変が察知されたあとに，現在の状態が本当の意味で，患者が「危機的状況」に陥っているかどうかをとらえます．
  ⇒ p81 より

見て・聴いて・感じて・触って

1分　患者状態が，どの程度悪化しているのかを，バイタルサインで裏づけていく

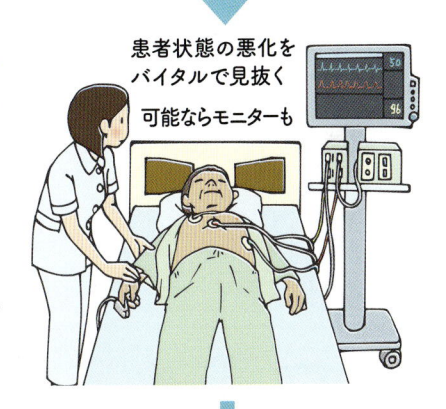

- 患者状態の悪化の程度を整理します．キーワードは，状態が「いい」のか「悪い」のか．その評価のめやすが，急変時の「バイタルサイン」の応用にあります．
  ⇒ p85 より

患者状態の悪化をバイタルで見抜く
可能ならモニターも

3分　患者状態の変化をていねいに継続観察する

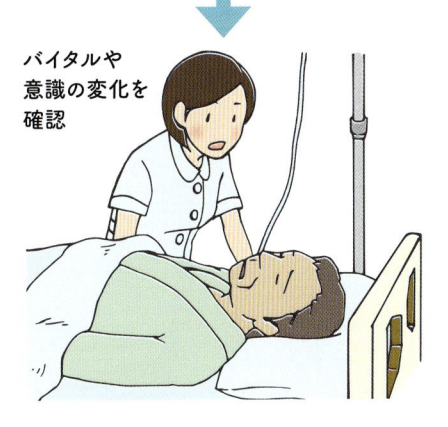

- ある程度の患者状況がわかったら，その変化を着実に見きわめていきます．1分で知り得たバイタルサインの変化や意識レベルを中心に，応援到着・治療の開始までにできるかぎりの情報を集めます．
  ⇒ p92 より

バイタルや意識の変化を確認

第2章　3分で急変を見抜く実践的アセスメント

10秒 で見つける　患者の異変
「見つける，近づく，触れる」を実施

- 急変対応における「10秒でできる」基本は，まず患者を見つけることから始めます．そして，その第一印象から起こっていることを想像し，患者に近づき，触れていきます．余裕があれば，環境にも配慮します．
- まずは病室に入り患者を目にしたとき，あなたはこのあと，どのように動くか，イメージしてみてください．これから，"できるナース"ならどう動くかを示していきます．ポイントは多いですが，第一印象も含めたアプローチで必ず対応できます．

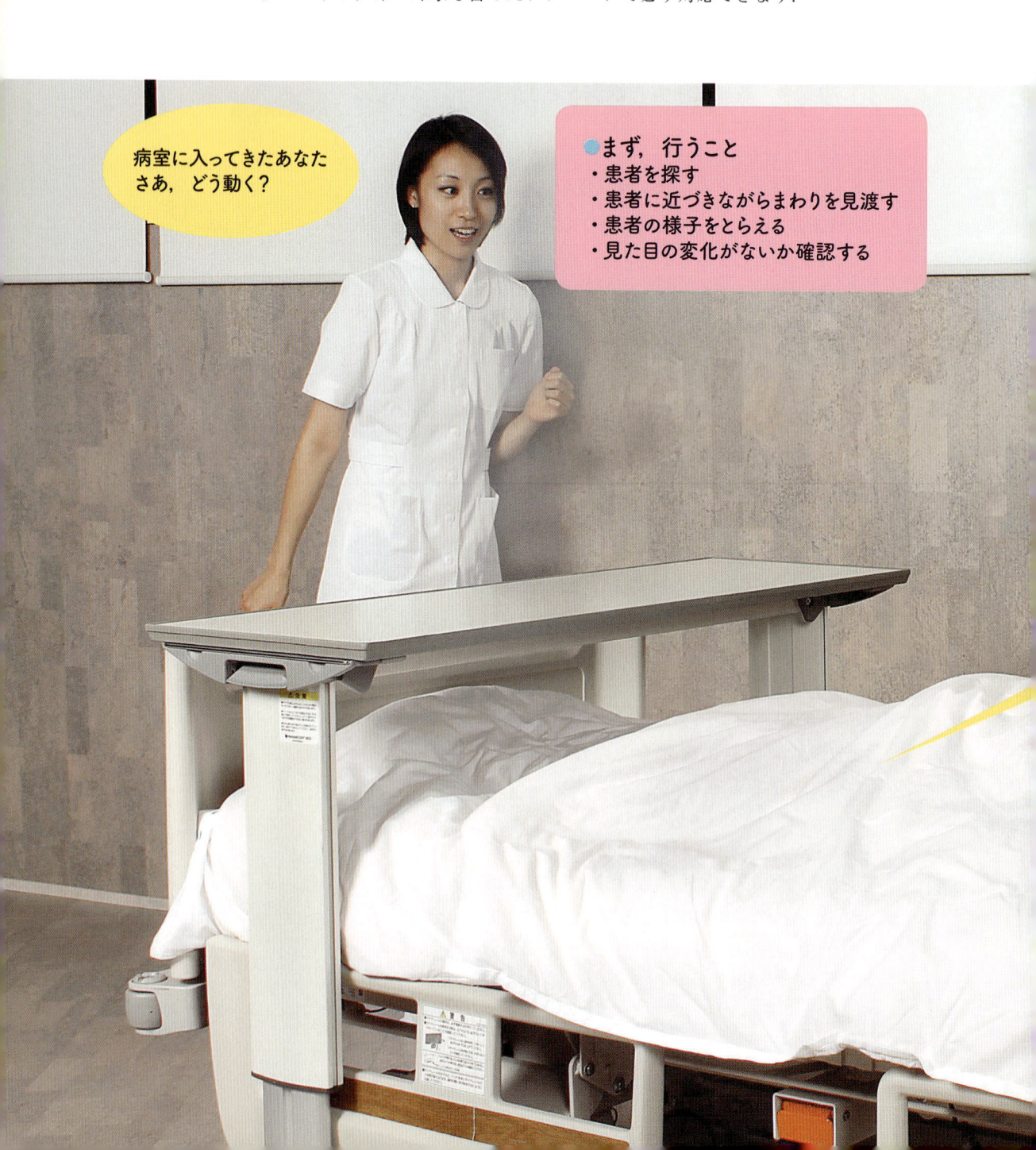

病室に入ってきたあなた
さあ，どう動く？

● まず，行うこと
・患者を探す
・患者に近づきながらまわりを見渡す
・患者の様子をとらえる
・見た目の変化がないか確認する

1 病室に入り，患者とその周囲を確認する

1) 10秒その1　患者を視野にとらえ，異変の有無を確認しよう

- まず，病室に入り，視線を患者中心に置きながら，環境を見わたします．
- そのなかで，なんでもよいので"異変"を見つけようとする視点をもちましょう．
- このとき，ひと目だけでも，「何かおかしい」を先取りできるポイントがあります．主なものが，「患者の存在」「起きているか，寝ているか」「表情」「姿勢」「周囲の状況」などです．そして，変化が見つかれば，もう少し具体的にとらえてみます．

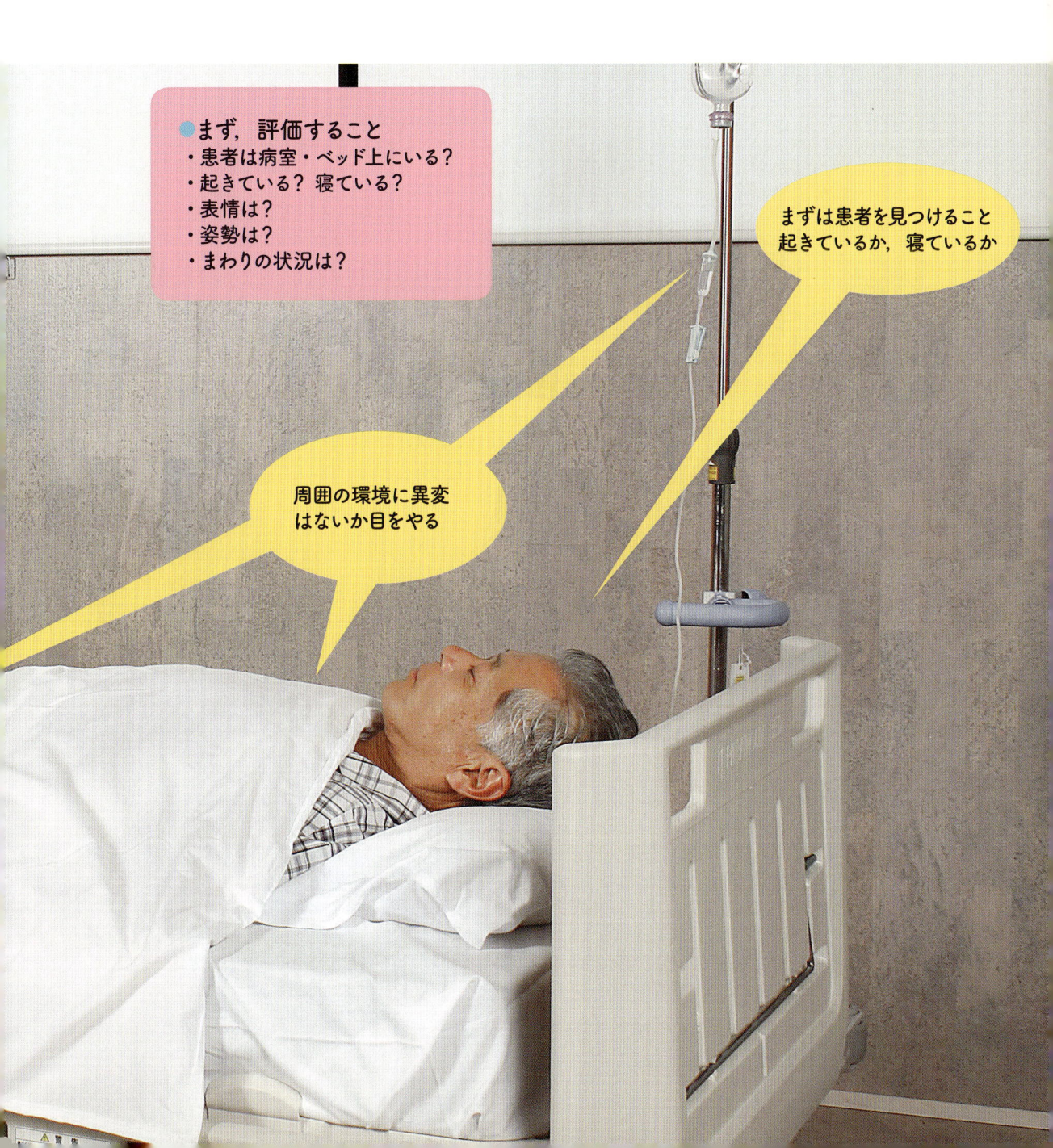

第2章

- まず，評価すること
  - 患者は病室・ベッド上にいる？
  - 起きている？　寝ている？
  - 表情は？
  - 姿勢は？
  - まわりの状況は？

まずは患者を見つけること
起きているか，寝ているか

周囲の環境に異変はないか目をやる

2) 10秒その2　第一印象で患者に起こっていることを推測してみよう

①"パッと見でわかる"典型的な急変場面をおさえる

- 急変の察知に，第一印象はとても重要です．何より，見た目で即座に患者の異変をとらえられる場面がいくつかあります（**写真A**）．これらは，視界に入れば瞬時に急変を察知できますし，状態によっては何が起こっているかも想像できます．
- さらにこのとき，明らかな異変を告げる声が聞かれることもあります．「苦しい……」という訴えや，「うう……」といううめき声，さらに「胸が焼けるようだ」「頭が割れるように痛い」など説明的な訴えが聞かれることもあります．
- 見た目だけで異物などによる気道閉塞という状況がわかる世界共通のしぐさが「チョークサイン」で，両手で頸をわしづかみにした様子が見られます．

A　見た目ですぐに異変がわかる場面の例

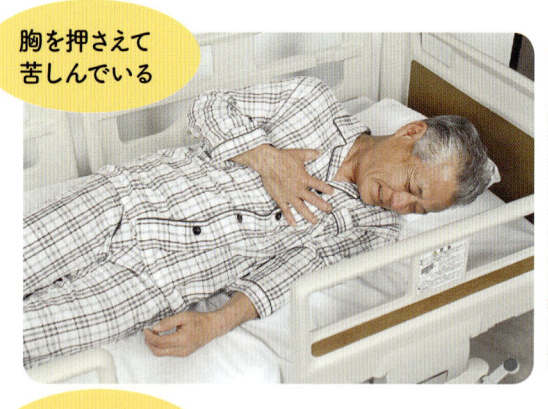

- 胸を押さえて苦しんでいる
- 後頭部を押さえてのたうちまわっている
- チョークサインをとっている
- けいれんしている

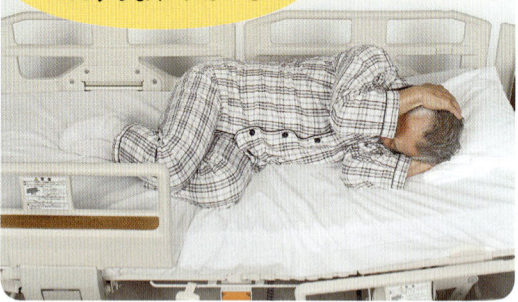

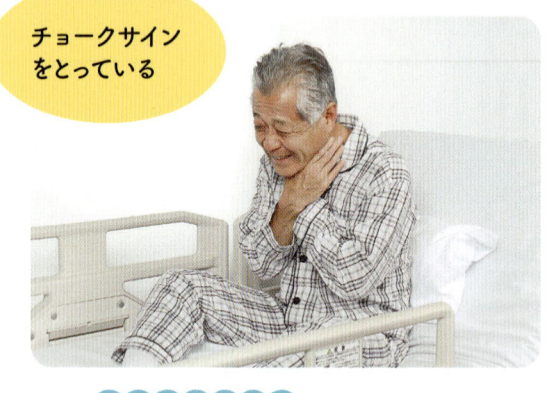

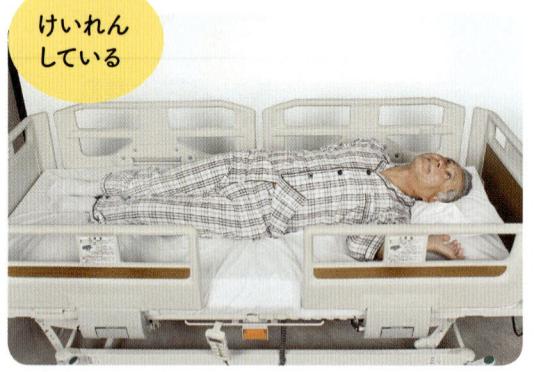

> **評価のポイント**
> - 虚血性心疾患などでは，なんの前ぶれもなく急に発作が起き，「胸が焼けるような激しい痛み」や「胸の苦しみ」に襲われることがあります．
> - 痛みや苦しみは狭心症より長く30分以上続き，あぶら汗・冷や汗が出て呼吸困難を伴い，患者は「死ぬかもしれない」という恐怖感を感じることもあります．
> - 「頭が割れるように痛い」は，クモ膜下出血，緑内障の眼圧上昇などが疑われます．
> - チョークサインでは，胸を叩いたりもがくしぐさを見せることもあります．また，発声ができない状態に陥るため，「喉に何か詰まりましたか？」「呼吸ができませんか？」と，うなずいて答えられる質問（クローズクエスチョン）をします．

②ベッド以外の場所での異変がないかを確認する（写真B）

- もし「ベッド上で患者を確認できなかった場合」でも，"急変ではない"と安心はできません．さらに想像力を働かせ，異変がないかを探ります．
- たとえば，患者が転倒・転落によってベッド脇（病室内）に倒れている（**写真①**），トイレ行動の間に異変が起きトイレでうずくまっている（**写真②**）ような状況も考え，視線を動かしましょう．
- 歩いている患者を発見しても，"異変なし"とは言い切れません（**写真③**）。

B ベッド以外で起こりうる異変の例

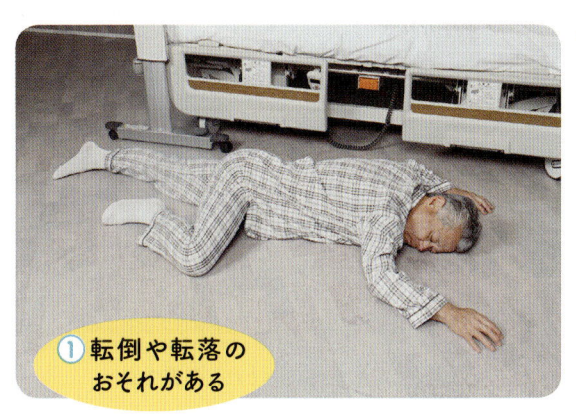

- ベッド脇（病室内）に倒れている→転倒や転落の可能性があります．

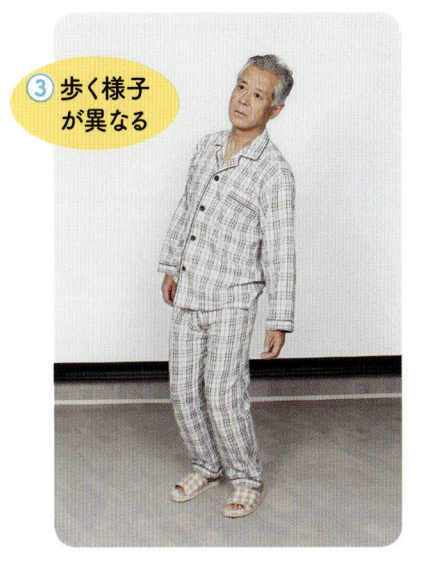

① 転倒や転落のおそれがある

② 排泄行為や移動による急変の可能性がある

③ 歩く様子が異なる

- たとえば，寝ている時間のはずなのに歩いている患者を見つけたら，姿勢や歩き方にも注目します．
- 意識が朦朧としている様子で，左右に傾いて歩いているようなら，脳神経疾患による麻痺や意識障害のおそれもあります．

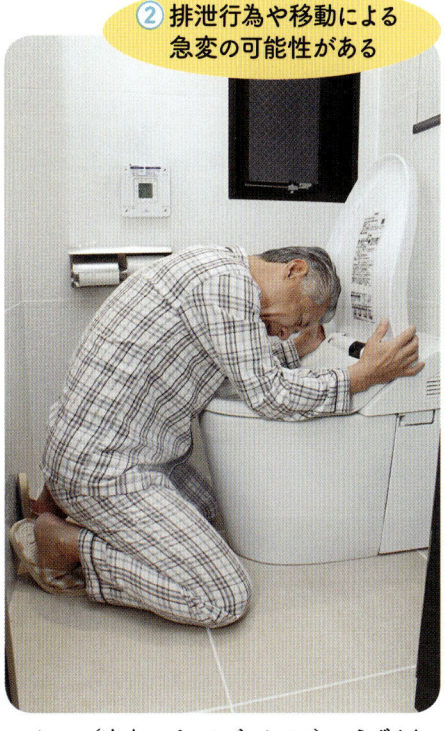

- トイレ（室内のポータブルトイレ）でうずくまっている→脳や心臓の異変などが考えられます．

評価のポイント

- 夜間など，病室にいるはずの患者がいない場合は，転倒・転落など何か起こっている可能性がより高いと考えましょう．倒れているところを発見した場合は，頭部などを強く打っている場合もあることに留意します．
- トイレ行動は，深部静脈血栓症や排便・排尿の影響による脳出血や失神など，非常に急変が起きやすい場面です．ポータブルトイレがある場合は動線を確認し，また，術後，脳梗塞の既往などがあれば，トイレ内での異変も疑いましょう．

③患者のまわりの環境に目を向ける

- 患者を見て状態を把握したあとに目を向けたいのが，患者周辺の状況です（**写真C**）．
- 寝ている状況なら掛け物の乱れ，周辺の散乱物（**写真①**），ゴミ箱の中身（**写真②**），危険物（ハサミ，カッター）の放置なども，念のため見ておきましょう．
- 環境物ではないですが，パルスオキシメーターや心電図モニター装着時は，モニターに表示される数値や波形が，瞬時に危険な状況を伝えてくれることもあります（**写真③**）．

C 異変が察知できるベッド周りのサイン

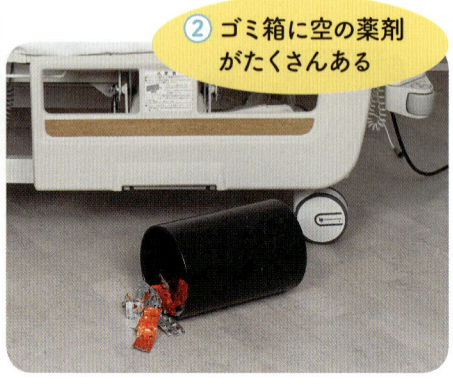

薬剤，刃物などがないか

① 周辺に物が散乱している

② ゴミ箱に空の薬剤がたくさんある

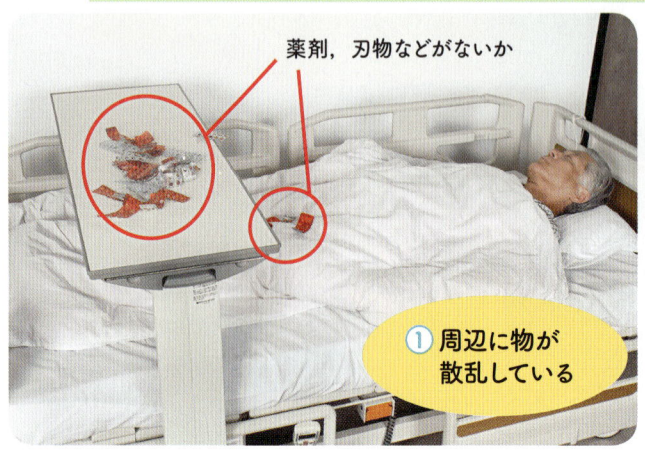

- 自殺企画が考えられる状況
- 薬物中毒のおそれも考慮する．

③ モニター類からアラームが鳴っている，表示が明らかに異変を告げている：VF（心室細動），SpO₂ 80%台など

- SpO₂ 90%以下は危険！ 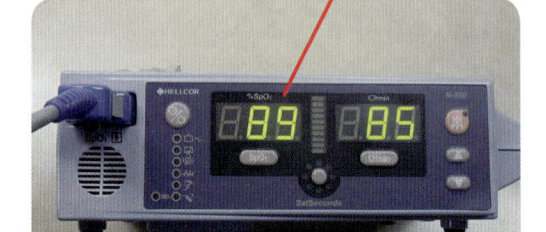
- モニターにVFの心電図波形

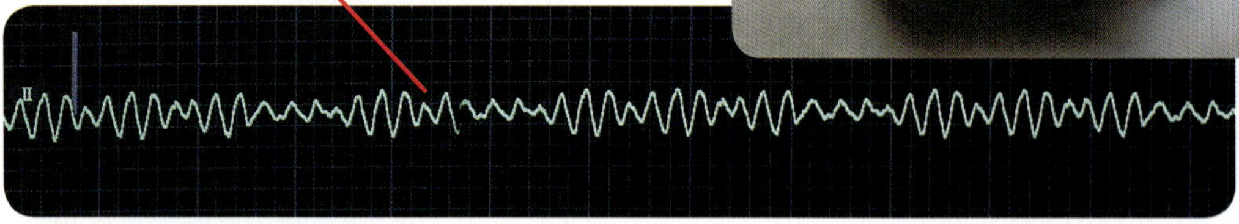

評価のポイント

- 寝ているように見えても，掛け物が乱れている・めくれている場合は，異変があった後かもしれません．いつもと違う状況を評価しましょう．
- ベッド付近の変化も重要です．カッター，刃物など危険物の有無，また嘔吐物・吐血がないかも確認します．
- ゴミの散乱にも急変のヒントが隠れている場合もあります．たとえば多量の空の薬剤シートがあれば，薬物中毒も疑われます．
- 異変が瞬時にわかるベッド周りのサインに，モニターの表示やアラームがあります．VF（心室細動）などの致死的不整脈，90%未満のSpO₂値が代表的です．

④何かおかしい，いつもと違うときの異変の予測

- 明らかに急変とまでは判断できないまでも，"いつもと違っている""何かが起こっている"と感じる場面を経験することもあります．
- そんなときは，第1章で学んだ異常サインをふまえて，起こっていることを根拠づけてみましょう．注目したいのは，姿勢，しぐさ，外観の様子などです（**写真D**）．

D "いつもと違う""何かおかしい"を感じるサイン

姿勢がいつもと違う場合

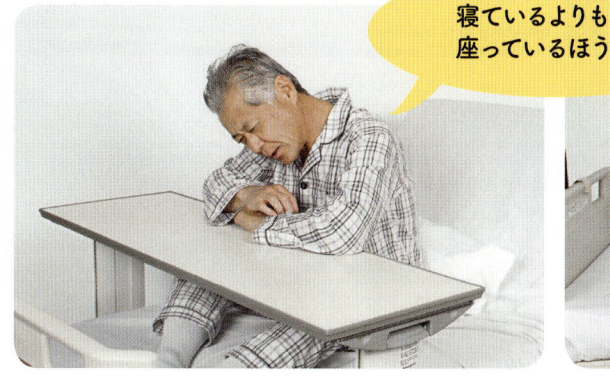

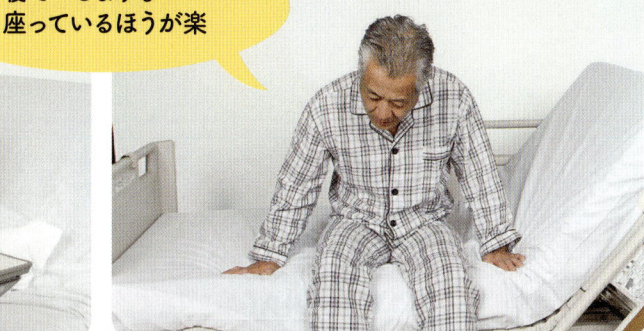

寝ているよりも座っているほうが楽

- オーバーテーブルにもたれかかる．
- ベッドで座り込む．

> **評価のポイント**
> - いつもと違う姿勢をとり「寝ているよりも座っているほうが楽」という訴え．これは「起坐呼吸」と呼ばれる状態が考えられ，呼吸状態の悪化のおそれがあります．

症状が具体的にみえる場合

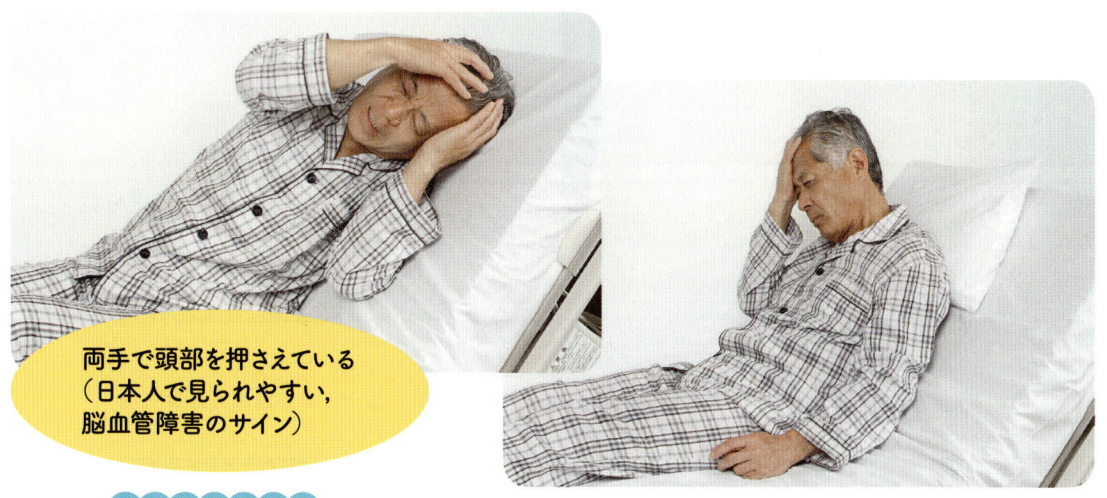

両手で頭部を押さえている（日本人で見られやすい，脳血管障害のサイン）

> **評価のポイント**
> - 頭痛時に手で頭を押さえているときは，「両手」が重症度の1つのめやすです．片手でなく両手で頭を抱え込むときなどは，いわゆる「頭が割れるように痛い」場面であることは多いでしょう．

全身の様子の違いが明らかな場合

- 寒そうに震えている（シバリングなど）
- 四肢が屈曲・伸展している（麻痺や硬直）

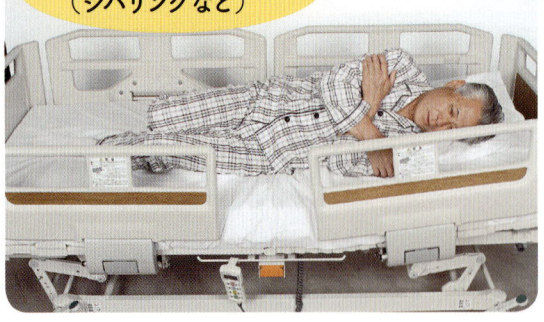

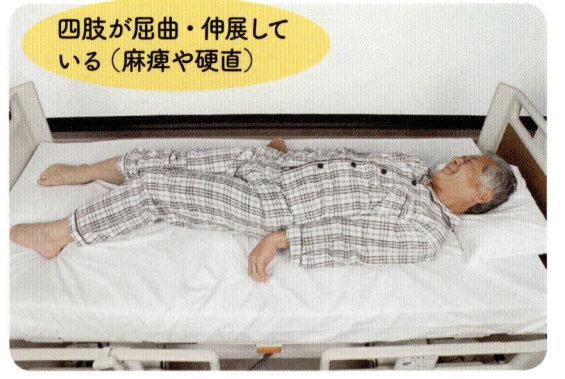

> **評価のポイント**
> - 全身の様子の違いから，何が起こっているかが予測できることもあります．
> - 患者が小刻みに寒そうに震えている場面は，急変のシーンとして重要です．悪寒や発熱時の感染性ショックによるふるえ・シバリング，さらに出血性ショックなどを背景とした体温の低下による寒さが原因かもしれません．
> - ふるえ・シバリングに見えても，けいれんやせん妄による異変である可能性も頭に入れておきます．
> - 四肢の様子も重要です．いつもと違う状態なら，麻痺などが疑われます．

そのほかの異常を感じとれるシーン

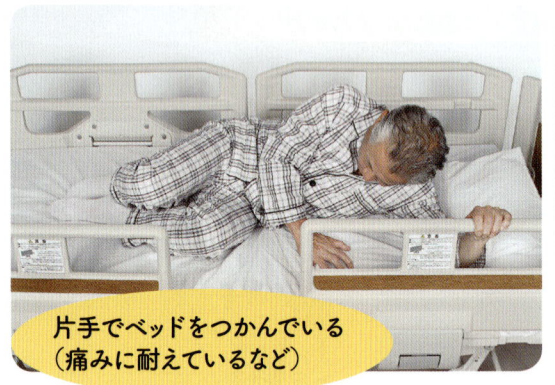

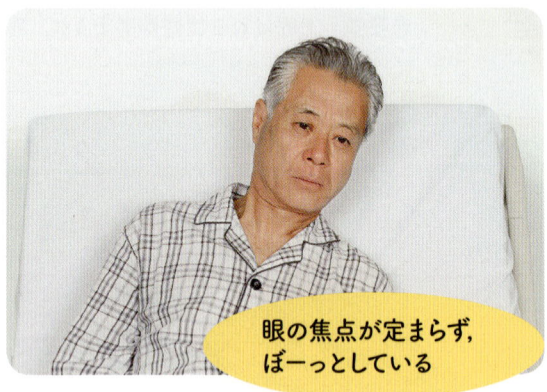

- 片手でベッドをつかんでいる（痛みに耐えているなど）
- 眼の焦点が定まらず，ぼーっとしている

> **評価のポイント**
> - 「患者が片手でベッドをつかんで苦しそうにしている」こんなシーンも急変を想定できます．
> - 苦しそうな表情なら，必死で痛みに耐えている．ベッドから起き上がろうとしてもがいている状況なら，脳血管障害による麻痺で，片手のみで懸命にベッド柵をつかもうとしているのかもしれません．
> - 苦しさは感じ取れずとも，「ぼーっとした状態」は，意識障害の現れかもしれません．
> - 1つのシーンでも，異常を感じたなら，起こっていることの背景をどのくらい多くイメージできるかの「引き出し」をもつことは重要です．

2 患者に近づき，アセスメントを続ける

3) 10秒その3　意識の有無を確認しながら，患者に顔を近づけてみよう

①ベッドサイドに近づき，声をかける（写真F）

- 患者を見て「どこかおかしい」と感じたものの，瞬時に異変がわからなかった場合，ベッドサイドに近づいて，次のアセスメントに進みます．
- まずは意識の有無を確認するため声をかけ（写真①），何も反応がなければ，同時に肩を叩き（写真②），さらに反応の有無を評価します．

F　意識の有無の確認

声をかけ，何も反応がなければ，両肩を同時に叩く

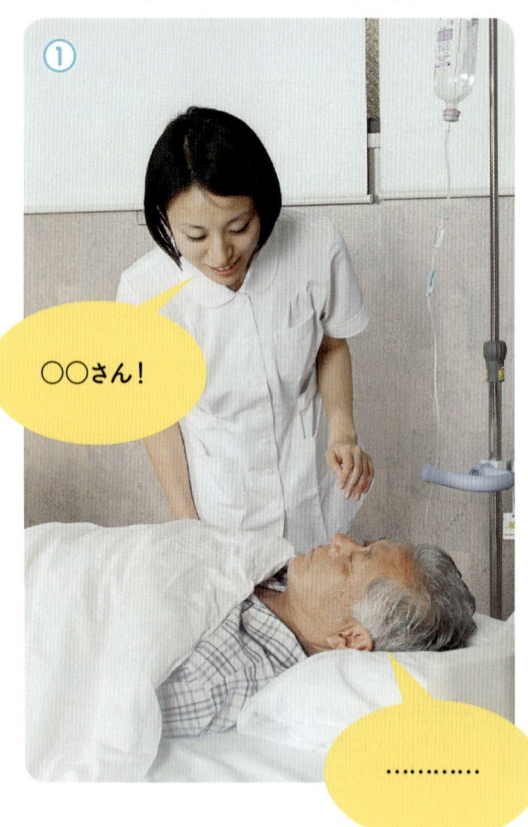

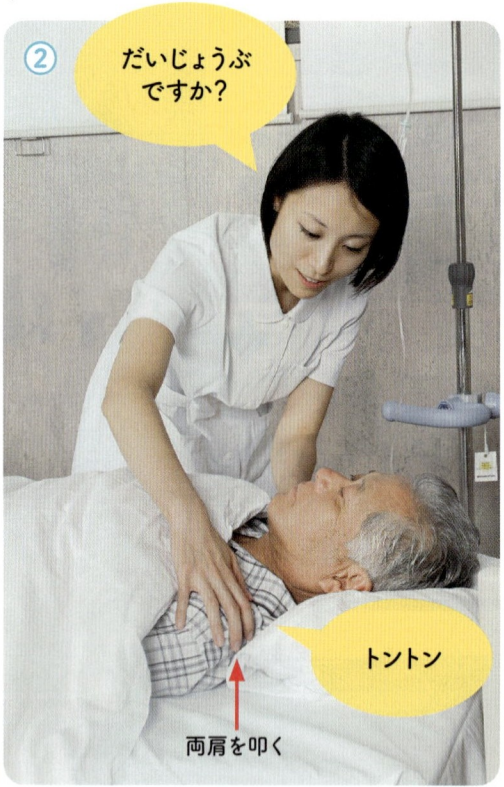

①　○○さん！　…………

②　だいじょうぶですか？　トントン　両肩を叩く

評価のポイント
- 患者の両肩を両手で同時に叩くことには意味があります．患者に麻痺があった場合の対応です．
- 片側だけ叩いた場合，片麻痺だった際に，麻痺側の刺激であると，十分な反応は確認できません．

②患者の顔に近づき，表情や胸部を観察する（写真G）
- 意識を確認しながら患者の枕元に立ち，やはり異変の可能性が考えられるなら，次は体を低くして目線を患者の顔に近づけつつ，身体と平行位置で表情から胸元付近を観察してみましょう（具体的な観察手順は次ページの「**評価のポイント**」①～⑥参照）．
- 患者の顔に近づくことで，呼吸があれば息づかいを感じることができますし，胸郭の動きが見えれば，呼吸の有無を確認できます．

G　表情から胸元の観察

患者の表情の観察

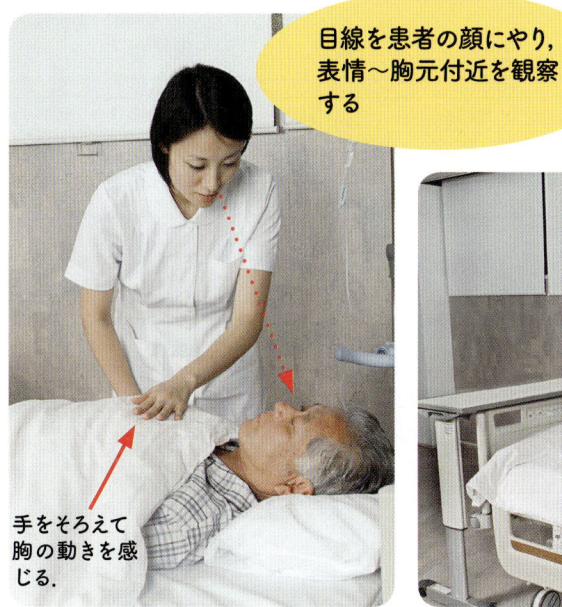

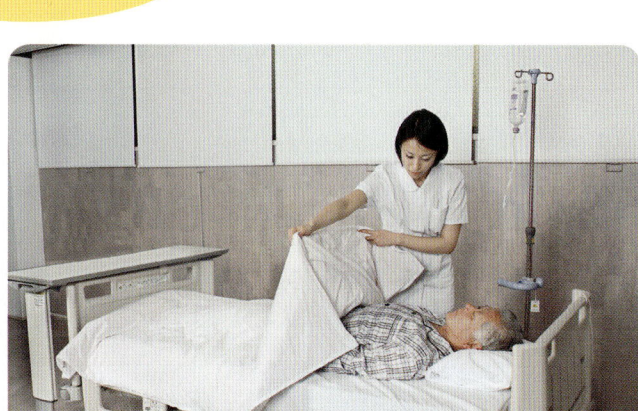

目線を患者の顔にやり，表情～胸元付近を観察する

手をそろえて胸の動きを感じる．

- さらにくわしく観察するため，胸元が見えるように布団をめくる．

呼吸状態を見て・聴いて・感じて

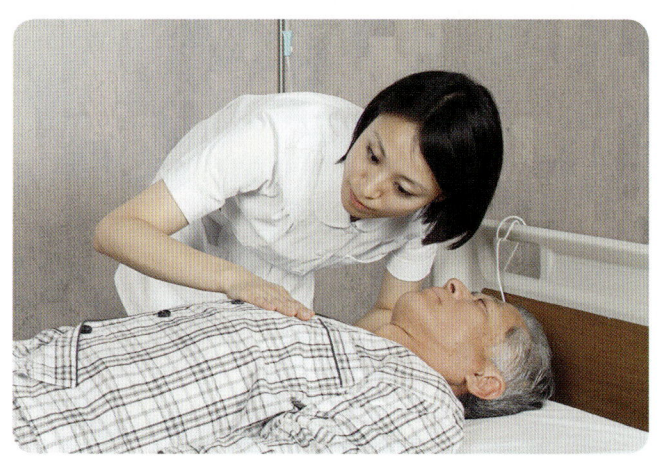

- 患者に顔を近づけることで，息づかいや胸郭の動きを確認することができる．

第2章　3分で急変を見抜く実践的アセスメント　10秒で見つける　患者の異変

75

> 評価のポイント

●顔貌から胸郭までの主な観察の実際

①顔の全体を見ていきます．表情（苦しさ），顔色（蒼白，紅潮），顔貌（変形，麻痺），眼瞼結膜などが重要な情報です（☞p2～5）．

②鼻翼呼吸が見られることもあります．鼻先だけでやっと呼吸をしている状態です．その他，首と肩が接近しているような努力呼吸も見逃せません．

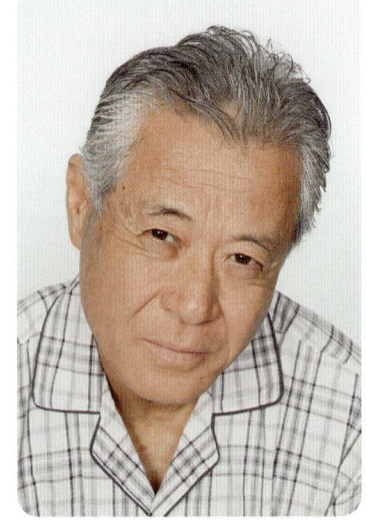

・表情は？
・顔色は？
・顔貌は？
・眼瞼結膜の状態は？
・努力呼吸の有無は？

③表情を見ながらも，視線を側面に向ける際，頸静脈の怒張を意識しておけるといいでしょう．頸静脈怒張は，うっ血性心不全を考えます．また，肺疾患（慢性閉塞性肺疾患，肺梗塞，肺高血圧症など）の疑いもあります．

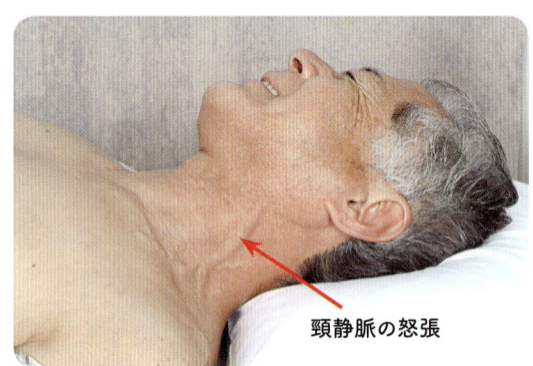

頸静脈の怒張

④口元は，口唇のチアノーゼのほか，吐物，吐血が最もわかりやすい観察部位です．吐物・吐血があれば，性状・臭いなども観察項目です．

⑤すでに周囲で「酸っぱい臭い」があれば嘔吐を疑えますし，「生ぐさい臭い」「鉄の臭い」などでは，血液性の嘔吐や吐血があったのではないかと推測できます．

⑥胸郭の動きは，呼吸の有無の評価に有効です．衣服を着た状態なら，手を当てて胸の動きを確認します．衣服を取って観察できると変化の評価が確実です．

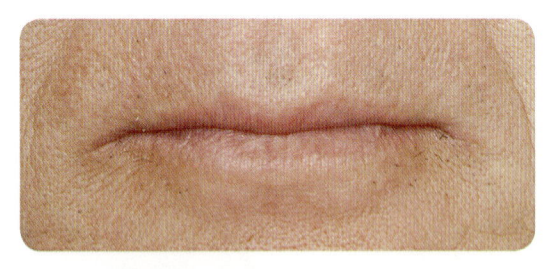

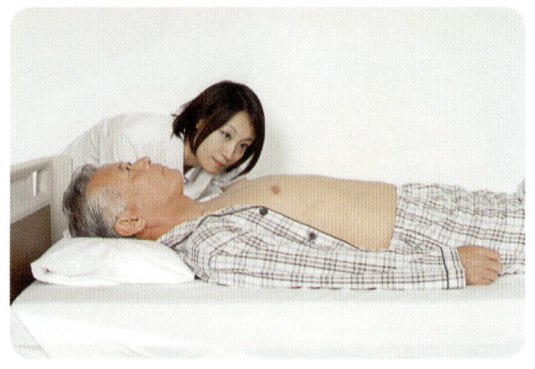

4) 10秒その4　掛け物をすべてめくり，全身をくまなく観察する

- 表情から胸元までを確認したあとは，全身のアセスメントに移ります（**写真H**）．
- まず，掛け物をすべてはぎ，そして，掛け物で見えなかった胸腹部からつま先までをくまなく見ていきます．このとき，患者の衣服を取り去ることが必要になることもあります．
- ポイントは，体躯の乱れ（意識の異常を認める明らかな異常姿勢など）の有無，出血の有無（ライン抜去による出血：ワーファリン服用など），失禁・失便・下血，腹部の膨満などです（下記「評価のポイント」参照）．

H　全身の観察

掛け物をはがし，胸元～つま先までくまなく観察する

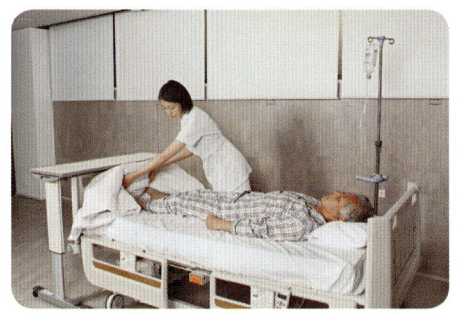

- 全身がみえるようにする．
- 失禁（尿・便）の有無や臭気を確認する．臭いが感じられることもある． 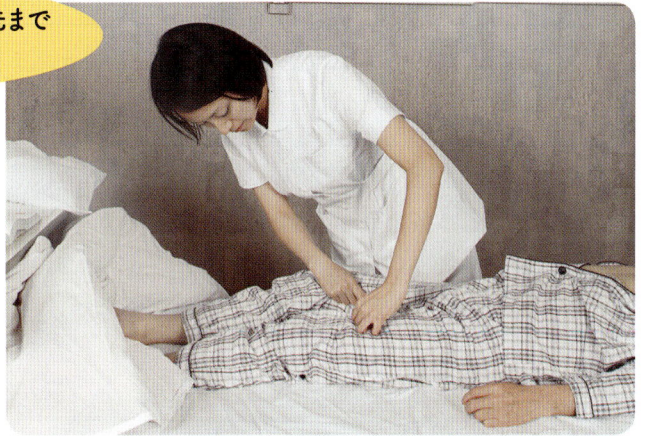

評価のポイント

- 掛け物をはぐことにより，主に下半身側の異常姿勢が見えます．
- さらに臭気として，いわゆる「生臭さ」「便臭」など感じ取ることもあります．
- 失禁があったり，嘔吐した形跡とともに眼球が偏位している場合などは，けいれんの可能性も示唆されます．
- 明らかな腹部膨満の様子があれば，さまざまな腹部症状を疑うことになります．
- 下肢の太さに左右差があれば，浮腫や深部静脈血栓症からの腫脹を考えることもできます．

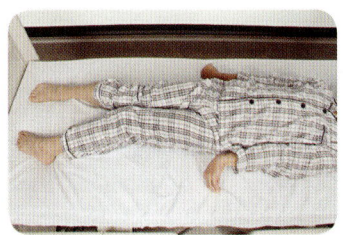

異常姿勢の例：除脳硬直

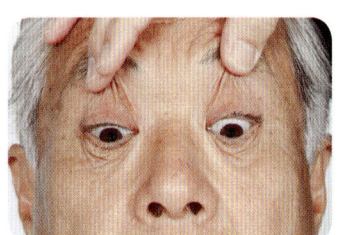

眼球の偏位

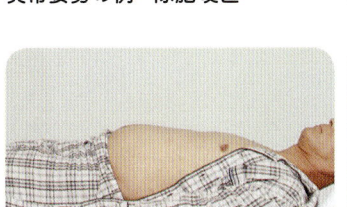

腹部膨満

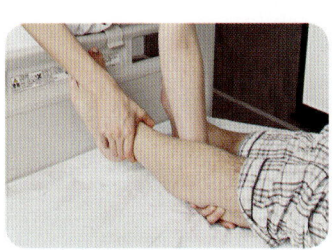

下肢の太さの左右差

5）10秒その5　ベッドサイドでとらえやすいエラーを察知してみよう（写真I）

- ベッドサイドに立ち，患者の全身が確認できるころには，以下のさまざまなトラブルを発見することもあるでしょう．

①人工気道の事故抜管や回路はずれ

- 人工呼吸器装着中に「人工気道が留置されている患者から声が聞こえる」「生体監視モニター（パルスオキシメーター）のアラームが鳴っている」などの状況からは，人工気道の事故抜管や回路はずれを察知することができます．

②人工呼吸器のアラーム

- 人工呼吸器がアラームで異変を知らせてくれることもあります．低換気などの呼吸状態のエラー，回路がベッド柵などに挟まれ屈曲・閉塞をきたしてる場合などの物理的なエラーなど，何か起こっていることを察知できます．

③胃カテーテルの抜去（半分抜け）

- 経管栄養注入時にこわい事故抜去です．さまざまな理由で胃カテーテルが中途半端に抜け，栄養剤が気管に入りやすくなり，窒息のおそれがあります．患者の手の動きや胃カテーテルの挿入位置に注目します．

④輸液・点滴類のはずれ

- ラインが挿入されている患者では，抜去がないか，さらに出血の有無も確認します．凝固系機能が低下している患者では，末梢静脈ラインの事故抜去だけでも大量の脱血を起こす危険性があります．

I　ベッドサイドですぐわかるエラー，トラブルの確認

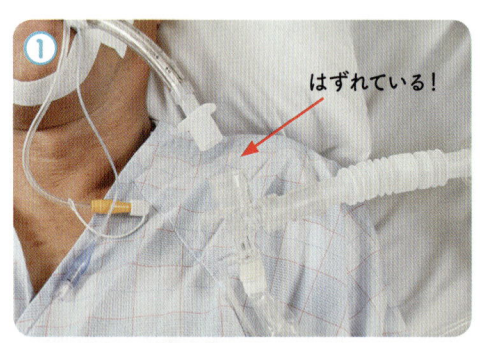

① 人工気道，回路のはずれ（はずれている！）

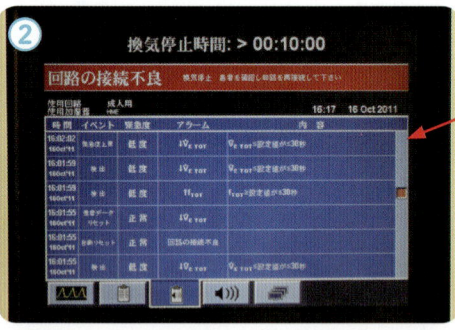

② モニタでアラームの表示（人工呼吸器の場合）（アラーム音とモニタ画面にアラーム表示が！）

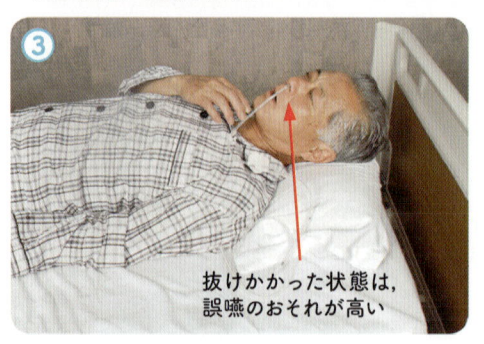

③ 胃カテーテルの半分抜け（抜けかかった状態は，誤嚥のおそれが高い）

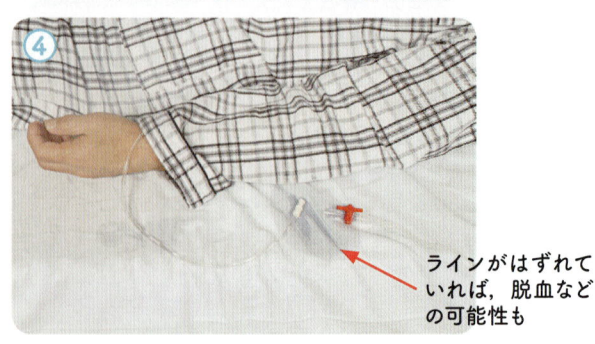

④ 末梢静脈ルートの事故抜去（ラインがはずれていれば，脱血などの可能性も）

6) 10秒その6　患者に触れながら確認してみよう（写真J）

- 10秒で行う察知は，今までの"患者とその周囲の観察"を行いながら，"患者に触れて可能な範囲で情報を集める"ところまでを目標としましょう．
- 順番に決められたルールがあるわけではありません．以下の確認を，効率よく行うことが重要です．

J　すばやく行える患者状態を把握する手順

①最初に触れるのは，「手」です．そして，「橈骨動脈」に触れるのが自然でしょう．患者に声をかけながら手を取り，「脈を見る」流れが理想です．余裕があれば，両手の触知を行います．

②ただし，患者に触れられる位置に来て，声をかけても明らかに意識がなく，心停止の疑いがあれば，心肺蘇生の基本として頸動脈触知をする必要があります（☞p34）．

③心停止ではない場合（寝返りがある，呼吸音がする：寝息，小さないびきなども含め）は，頸部でなく橈骨から触れていく評価が基本になるでしょう．

④橈骨動脈触知のあと，同時に手掌や手首での発汗や冷汗の有無，およその表在体温も，おおまかに把握しておきます．

⑤手に触れているときは，もう1歩進んで，皮膚状態に特徴的なサインが現れていないかも確認してみましょう．アナフィラキシーが考えられる湿疹，末梢が収縮することによるチアノーゼ状態も観察できる場合があります．

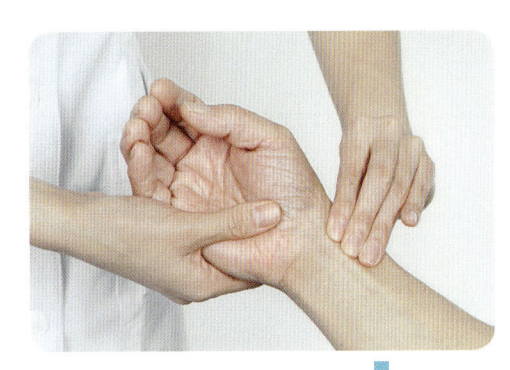

- 橈骨動脈の触知

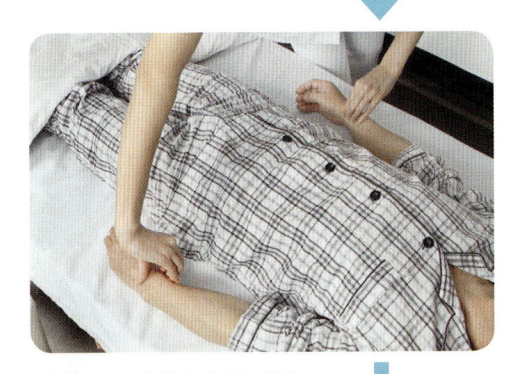

- 両手で行う橈骨動脈の触知

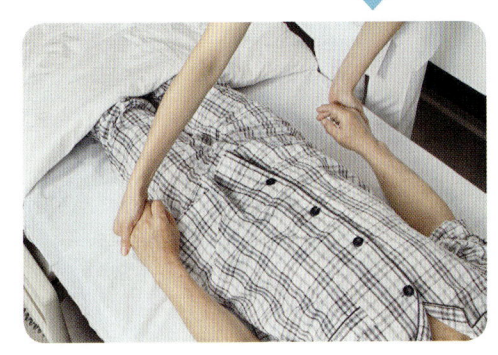

- 橈骨に触れた後，手掌や手首に触れる．発汗の状態や体温も把握できる．

⑥さらに，手に触れるから進んで手を握る（下写真）ことも，非常に重要です．握手の要領で握り返してもらうよう伝え，意識状態と脱力感を見ることができます．

⑦脱力感や麻痺は，ベッドの上で少し手首や腕を持ち上げてはなす（下写真）ことで，だらんとした状態かどうかを把握できます．

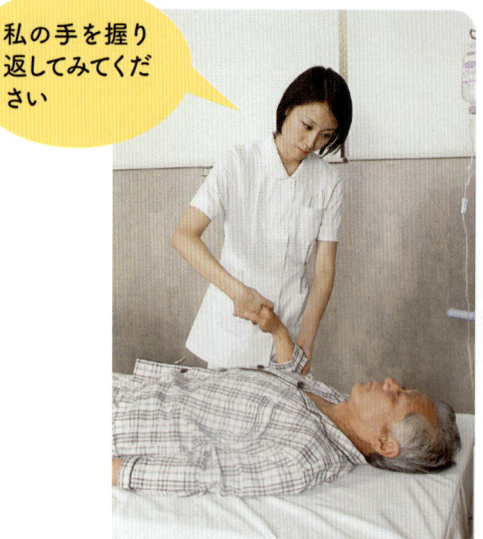

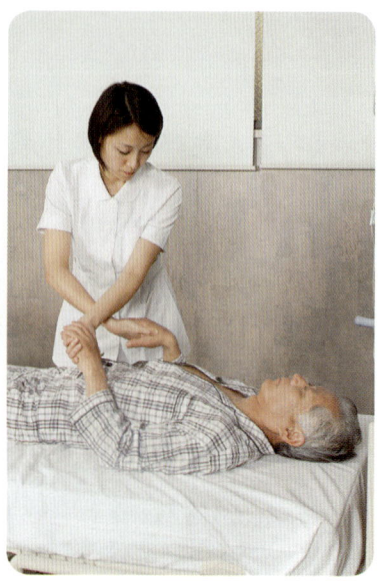

私の手を握り返してみてください

● 意識と脱力状態の確認（左：片手，右：両手）

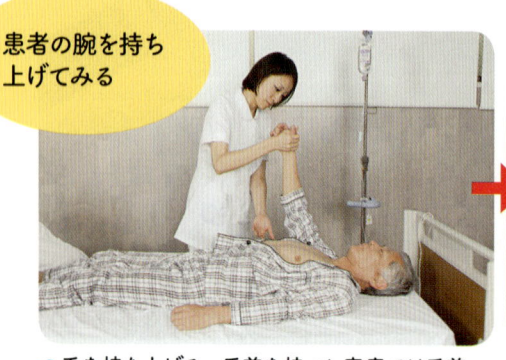

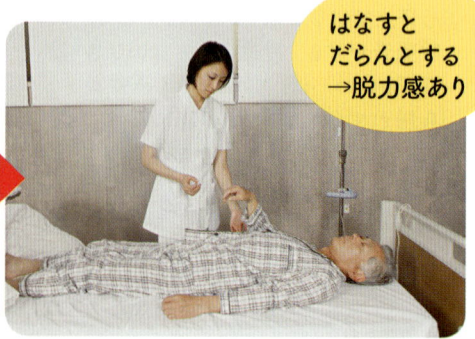

患者の腕を持ち上げてみる

はなすとだらんとする→脱力感あり

● 手を持ち上げる．手首を持つと麻痺では手首が垂れることも

● 手をはなして（もう一方の手で支えるなど，手を打ちつけないようにする），力の入り具合をみる．

> **Column**　「患者がどこにもいない」という場合
>
> ・いるはずの患者が病室にいないときは，トイレや休憩室に移動しているなど，「たまたまいないだけ」であることも多いでしょう．
> ・しかし，本来の患者の行動パターン（夜間ほとんど起きないなど）と異なっていたり，精神状態や認知症状がよくなければ，自殺企図や病院を離れてしまった可能性も想定できます．
> ・トイレ行動が予測されても，長時間戻らない場合は，前述（☞p69）のようにトイレでの急変も考えられます．

30秒で判断する　命が危ない状況かどうか
「心停止やショックという非常に危険な状態か,そうではないか」を知る

- およそ10秒で第一印象からの異変を察知したあとは,すぐに心肺蘇生を始める状態か否か,そこまで至らずとも,ショック状態が疑われるかどうか,つまりその患者が「危機的」か,ひとまず「時間の猶予がある」かを見抜くことが重要です.
- なかでも重要なのは呼吸と循環の確認によって,最悪の事態を見抜くことです.理想は,効率のよい観察で,ショックの5つのサインが自然に把握できるとよいでしょう.呼吸,循環が不全であれば,いち早く心肺蘇生を行うことになります.

1　呼吸状態　見て・聴いて・感じて・触って

- 10秒の判断で異変があったそのあとは,次の30秒程度で最悪の事態である心肺停止を疑って行動することが最優先です(写真A p82).まずは,心肺蘇生の「呼吸の有無の把握」に則り,緊急事態かどうかを察知します.最初の観察で呼吸を確認していても,変化を感じたなら再度,その有無をアセスメントします.心肺停止が疑われたら,すぐにナースコール,心肺蘇生を行います.

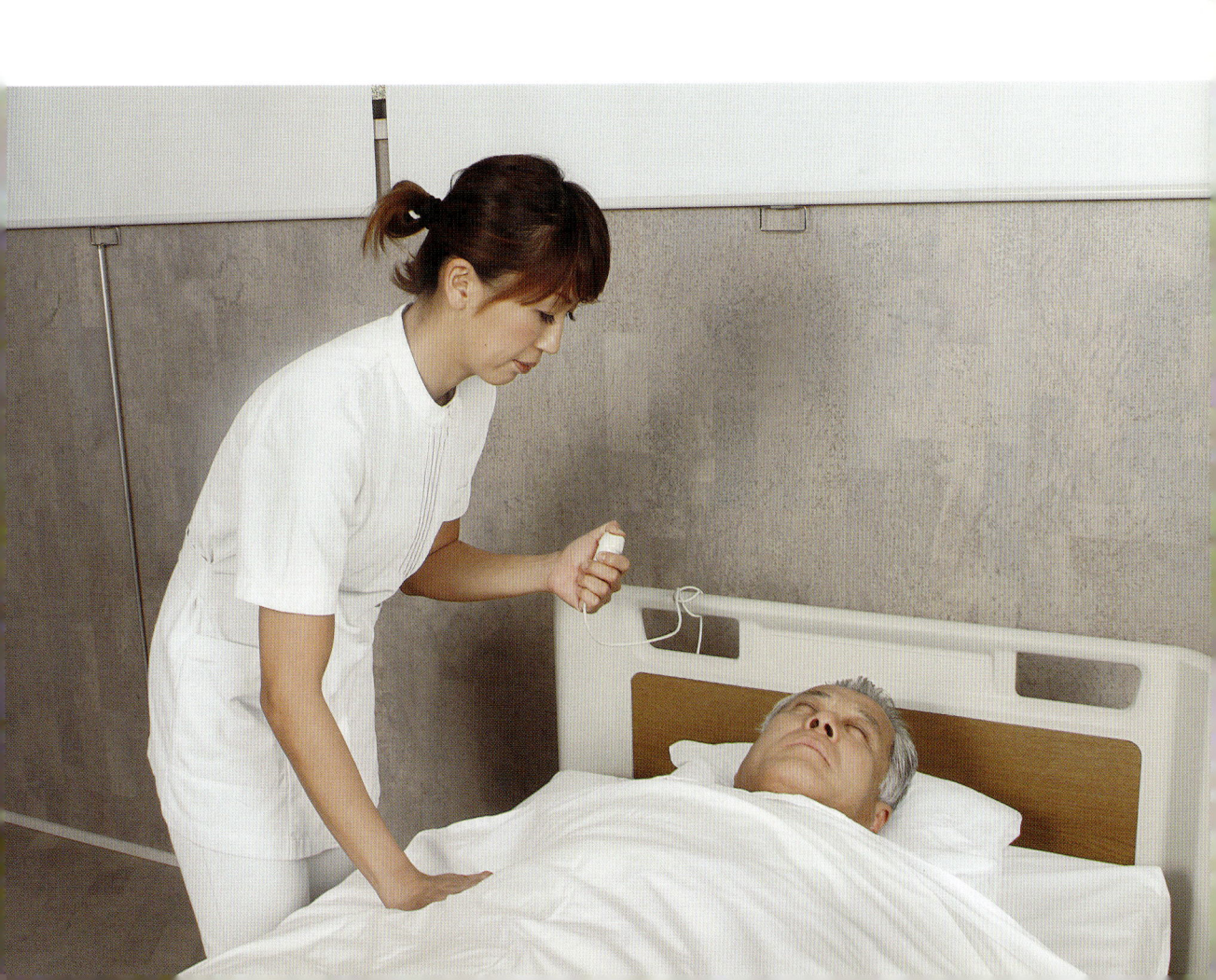

第2章　3分で急変を見抜く実践的アセスメント

1）観察体位の確保

- 患者が横を向いている，うつぶせになっているときなどは，仰向けに戻して観察しましょう．可能なら，枕ははずします（写真①）．

2）見て・聴いて・感じて・触って

- 心肺蘇生時の大原則です．呼吸を聴き・感じ，胸郭の動きで確認します（写真②）．
- 加えて，片手，もしくは両手で胸部に触れます．異変時は，深大性の呼吸や，強い喘鳴を感じ取ることもできるでしょう（写真③）．

3）努力呼吸の有無

- 合わせて呼吸補助筋を使用した特徴的な呼吸状態や呼吸パターンの有無を確認します（写真④）．胸部の左右の対称性，筋の緊張を見ることも重要です．

A 呼吸状態の把握（呼吸不全の有無）

① 観察体位の確保

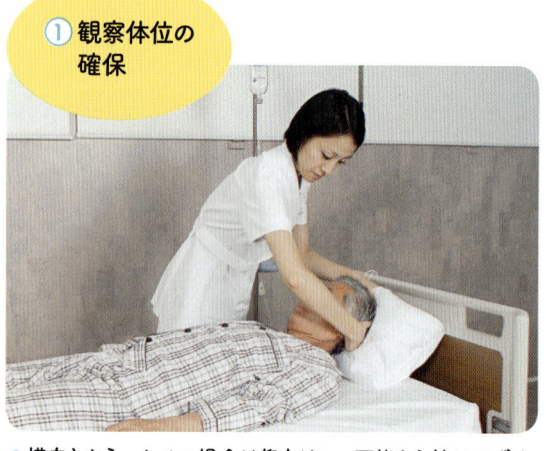

- 横向きやうつぶせの場合は仰向けに．可能なら枕ははずす．

② 見て・聴いて・感じて

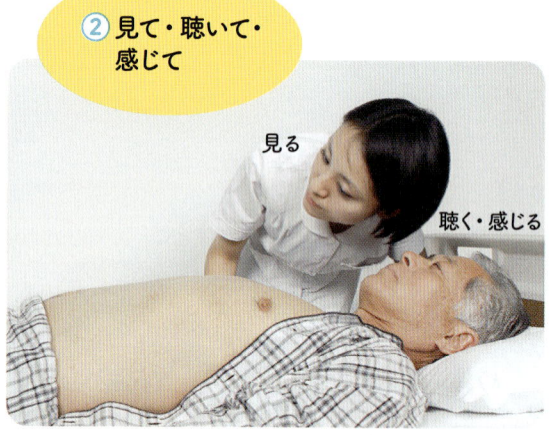

見る
聴く・感じる

- 呼吸を聴き・感じ，胸郭の動きで確認する．

③ さらに触れて呼吸を知る

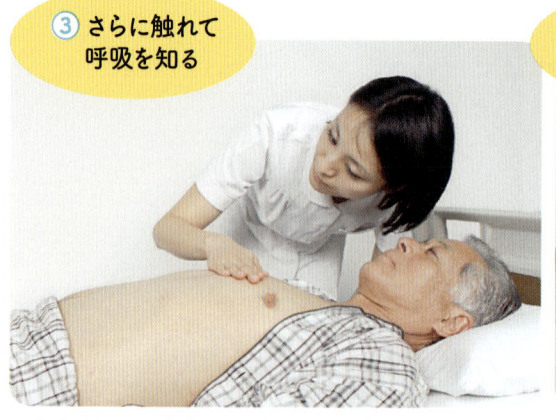

- 異変時は，深大性の呼吸や強い喘鳴などを触れて感じる．

④ 努力呼吸の有無も確認

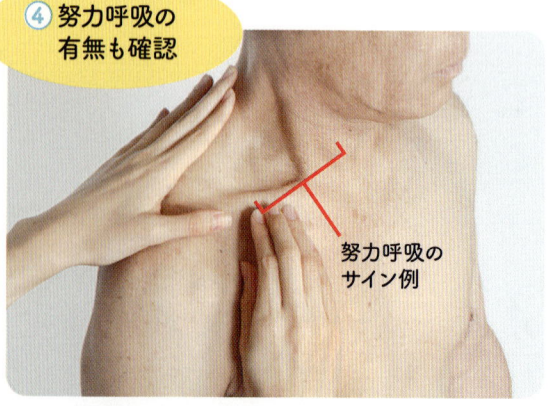

努力呼吸のサイン例

- 胸鎖乳突筋などの呼吸補助筋を使った呼吸や肋骨上部の陥没などがないか確認する．

2 循環状態　ショックの5徴候を見逃さずとらえる

- 10秒で行う患者へのアプローチで，動脈の触知によって循環動態のサインはいくつか知りえているはずです．
- その情報をふまえつつ，呼吸不全とともに重要なサインである「ショック」か否かを見ていきます．前項の呼吸状態の把握と下記の手段1）〜5）を大まかな「ショックの5P評価」としてとらえ，見逃さないようにアセスメントし，循環の危機的状況を判断します（**写真B**）．

1）頸動脈の触知

- 呼吸不全が明らかなら，最優先で頸動脈触知を行います．触知ができなければ，重症なショック状態と考えられます（**写真①**）．

2）顔色の蒼白を確認

- このとき同時に，顔色の「蒼白」についても視野に入れます（**写真②**）．なんとなく白っぽい，血の気が引いている，という状況も，顔色の蒼白ととらえます．

3）キャピラリーリフィーリングタイムによる虚脱の確認

- 末梢循環不全を確認します．さまざまな場面で急変を察知するために有用な手技です．5秒間圧迫し，赤みが戻るまで3秒以上要せば異常です（**写真③**）．

B　ショックのアセスメント

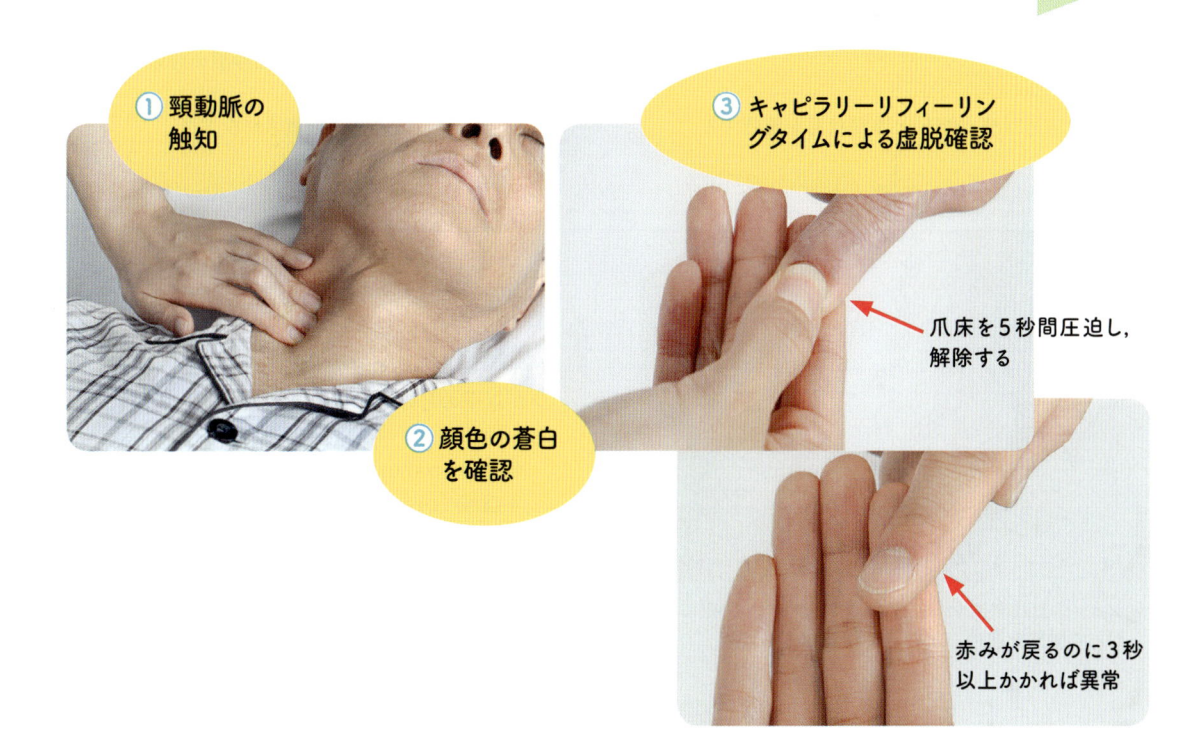

① 頸動脈の触知

② 顔色の蒼白を確認

③ キャピラリーリフィーリングタイムによる虚脱確認

爪床を5秒間圧迫し，解除する

赤みが戻るのに3秒以上かかれば異常

- この爪床への圧迫・解除は，10秒の評価における橈骨動脈の触知の場面で，同時に実施しておくのもよいでしょう．

4）冷汗・冷感の有無の確認

- 3）で手指に触れる際，同時に末梢冷汗（冷感）と湿潤状態を確認しておくとよいでしょう（写真④）．このとき，中枢部との温度差がみられる場合があることに注意します（☞p29）．

5）頸静脈の怒張

- 10秒で患者確認の際，もしくはこの段階で，頸静脈の怒張も合わせて確認しておきます（写真⑤）．

B　ショックのアセスメント（つづき）

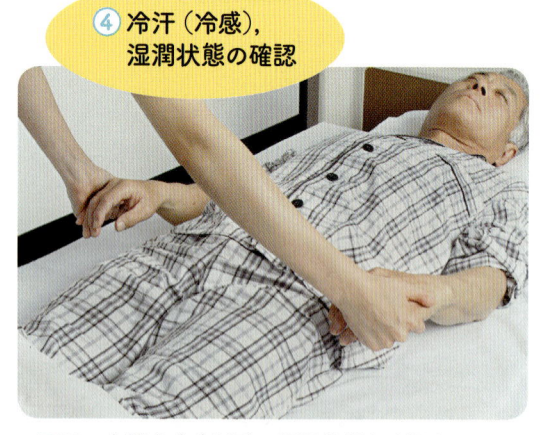

④ 冷汗（冷感），湿潤状態の確認

- 両手で末梢冷感（冷汗）と湿潤状態を確認する．

⑤ 頸静脈の怒張の有無を，確実に把握

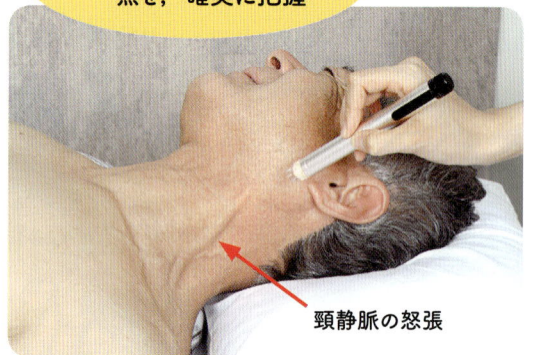

頸静脈の怒張

- 呼吸不全，心不全で多く観察される．

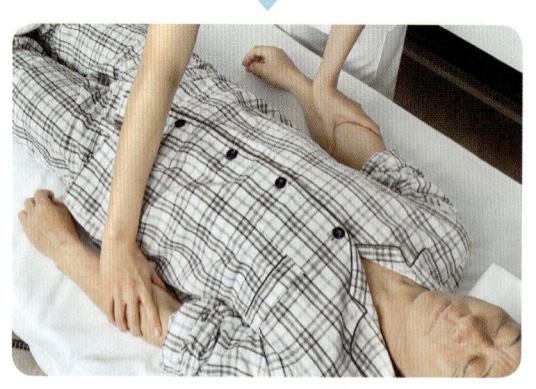

- ショックでは末梢から症状が表れるため，中枢に向かって触知を進め，その差を確認する．

評価のポイント

ショックの5Pを再チェック

ショックに陥った場合，以下の5つの症状が特徴的に見られます．30秒で評価したサインが以下のどの項目にあたるか確認しておきましょう．
- 蒼白（pallor）
- 虚脱（prostration）
- 冷汗（perspiration）
- 脈拍不触（pulselessness）
- 呼吸不全（pulmonary insufficiency）

1分 でとらえる　実践でのバイタルとレベル変化
「悪化しそうか」「落ちつきそうか」の判断

- 異変がわかり，すぐに心肺蘇生が必要な状況ではないとしたら，その後の「1分」では，このあと患者状態は落ち着きそうか，それとも悪化していくかもしれないのか，今後がとても不安定な状態にある患者状態の「レベル」を確認していきます．
- この状態の評価で重要なのが，なじみが深いバイタルサインです．日常的に評価するバイタルの応用が，急変察知とその後の経過の重要な情報になるのです．
- 急変時の「バイタルとって」「レベルはどう？」に対応できる評価のポイントを示します．

第2章

1　バイタルサインを迅速にとる

- 患者情報として必ずとるように言われているのがバイタルサインです．血圧，脈拍，呼吸，体温，この4つのサインは，患者の変化を適切に教えてくれます．
- しかし，急変時はどうでしょう．教科書的なバイタルサインの測定に費やせる時間はほとんどありません．急変時だからこそ行う，上手なアレンジが必要です．
- ここでは，1分を軸にして，「バイタルとって」に答えるコツを見ていきます．

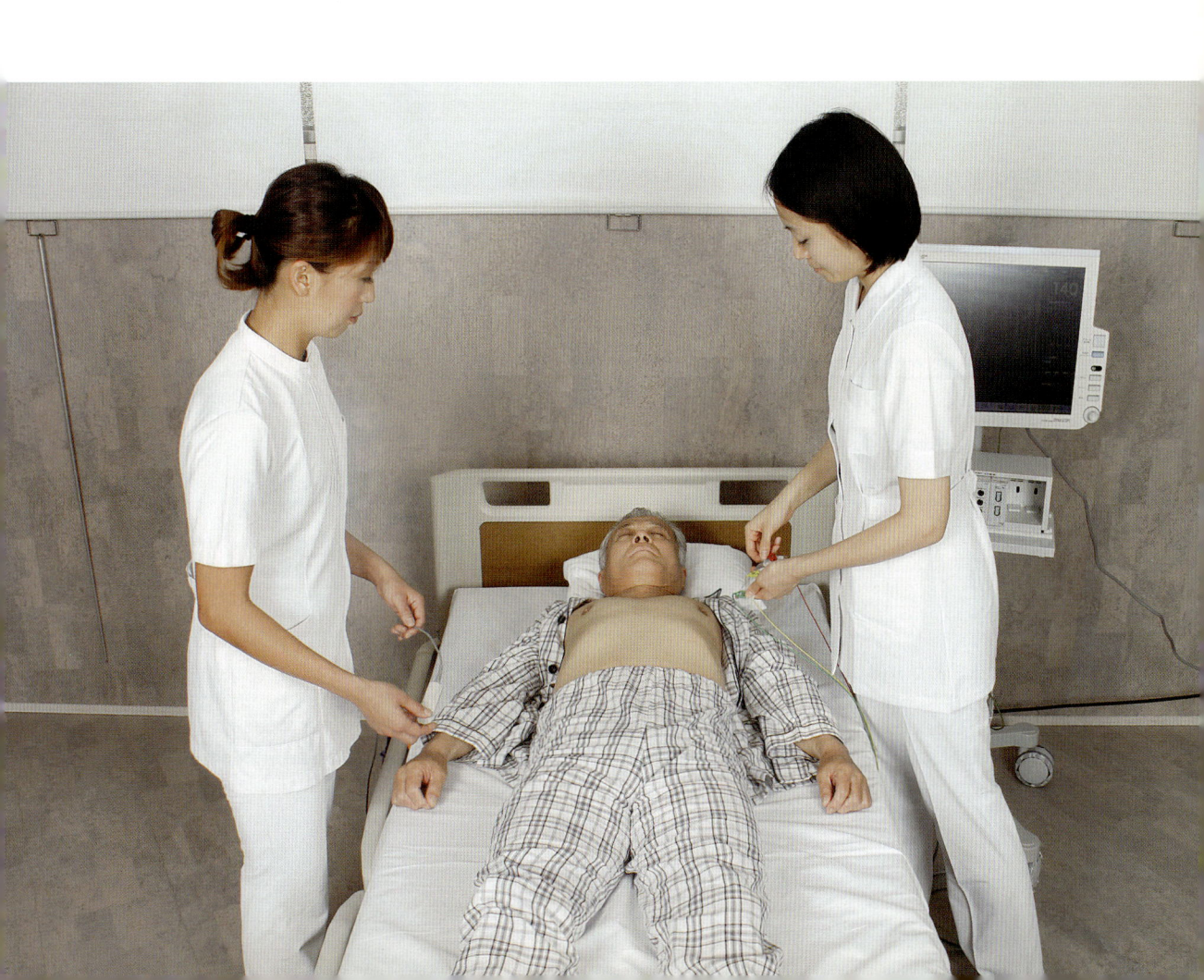

1) 1分バイタルその1　緊急時の「血圧」確認（写真A）

- 急変時に重要なバイタルサインの1つが，血圧の把握です．とはいえ，急変時に限られた時間で手動式の血圧計によって，コロトコフ音を聴取することは現実的ではないでしょう．行うべきは，触知による把握です．
- 急変時に「血圧とって」と言われたら，まずは橈骨動脈（上腕動脈），大腿動脈，頸動脈の触知によって，おおよその血圧をつかみましょう（写真①）．
- さらに，患者状態が刻々と悪化することが予想される場合や，血圧触知がどうしてもうまくいかない場合は，初期の血圧からどのように変化したかをとらえるためには，自動血圧計による連続測定も有効です．

A　緊急時の「血圧」確認

① 各動脈の触知による血圧値のめやすとショックのサイン

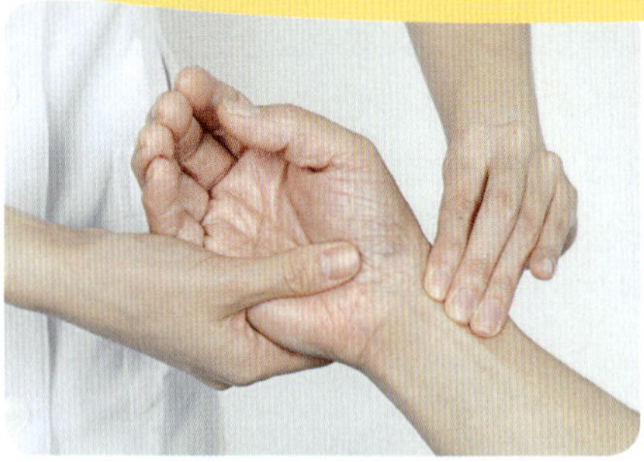

- 橈骨動脈が触れると80mmHg維持
- 大腿動脈が触れると70mmHg維持 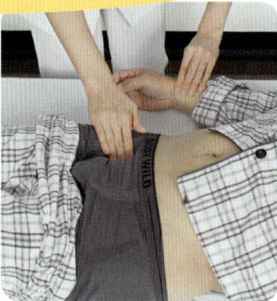
- 頸動脈が触れると60mmHg維持 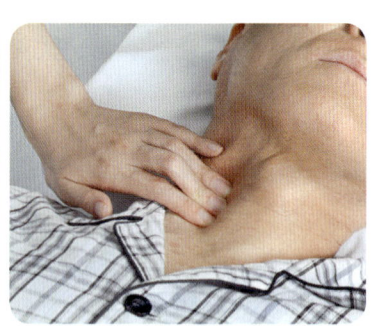

② 上腕動脈と同時に触れる

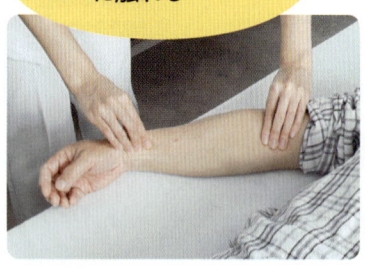

- 橈骨動脈と上腕動脈は同じような血圧値のめやすに．橈骨が触れにくくても上腕動脈で触れることもあり，同時に触れると効率的

③ 血圧の左右差の確認　大動脈解離の鑑別に適する

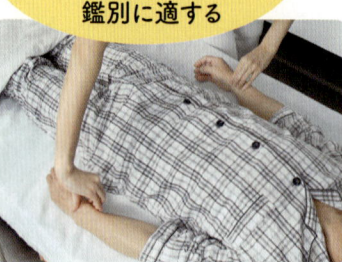

- 急変時は，血圧の左右差，上下肢の差を確認することも重要

自動血圧計の装着

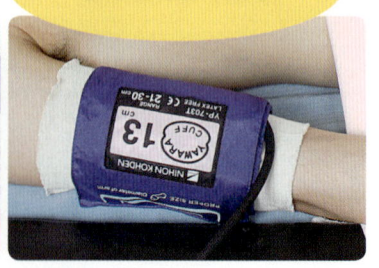

- 触知による血圧把握がむずかしく，自動血圧計が近くにある環境なら，手早く装着するとよい．この後の，血圧の変化をとらえるのにも大いに役立つ．

- 急変時の血圧の把握時は，効率よく部位での違いを押さえることも重要です．橈骨で触れない場合に上腕動脈との差を確認すること（**写真②**），さらには左右差（**写真③**）や上下肢差での測定も重要です．多くは疾患の推測につながり，とくに大動脈解離の鑑別に適しています．解離部の血圧が低くなるため，その差が生じます．

2) 1分バイタルその2　緊急時の「脈拍」測定（写真B）

- 脈拍の測定も，循環動態を観察するうえで欠かせません．しかし，急変時では，脈拍数の基本的な測定時間の1分間で，じっくり観察する余裕はないはずです．
- そこで急変時の脈拍は，およそ十数秒程度で，早いか・遅いかをベースに，その時間内で不整脈の有無までを考慮して，効率よく測定をする必要があるでしょう．
- その手技の基本は，すでに血圧把握のために橈骨動脈などを触知しているので，触れを感じたならその部位で観察を行うのがよいでしょう（**写真①**）．
- 「血圧触知の"ついで"に行う」ですから，めやすとしては「トクトクトク」という頻脈なのか，「トク〜〜トク〜〜トク」という徐脈なのかを，早そうか，遅そうかという状況で，ひとまずは頭の中に入れておきます．
- 同時に，リズムが一定かどうか（不整脈があるか）までとらえるのはむずかしいかもしれません．限られた時間で，「脈が飛ぶことはないか」だけでも把握します．さらに，脈が強い（緊張良好），弱々しい（微弱）なども意識的にとらえておけるとよいでしょう．
- 患者状態や病棟によっては，ここまでの段階で，心電図モニター装着（**写真②**）という状況もありえます．血圧はもとより，脈拍数の把握，また致死的でなくとも，なんらかの不整脈を継続的にとらえることができるでしょう．

B　緊急時の「脈拍」測定

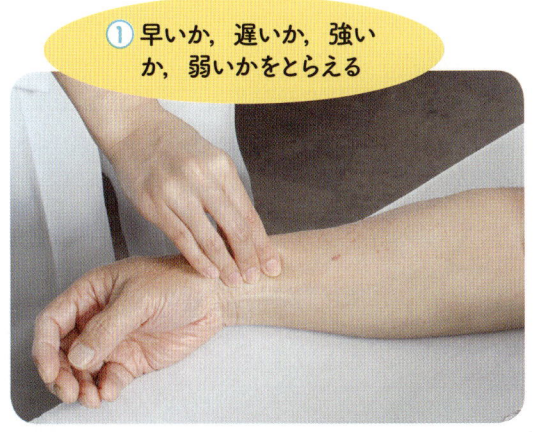

① 早いか，遅いか，強いか，弱いかをとらえる

- 血圧確認で触れた橈骨動脈で，そのまま脈拍も確認する．

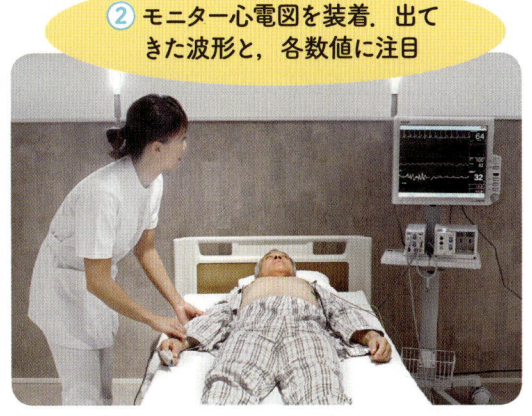

② モニター心電図を装着．出てきた波形と，各数値に注目

- 血圧，脈拍，異常波形などが同時に確認できる．

3） 1分バイタルその3　緊急時の「呼吸」の確認（写真C）

- バイタルサインにおける呼吸状態の把握は，「呼吸数」を中心とし，呼吸の深さ，異常呼吸などの観察が基本となります．
- 一方，急変時においては，「10秒」や「30秒」と同様に，「1分」における呼吸のバイタルサインでも，まずは呼吸の有無を見ます．そして，呼吸があれば，以下を可能な範囲で見ていくことになります．

①胸郭の上がり具合の確認
- 胸郭の上下運動（呼吸の強さや呼吸数も確認できる），上がり方，左右の動きを確認します（写真①）．

②頸部や胸部の触診と視診
- おおまかになりますが，気管の偏位，頸部・胸部の皮下気腫の有無，胸郭の動きなどを観察します（写真②）．

C　緊急時の「呼吸」の確認

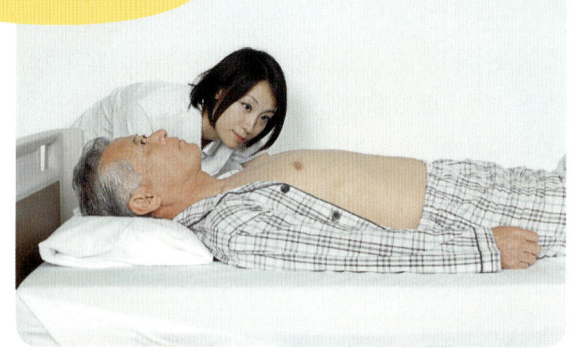

①胸郭の動きを見る

- 胸郭の上下運動，上がり方，左右の動きを確認する．

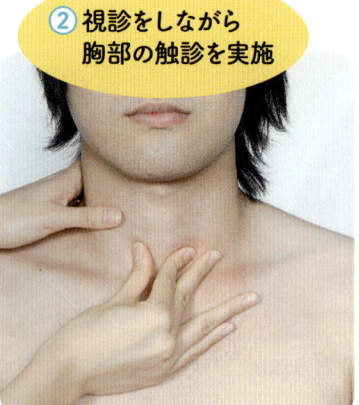

②視診をしながら胸部の触診を実施

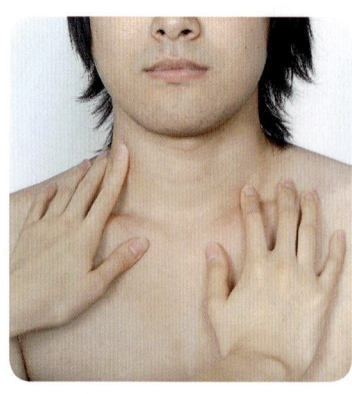

- 気管偏位の有無を確認する．
- 皮下気腫のサイン（プチプチとした握雪感）を確認する．
- 両手で触れ，胸郭の動きを確認する．

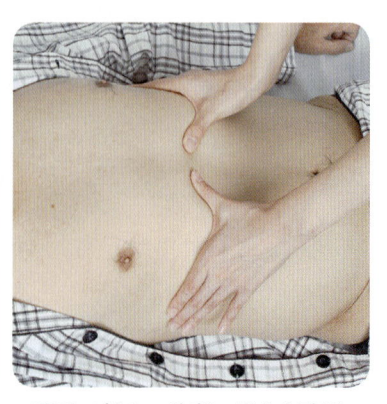

③SpO₂の測定

- 4つのバイタルサインには含まれていませんが,もはやパルスオキシメーターによるSpO₂値(下図)の把握は,一般病棟でも呼吸状態の平易な観察法として認知されています.まずは,90%以下が呼吸不全のサインとなることを前提に,評価していきます.
- すでにパルスオキシメーターが装着されているなら,装着時との数値の変化を見ることが重要です.未装着なら,「装着」の1手です(写真③).
- 徐々にSpO₂が悪化していくことは危険なサインです.また,頻繁に測定不能になるような場合,末梢循環不全が進んでいることがあり注意が必要です.

④呼吸音の聴診

- 呼吸音を詳細に聴いて,副雑音の種類までをていねいに評価している時間はあまりないでしょう.
- 最低限,頸部や気管支肺胞音にて,音の有無(サイレントチェストはないか)と,喘息や異物誤嚥などによる気道狭窄音の強い笛声音(ウィーズ:ぴゅーぴゅーなどの副雑音)がないかを確認できるとよいでしょう(写真④).

酸素解離曲線

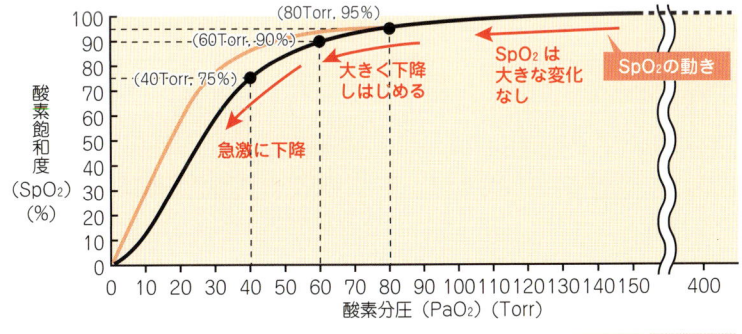

③ SpO₂の測定は,急変時はルーチンとする.酸素解離曲線をふまえ90%より上か下かを意識する

SpO₂(%)	95以上	95	90〜94	90	75〜90	75	75以下
PaO₂(Torr)	80以上	80	60〜80	60	40〜60	40	40以下
患者の状態	良好	空気吸引下での正常下限値	呼吸状態悪化	低酸素血症,生命維持に必要な下限値,呼吸不全の診断基準値	心虚血性変化,低酸素化の急激な進行	致命的な酸素不足の状態	組織破壊,意識障害・昏睡,臓器機能障害

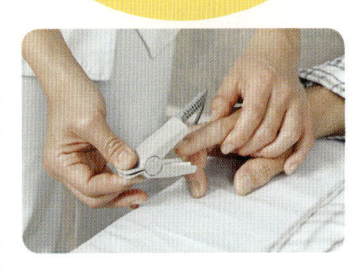

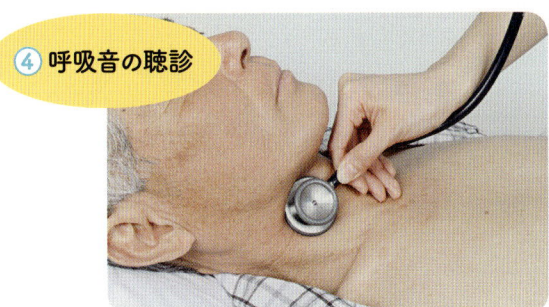

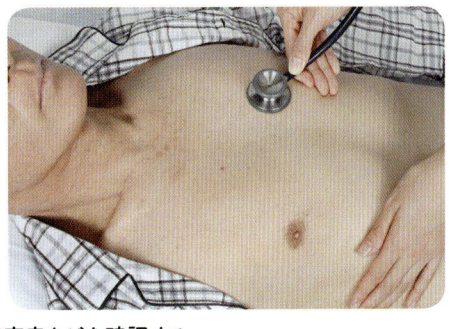

④ 呼吸音の聴診

- 頸部や気管支肺胞音の聴診で,音の有無や笛声音などを確認する.

2 意識レベルを再チェック

- バイタルサインによって，循環・呼吸の情報が得られたあとは，意識状態を再チェックします．実はこの段階では，声かけなどによって，意識の有無について答えが出ていることでしょう．
- ここでは呼吸・循環の評価の結果をふまえ，その意識が「いいのか，悪いのか」「レベルが保たれているのか，ダウンしているのか」をとらえます．
- 呼吸や循環の問題が背景にあり，意識レベルがよくなければ，刻々と全身状態が悪化していく状況を想定できます．
- 一方，呼吸や循環に今のところ大きな変化がないのにもかかわらず，「意識が悪い」なら，脳神経や代謝の問題を疑うことができるでしょう．

最初に意識状態は，「よさそう」「悪そう」で判断しておく（写真 D）

- 意識のよしあしは，ここでも声かけが基本です．声をかけるタイミングは，「意識が

D 意識の「よしあし」の評価

意識がよい状態
- 目が開いていて，会話ができる
- 呼びかけたら目が開き，閉じずにいられる
- 目に力がある

声かけを行い
開眼や返事があれば，
意識はOK！

目に力があり，
清明さが感じられる

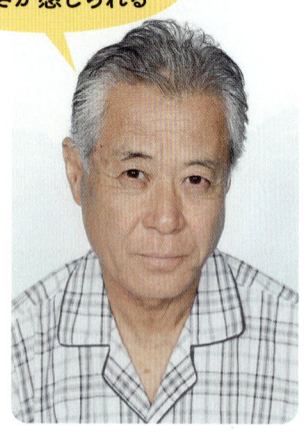

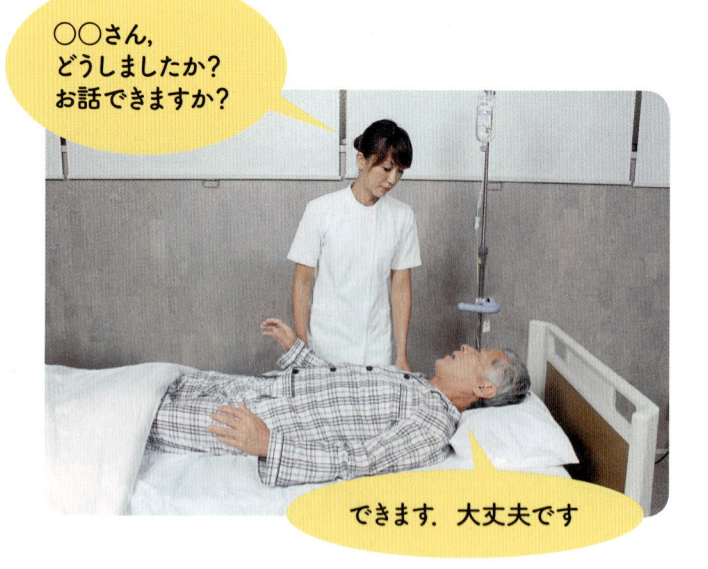

○○さん，
どうしましたか？
お話できますか？

できます．大丈夫です

悪化しているかな」と感じとき，です．具体的には，ぼんやり，もうろう，苦しそうになった，という印象です．とにかく気になった場面ごとに声かけをして，開眼や返事の有無を確認します．

- 目を開けて，会話が普通にできれば，意識がよいと判断できます．急変時，限られた時間で「意識がいい，悪い」を判断するポイントは，声かけなどの刺激に「開眼」できるかどうかをめやすにするとよいでしょう．
- 「声かけで開眼」の確認は，次項（☞p54参照）で解説する「JCS（ジャパン・コーマ・スケール）」での「Ⅱ-10,20」，GCS（グラスゴー・コーマ・スケール）での「E：開眼」がめやすになります．意識状態の悪化のサインは，ここを基準にみていきます．
- 開眼がなされない，すぐに閉じるときは，「緊急事態に陥った」と考え，さらに呼吸，循環の悪化の程度を見ていきます．
- 普通に開眼し（閉眼していても，声をかけてはっきり反応する），会話もできていれば「意識状態がよい」ととらえます．
- 声をかけても開眼しない，開眼してもすぐ閉じる，握手をしても離握手がない場合には，「意識状態がよくない」と考えられるでしょう．

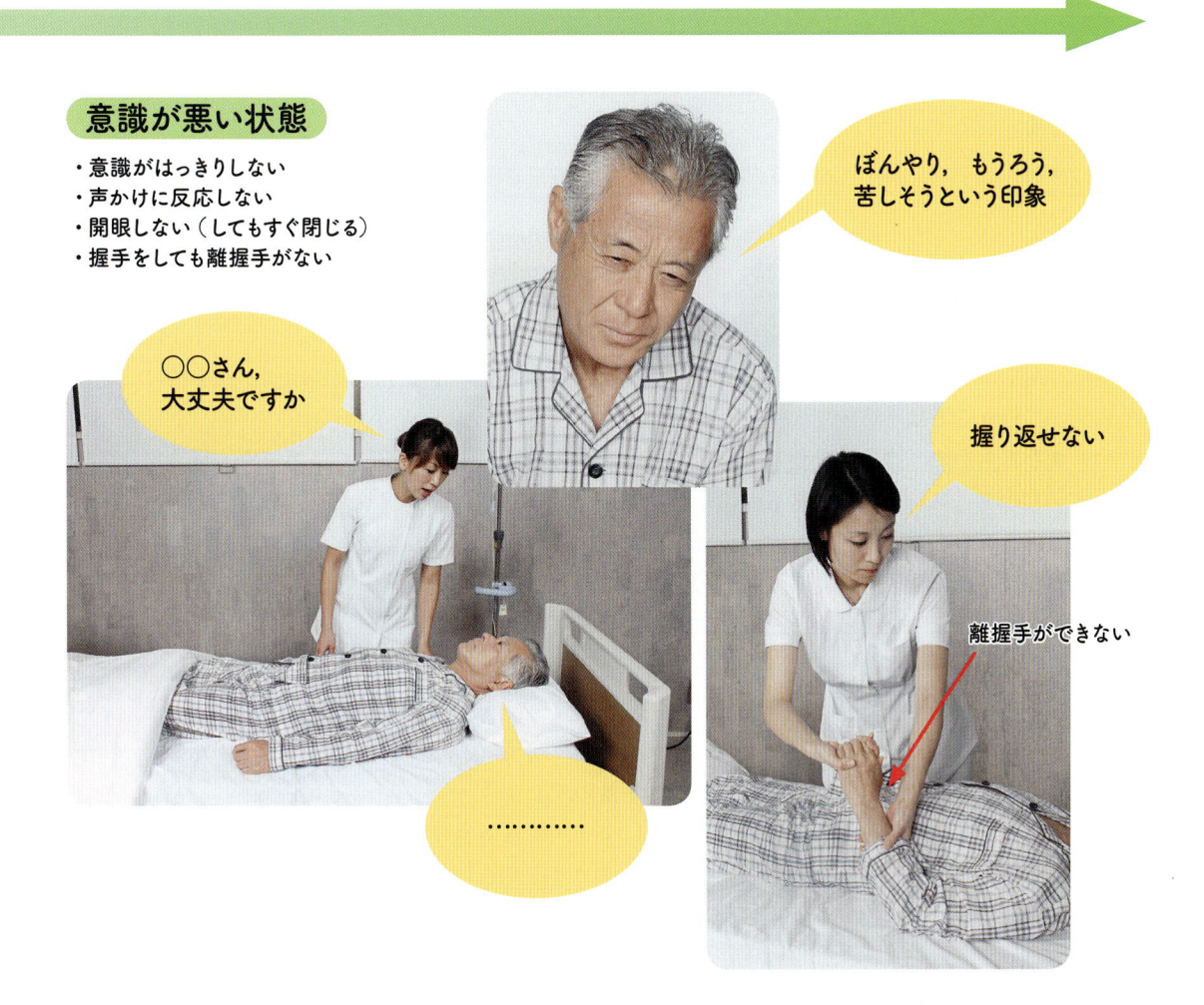

意識が悪い状態

- 意識がはっきりしない
- 声かけに反応しない
- 開眼しない（してもすぐ閉じる）
- 握手をしても離握手がない

ぼんやり，もうろう，苦しそうという印象

○○さん，大丈夫ですか

…………

握り返せない

離握手ができない

3分で確かめる　患者状態の悪化の程度

- 患者の異変を感じ3分程度経ち，さらにアセスメントを重ねる状況とは，致命的な状況は免れながらも，一進一退で改善には至らないという状況でしょう．ここで行うことは，今までのアセスメントの再確認と詳細な情報入手，時間が経過したことによる状態変化をとらえることです．
- おおまかには，2つのステージです．1つは患者状態が明らかに悪く，急変状態である場合は，変化の程度をとらえていきます．つまり1分で確認した，バイタルサインをベースにしたレベル低下の程度の把握です．
- もう1つは，患者状態が許すのであれば，もう少し詳細に，この先の治療に有用となりそうな情報収集を視診・聴診・触診・打診にて行って行きます．そして，意識状態をていねいにおさえるのも，この段階で行っておきたいものです．

1　悪化していく状態をとらえる

- 患者の異変が緊急で，応援が駆けつけ，治療や対応が行われるまでの残された時間（遅くとも，発見からおよそ5分以内）のなかで，情報収集を継続します．
- 異変が継続して進行していくなかでおさえておくべきことは，「1分チェック」と同様，呼吸・循環・意識レベルの確認です．今後の治療・対応の助けとなる情報収集を行いましょう．
- ポイントは，<u>初期アセスメントと比較して，どう変わっていっているかをとらえる</u>ことです．

1）呼吸状態の悪化の程度

- だんだんと呼吸状態が悪化していくサインとして見抜きやすいのは，以下のような場面です．さまざまなアセスメントと平行して評価していきますが，聴診ばかりを続けて行うことは不可能です．
- なんらかの「患者の変化」を感じたときをきっかけに，再評価していきます．聴診などのタイミングは，あきらかに全身状態が悪くなっている状態や，急に努力呼吸が増えた場合などで，呼吸状態に注目してアセスメントを行う必要があります．

①努力呼吸がみられるようになった
- 今まで見られなかった胸鎖乳突筋の緊張や鼻翼呼吸，寝ていると胸苦しく，座りだした（起坐呼吸）など，視診による変化をとらえます．

②呼吸音の減弱や消失
- 今までは致死的とまではいえなかった呼吸状態が急激に悪化する代表的なサインは，呼吸音の減弱や消失として現れることが多いでしょう．
- 呼吸停止はもちろん，喘息の急性増悪により，聴取できていた喘鳴が聞こえなくなるサイレントチェストや，気道浮腫（アナフィラキシー）が急激に進んだ場合の気道摩擦音から呼吸音消失への移行などが特徴的です．

③SpO₂の急激な変化

- モニターを見ていればわかるサインですが，SpO₂が90％前半からどんどん数値が下がり，80％台になったり測定不能になる場合も，急速に呼吸状態が悪化しているサインになります．呼吸状態だけでなく，ショックなど循環動態の悪化が急激に進んだ可能性もあります．

2）循環動態の悪化の程度

- 循環動態の急激な悪化は，いわゆる「プレショック」から「ショック」へ移行する場面が考えられます．
- 今まで異変は起こっていたけれど，代償反応により抑えられてきた状態から，一気にレベルダウンした急変です．以下は，その前ぶれを察知するサインの一例です．これらは，血圧や脈拍の推移を記した，いわゆる温度板を見るとあきらかになることもあります（図A）．
  ・脈圧の変化：収縮期圧が低下していないか
  ・心拍数の変化：同時に頻脈が進んでいないか
- 血圧は連続測定に変更しておくと，代償反応からの急激な低下を途切れずに判断できます．また，循環動態悪化のおそれがある場合は，心電図モニターによる観察が必須になるでしょう．

A 脈圧や心拍数の変化

温度板から脈圧（収縮期血圧と拡張期血圧の差）や心拍数の推移を確認

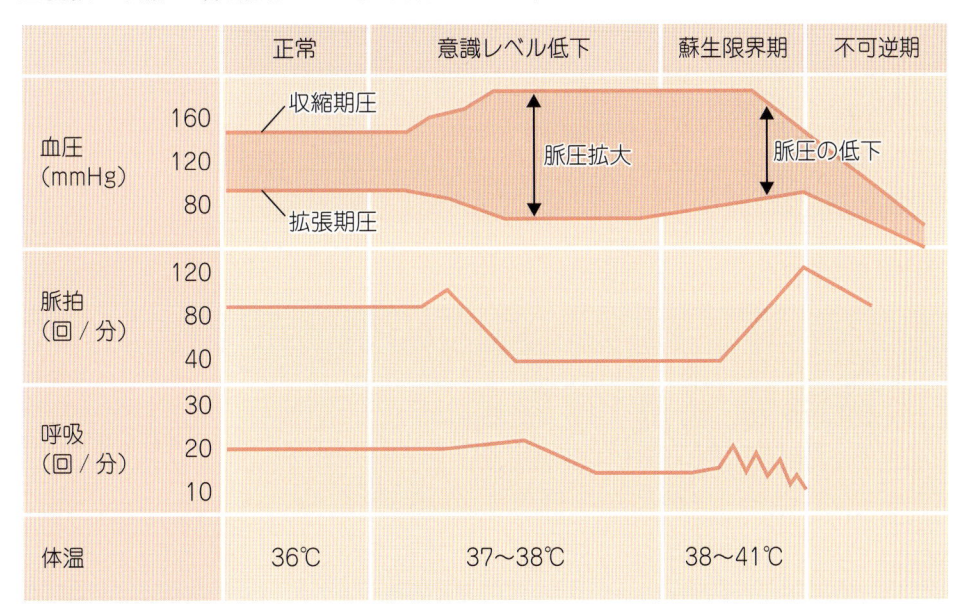

	正常	意識レベル低下	蘇生限界期	不可逆期
血圧 (mmHg)	収縮期圧／拡張期圧	脈圧拡大	脈圧の低下	
脈拍 (回/分)				
呼吸 (回/分)				
体温	36℃	37〜38℃	38〜41℃	

- 上図は，頭蓋内圧亢進時に血圧が一時的に上昇するクッシング現象で典型的な温度板変化です．異変はあるものの急激なサインがない状態が続いた後，一気に状態が悪化しショック症状となっています．
- 脳出血などで頭蓋内圧上昇とともに脳血流量が減少するため，代償反応により収縮期圧が上昇．一方，拡張期圧は維持されることが多く，脈圧の拡大となって現れます．
- このとき，代償反応は脈拍にもおよび，徐脈となることが多いでしょう．

3）心電図モニターでとらえる循環悪化のサイン

- 主に循環動態に問題があり，さらに循環動態の悪化が予測できる場合，モニター心電図による不整脈の観察は非常に貴重な患者情報です．この段階で循環動態に不安があるならモニターは必須でしょう．血圧，心拍数なども連続測定が可能になります．
- 心電図が，VF（心室細動），VT（心室頻拍）などであればアラームが鳴ります．患者に意識がなければ，すぐに心肺蘇生を実施します．
- 一方，見逃しやすい危険な不整脈や，致死的ではないが，十分な観察が必要な波形については，注意が必要です．患者状態と照らしながら，観察しておきたい電図波形を以下に示します（写真 B）．

B 注意したい心電図波形

VT（心室頻拍）の連発

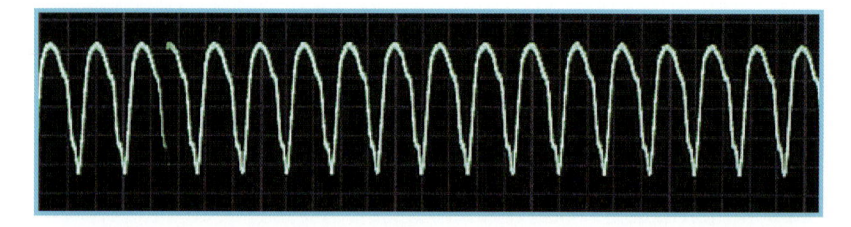

- 致死的かどうかは，意識があるかどうか（脈があるかどうか）．患者状態と照らして判断する．

Ⅲ度房室ブロック

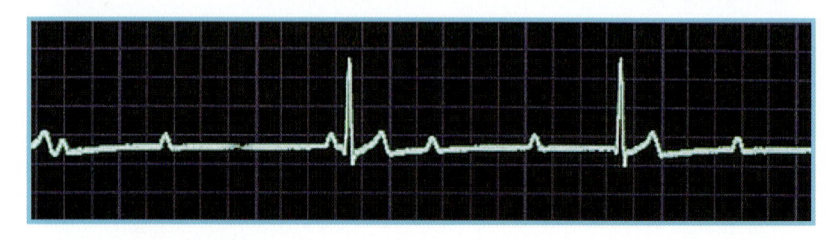

- 徐脈とは気づくが，一見，致死的不整脈波形とは気づかないこともある．「意識がない」ことが重要なサインになる．

PSVT（発作性上室性頻拍）

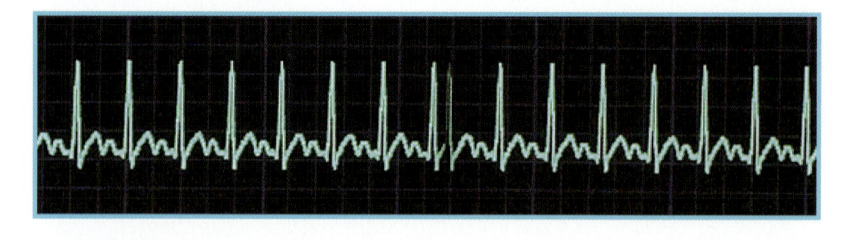

- よく見かける波形だが，連続することでVT，VFに移行する可能性がある．異変がある患者では，意識状態悪化から致死的になるおそれもある．

Af（心房細動）

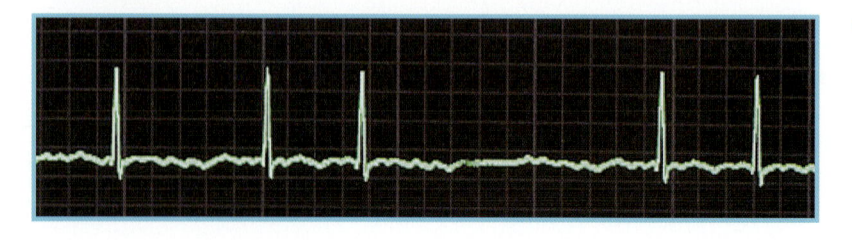

- 比較的よく見られる不整脈．「急変」としては，非常に脈が早い場合に注意．意識を消失することもあるため，心拍数に注目する．

4）12誘導心電図の装着（写真C）

- 患者に胸部症状がある場合は，心不全徴候を見抜くために12誘導心電図による波形の確認を行うことも多くあります．
- 意識はある状態で，胸痛や血圧低下などが伴えば，12誘導心電図がすぐに測定できるように準備が必要です．
- 12誘導心電図で確認するのは，ST変化です．モニター心電図では十分な判断ができません．下図を理解して，判断につなげます．

C　12誘導心電図での評価

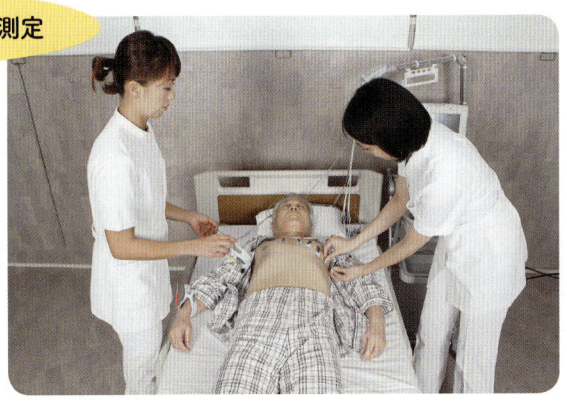

12誘導心電図の装着と測定

ST変化の図

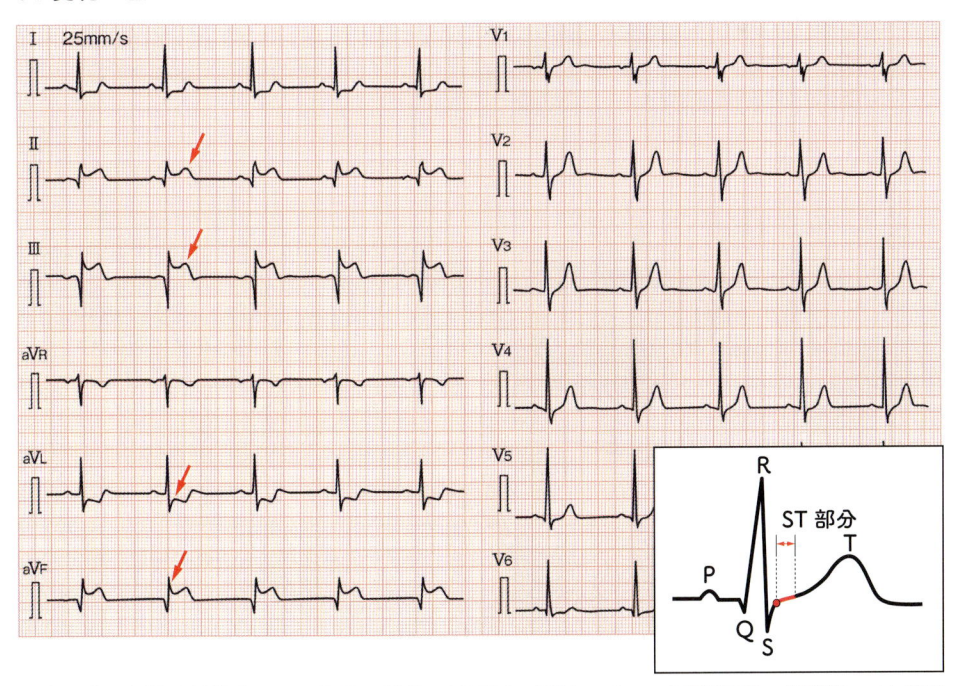

- 狭心症や急性心筋梗塞では，特定の部位にST変化が現れる（この心電図はⅡ，Ⅲ誘導，aVF誘導でST上昇，aVL誘導で下降が見られる急性下壁心筋梗塞）

5) その他の注目点

- 時間経過のなかで，ベッドまわりの患者情報でおさえておきたいのが，ドレーンや尿道留置カテーテルが挿入されている場合の排液の観察です（写真D）．

①ドレーンバックの排液の観察

- 明らかな異常は，血性や混濁です．術直後ではないのに血性の排液がみられる状態は，何かの異常が示唆されます．
- 血性の排液が大量の場合は，ショックにつながるおそれもあるでしょう．

②尿バッグの尿量観察

- 急変と尿量の関係では，尿が少ない（乏尿）という結果から，循環動態の悪化，脱水傾向など，急変の原因についての情報を知ることができます．必ず尿量は確認しておきましょう．

D 排液の観察

● ドレーンバックの排液の観察（例は胸腔ドレナージ）

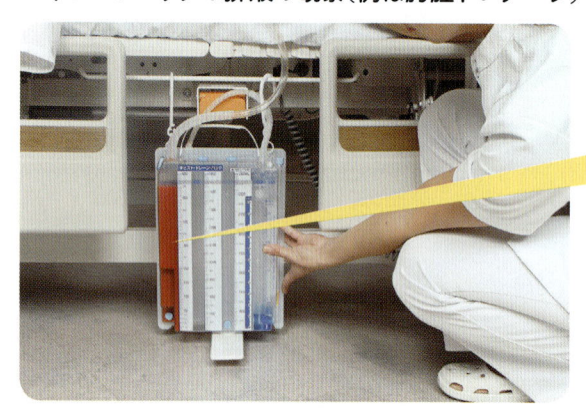

性状，量を確認する．
血性で大量の場合，
ショックのおそれも

- 多量の血性の排液は異常出血の可能性がある．

● 尿バッグの尿量観察（例は乏尿）

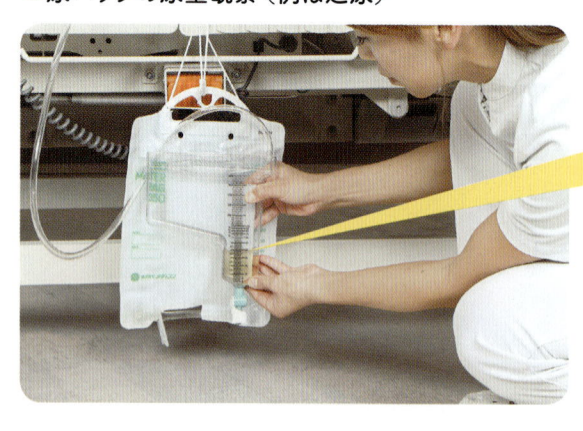

乏尿は，脱水，循環血液量減少の可能性がある．高齢者などでは，ショックの前ぶれサインにも

- 乏尿から，循環動態の悪化，脱水傾向などを推測できる．

2 意識レベルの確認をていねいに

- 1分のアセスメントで,意識状態の「よし・あし」を確認しました.その結果,意識状態に問題があれば,さらにていねいに観察を行う必要があります.
- 「よし・あし」を判断する基本は,呼びかけて開眼するか否かです.そのうえで,応援到着・治療開始までの状態把握のために,JCS,GCSによって意識状態を確認します(☞p54).

1) JCSで確認する(写真E)

- JCS(Japan Come Scale)は,誰でも比較的簡単に意識レベルの判定ができるスケールという特徴があります.
- 「覚醒している状態」を1桁,「刺激を与えると覚醒する状態」を2桁,「刺激を与えても覚醒しない状態」を3桁の意識レベルと判定します.
- JCSでは,さらに細かい意識レベルを判定することができ,その桁数と細目によって緊急度・重症度が変わります.その手順を写真で示します.

①患者が開眼しているかどうかを見る(写真①)

- 話しかけたり体に触れたりしない状態で,患者が自発開眼しているかどうか確認します.
- そして覚醒の3徴候である,「自発的な開眼」「発語」「合目的動作の有無」を観察します.

②開眼していれば,見当識を確認する(写真②)

- 時間・場所・人の認識に異常がなければ「見当識あり」とします.

E JCSによる意識レベルの判定

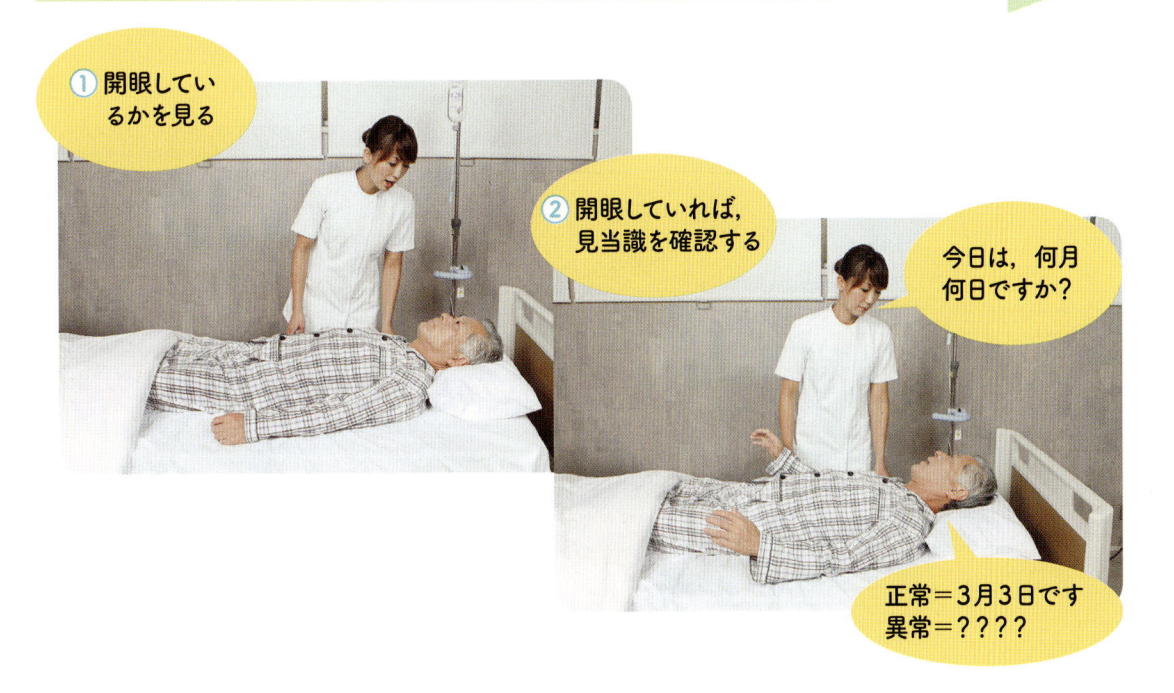

① 開眼しているかを見る

② 開眼していれば,見当識を確認する

今日は,何月何日ですか?

正常=3月3日です
異常=????

＊時間：(例)「今，何月何日ですか」「生年月日を教えてください」
＊場所：(例)「ここはどこかわかりますか」
＊人：(例)「私が誰かわかりますか」「一緒に来たこの人は誰ですか」

③開眼していなければ，刺激を加える（写真③，④）

- 最小の刺激が，「普通の呼びかけ」です．開眼すれば，「JCS 10」です．
- 開眼しない場合は，大きな声をかけるか，身体を揺さぶります．開眼すれば，「JCS 20」です（写真③）．
- 開眼がなければ，さらに「痛み刺激」を加えます．
- 痛み刺激では，胸骨に刺激を加えます．これは，四肢に痛み刺激を加えて反応があっても，刺激に対し払いのけたのか，手足を動かしただけなのか区別することが難しいためです（写真④）．
- 痛み刺激でかろうじて開眼する場合は，「JCS 200」となります．
- JCS2桁は20（大声でよぶ，体を揺さぶるなどで目を開ける）を境に一次救命処置を開始する基準となるため，緊迫した状態であることを認識します．

E　JCSによる意識レベルの判定（つづき）

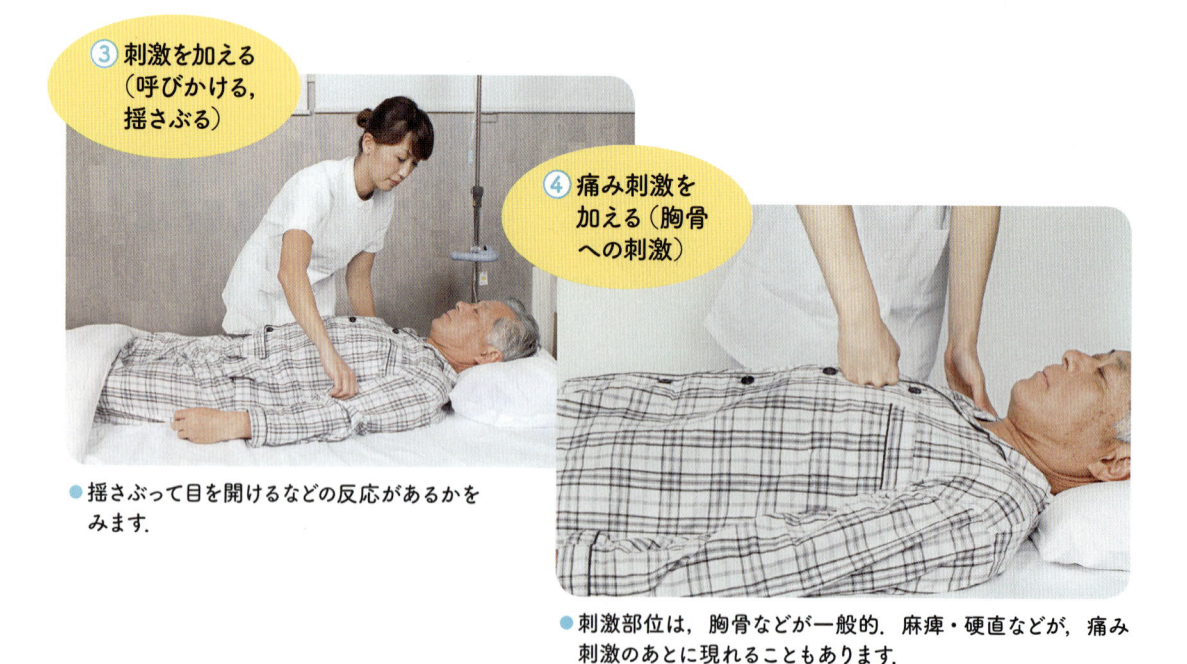

③ 刺激を加える（呼びかける，揺さぶる）

④ 痛み刺激を加える（胸骨への刺激）

- 揺さぶって目を開けるなどの反応があるかをみます．

- 刺激部位は，胸骨などが一般的．麻痺・硬直などが，痛み刺激のあとに現れることもあります．

2）GCSで確認する（写真F）

- GCS（Glasgow Come Scale）は，誰でも比較的簡単に意識レベルの判定ができるという特徴があります．
- GCSは，「E：開眼（1～4点）」「V：最良言語反応（1～5点）」「M：最良運動反応（1～6点）」の3項目の合計点で意識レベルを判定します．

①E（開眼）の見方（写真①）

- 患者が自発的に開眼しているかどうかを見ます．自発開眼していれば「E 4点」となります．JCSと変わりありません．
- 開眼していなければ，呼びかけ（刺激）を加えます．
- 呼びかけから徐々に刺激を強くし，どの段階で覚醒するかを観察します．
- まず，体に触れず，普通の呼びかけのみで行います．これで開眼すればGCS「E 3点」です．
- 呼びかけに合わせて体を揺さぶってもよいでしょう．覚醒すればJCSでは20となります．
- これでも覚醒しなければ，痛み刺激を加えつつ呼びかけも繰り返します．覚醒すればGCS「E 2点」です（JCS 30）．

②V（最良言語反応）の見方（写真②）

- ここでは，V4，V3の評価がむずかしいとされますが，「会話ができるか」をカギと

F　GCSによる意識レベルの判定：E（開眼）とV（最良言語反応）

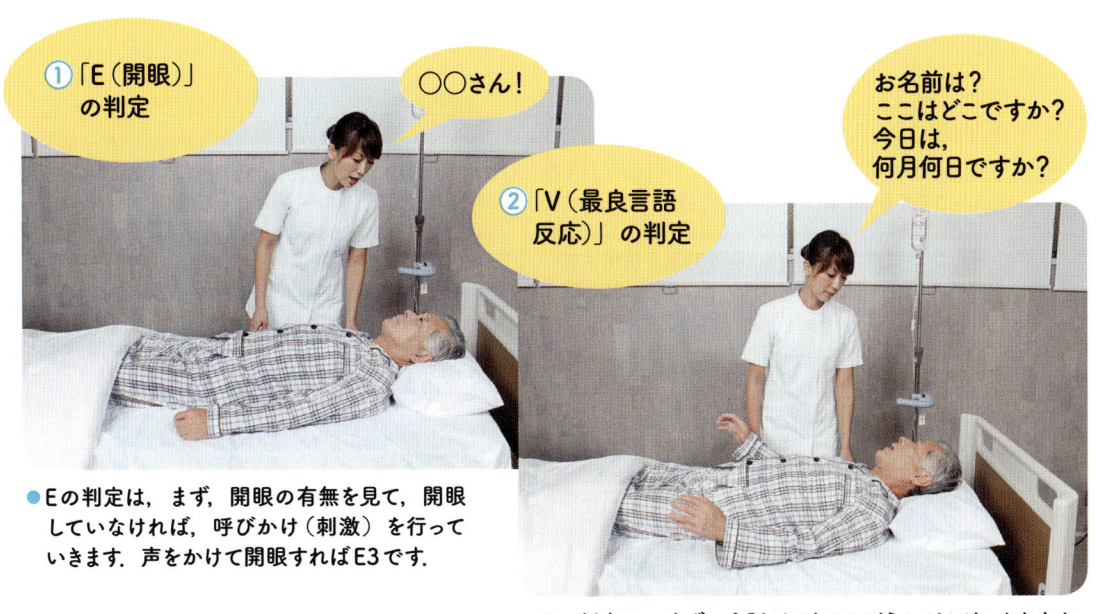

①「E（開眼）」の判定　　〇〇さん！

②「V（最良言語反応）」の判定　　お名前は？ここはどこですか？今日は，何月何日ですか？

- Eの判定は，まず，開眼の有無を見て，開眼していなければ，呼びかけ（刺激）を行っていきます．声をかけて開眼すればE3です．

- Vの判定は，まず，会話ができるかどうかがカギになります．
- V4は「会話はできるが，混乱している」，V3は「でたらめな発語・感嘆語のみで会話が不可能」ととらえると評価しやすい．

して，評価していきます．
- まず，会話を行ってみます．GCSにおける言語反応は，V5, V2, V1は比較的容易に評価可能です．患者と会話が成立していればV5，有意発語がなく発声だけならV2，発声もなければV1です．
- 評価しにくい「V4：confused conversation（混乱した会話）」「V3：inappropriate words（不適切な言葉・単語のみ）」を見分けるポイントは，V4については「会話はできるが，混乱している」ととらえると，評価しやすくなります．
- 一方，「でたらめな発語・感嘆語のみで会話が不可能」なのがV3です．不十分でも会話が成立しているか否か（conversational or not）でV4とV3を区別します．

③M（最良運動反応）の見方
- GCSのなかで判定が難しい項目とされており，痛み刺激をどう与えるのか，その評価をどのように行うかがポイントになります．

F GCSによる意識レベルの判定（つづき）：M（最良運動反応）

①胸骨の摩擦

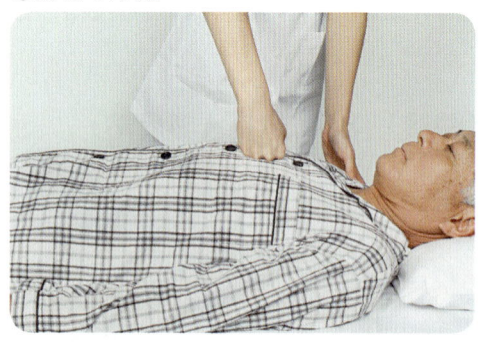

- 四肢以外では，「逃避する（M4）」の評価がむずかしいとされる．疼痛により胸部に手をやった場合，「異常屈曲（M3）」と「疼痛部へ（M5）」の区別がしにくいことがあり，別の部位の痛み刺激を併用する．
- 多くの場合，爪床と胸骨への痛み刺激を併用することで，痛み刺激に対する反応（M5～M2）は評価可能と考えられる．

②手指爪床の圧迫

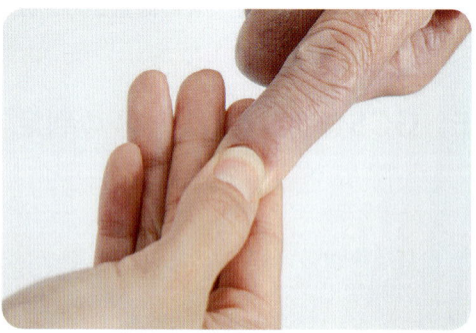

- 手を引っ込めた場合，「逃避する（M4）」の可能性があるが，その状態によっては「異常屈曲（M3）」との区別が難しいことがある．
- 上肢への痛み刺激のみでは「疼痛部へ四肢を持っていく（M5）」の可能性も残る．

> **Column　痛み刺激時の注意点**
>
> ・付き添いなど家族がいれば，痛み刺激を与えることについて同意を得る．
> ・痛み刺激を繰り返すことを避けるには，痛み刺激による覚醒の有無だけで見るのではなく，四肢の動き，JCSの「顔をしかめる」（JCS200）も，反応として評価する．それでも覚醒しなければ，「刺激でも覚醒できない」（GCSでE1）と判断する（JCS 3桁）．

- 痛み刺激に対する反応を見ますが,「M5（疼痛部へ四肢を持っていく）」の評価なのか,「M4（痛み刺激に対して手を引っ込める）」の評価なのかで刺激部位を考察します.
- まず,疼痛部へ四肢を持っていくかどうかを評価するためには,眉弓部や胸骨（四肢が届く範囲）で確認することが重要です（写真①）.
- 次に,引っ込めるかどうか（逃避反応）を評価するためには,上肢のほうが動かしやすいので,爪床の圧迫などを選びます（写真②）.
- 何を観察したいのか,目的によっていくつかの部位を選択して痛み刺激を与えるとよいとされます.
- 「まったくなし（M1）」と判断するためには,胸骨や四肢のほか,脳神経領域である顔面（三叉神経）への痛み刺激も併用するとよいでしょう.
- 「異常屈曲（M3）」と「疼痛部へ四肢を持っていく（M5）」を区別するために,「痛み刺激を上眼窩に与え,手が左右正中を越え,鎖骨より上まで至ること」を条件としている場合もあります.

M（刺激による動作）を確認するポイント

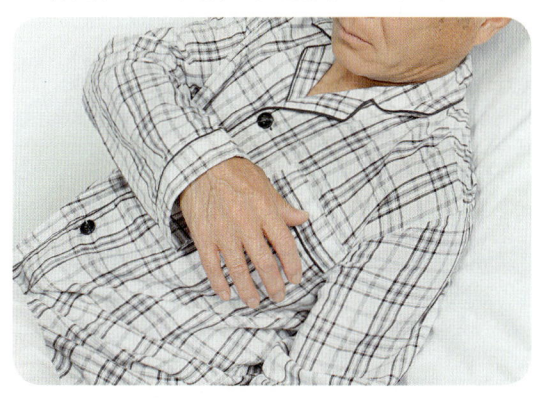

- 胸骨部の刺激で,痛みの部位に手を持っていくかどうかでM5をみる.刺激を与えた部位に手が行く可能性もある.

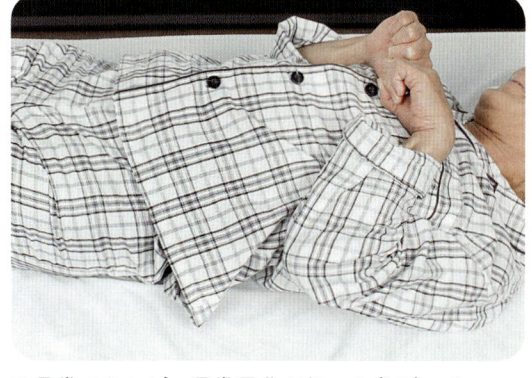

- 異常であれば,異常屈曲が起こる（M3）.左のM5の判定と区別がむずかしい場合もあり,同様に爪床圧迫も併用する.

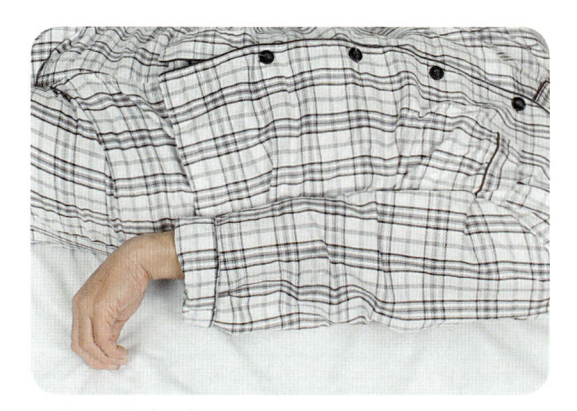

- 伸展反射（M2）はわかりやすい.

第3章 急変"症状別"フィジカルアセスメント

A　ショック　急変時の見きわめ方

> **ここがポイント**
> - 血圧低下が疑われる場合は，橈骨動脈を確認し，触れていなければ大腿動脈→頸動脈という順で，緊急度を評価する．
> - 臨床の急変時は，橈骨動脈に触れながら皮膚状態や顔色を確認するのを基本にしたい．ここで脈が触れず，冷汗や蒼白があればショックを想定して対応する．
> - ショックは原因ごとに特徴的な前兆があり，症状などから予測をつけることができる．

1　ショックってなに？

- 重要な臓器や組織の機能は，血液循環で全身に届けられる酸素・栄養素によって保たれています．
- この血液の流れが短い時間の間に失われることで，全身に致命的な異常が起こり，身体を維持できなくなった状態がショックです．ショックに至るまでに，非常に多くの出来事が身体の中で起こります（図1）．

2　ショック　ここをアセスメント

- ショックの評価では，ショックの5P（表1）やショックスコア（表2）が代表的です．しかし，急変時の初期アセスメントでは，十分な時間がありません．
- フィジカルアセスメントでは血圧低下と末梢組織の血流不足を評価するのが実践的です．
- 最初にアセスメントしたいのは血圧です．図1で示したように，ショックの始まりは血液循環の不足です．循環機能に障害が生じた際に現れやすい症状は血圧低下であり，血圧状態を把握することが対応の一歩になります．
- 迅速に血圧を知る方法が動脈の触知です．図2の順に，ショックの程度も推測できます．

図1　ショック　身体の中で起こっていること

身体の中の変化

① 循環血液量が不十分になる
　← 大量の出血，心機能の低下など → 代償作用による血圧低下．血圧の変化が重要．末梢サインが先に現れることもある

② 全身の重要臓器の血流不足
　← 組織に血液・酸素・栄養素が届かない → SpO₂低下，チアノーゼや皮膚の蒼白化

③ 低酸素血症
　← 全身の組織で酸素不足が顕著になる → SpO₂がさらに低下．脳に血流が届かず，意識障害などが出現する

④ 細胞の代謝障害　臓器の機能不全
　← 細胞が傷害を受け，多くの細胞の機能が停止し，臓器が機能しなくなる

● 橈骨動脈を触れながら同時に観察できるとよいのが，ショック時に典型的な顔面蒼白などの有無です．顔や四肢などが白っぽければ，組織の血流不足の現れです．これらが確認できたら，重症ショックの可能性が高く，早急な対応が必要です．

表1　ショックの5P

1. 蒼白（pallor）
2. 虚脱（prostration）
3. 冷汗（perspiration）
4. 脈拍触知不能（pulselessness）
5. 呼吸不全（pulmonary insufficiency）

表2　ショックスコア

スコア 項目	0	1	2	3
収縮期血圧（BP）（mmHg）	100 ≦ BP	80 ≦ BP < 100	60 ≦ BP < 80	BP < 60
脈拍数（PR）（回/分）	PR ≦ 100	100 < PR ≦ 120	120 < PR ≦ 140	140 < PR
base excess（BE）（mEq/L）	−5 ≦ BE ≦ +5	±5 < BE ≦ ±10	±10 < BE ≦ ±15	±15 < BE
尿量（UV）（mL/時）	50 ≦ UV	25 ≦ UV < 50	0 < UV < 25	0
意識状態	清明	興奮から軽度の応答の遅延	著明な応答の遅延	昏睡

（合計　0〜4点：非ショック，5〜10点：軽症・中等症ショック，11〜15点：重症ショック）
[Ogawa R, Fujita T：A scoring for a quantitative evaluation of shock.Jpn.J.Surg 12：122-125,1982より引用]

図2　動脈触知でわかる血圧値のめやす

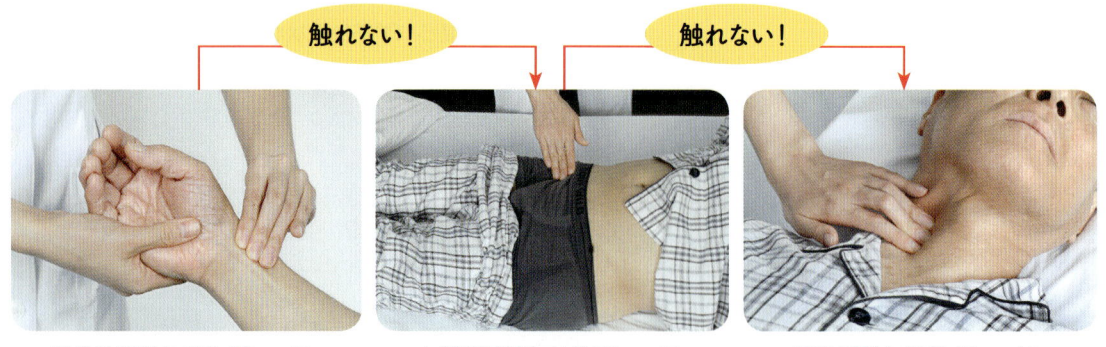

触れない！　　　　触れない！

橈骨動脈触知は約80mmHg　　大腿動脈触知は約70mmHg　　頸動脈触知は約60mmHg

3　もっと知りたいアセスメントのワザ

アドバンス1　見抜きやすいショックの前兆を把握しておく

- 血圧低下以外にも，全身の組織で異常が起こりはじめているショック状態では，特に末梢組織でさまざまな症状が現れます．以下に示す前兆のメカニズムを知っておくことで，重症ショックに陥る前に見抜くことが可能です．

1）意識レベル低下

- 全身の血液循環不良による急激な血圧低下や低酸素によって，意識障害が出現します．患者の言動にも変化が現れやすく，不穏行動，目の焦点が定まらない，不安を訴えるなど，いつもとの違いをとらえることが大切です．

2）末梢循環不全

- ショックでは身体が主要臓器を守ることを優先するため，皮膚，四肢末梢，口唇，爪などの末梢で循環障害がいち早く現れがちです．
- 以下は，重症ショックをギリギリ踏みとどまっている状態の可能性が考えられ，注意して観察しておきたい項目です．
  - ・四肢末梢，口唇・頬粘膜のチアノーゼ
  - ・爪床色や眼球結膜（眼瞼の裏）の蒼白化（図3）

図3　眼瞼結膜の蒼白

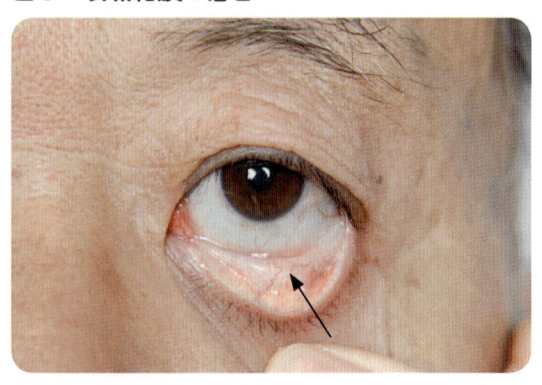

下眼瞼の裏（結膜）が蒼白化していると貧血の可能性

表3　ショックの分類

> I. 血液分布異常性ショック（distributive shock）：感染性ショック，アナフィラキシーショックなど
> II. 循環血液量減少性ショック（oligemeic shock）：出血性ショックなど
> III. 心原性ショック（cardiogenic shock）
> IV. 心外閉塞・拘束性ショック（extracardiac obstructive shock）

アドバンス2　ショックの原因で知る特徴的なサインと対応

- ショックは，原因疾患により表3のように分類されます．ショックの原因・分類によって身体への影響が異なり，特徴的なサインを見つけることで効果的な対応ができます．

1) 出血性ショック

- 出血性ショックでは一般にショック体位（下肢の挙上）をとりますが，効果は確実とまではいえず，さらに下記の心原性ショックでは禁忌です．ショック体位は慎重にとり，その後は，改善傾向が見られるか，逆に悪化していないかアセスメントします．
- 大量吐血時のバイタルサインには注意が必要です．ショックによる心拍数上昇と嘔吐反射（迷走神経反射）による徐脈によって，一時的にバイタルサインが保たれ，安定していると評価されるおそれがあります．

2) 心原性ショック

- 心不全など心臓の機能不全により，全身の循環が障害されて起こるショックです．特徴的なサインは，肺うっ血による呼吸困難，咳嗽，血痰（泡沫状痰）などです．「寝ているより座っているほうが楽」などの訴えから坐位を好むのも，肺うっ血による呼吸困難を示しています．
- 爪床の観察で，5秒間圧迫したあとの赤みの戻りを見る毛細血管再充満時間（キャピラリーリフィーリングタイム，☞ p31）は，心原性ショックでも非常に有効です．爪床の圧迫がむずかしい，また変化が見えにくい場合は，「手背部」「足底部」「前額部」もその代わりになります．
- 末梢循環が滞ることから，四肢先端の冷感が特徴的で，保温が効果的です．早い段階では腋の下などの中枢はまだ温かいことが多く，末梢冷感を確実にとらえられます．

3) 感染性ショック

- 感染性ショックでは，急激な血圧低下や末梢冷感が見られないのが特徴です．
- 一時的ですが，血圧は正常に維持され，末梢はポカポカと温かく感じられます．これをウォームショックといいますが，必ず出会うわけではありません．
- ショックが見られる前に，下記などの感染が起こっている可能性を示す全身のサインを見抜き，原因に対処したりショックに備えることが重要です．
  - ・弛張熱の熱型パターン
  - ・発熱時のひどいシバリング（ふるえ）
  - ・麻痺性のイレウスを示す腹痛，腹部膨満

B　胸痛　急変時の見きわめ方

> **ここがポイント**
> - 臨床で胸痛に対応する際は，まず緊急性の高さから，「急性心筋梗塞」「狭心症」「急性大動脈解離」の違いを見抜けるかどうかが重要になる
> - 判断のポイントは，胸痛が突然かどうか，どのくらい続いているか，どんな痛みがどの部位で起こっているかを確認すること．「突然」の「強い」胸痛は要注意．
> - 胸痛時は，鑑別診断に有効な12誘導心電図を迅速にとって評価する．ここで急性心筋梗塞や狭心症に特徴的な変化がなければ，他の疾患を考える．

1　胸痛ってなに？

- 胸痛とは，下顎から臍上部までの範囲に感じる痛みをいいます．
- 胸痛はさまざまな原因で起こりますが，緊急度の高い胸痛は，心臓・肺の血流不足，大血管・胸膜・食道の損傷などによって起こります．いずれも循環，呼吸に直結した臓器であるためにショックとなり，生命の危機状態に陥る危険性が高くなります．胸痛時に身体の中で起こっていることを図1に示します．

図1　胸痛　身体の中で起こっていること

身体の中の変化	原因と臨床で見られやすい症状など
①心筋・肺の血流が途絶える，大血管・胸膜の損傷	心筋梗塞，肺塞栓，大動脈解離，緊張性気胸などの疾患 ↓ 圧迫感，胸苦しさ，胸が締め付けられるなどさまざまな症状
②肋間神経，迷走神経，交感神経が刺激される	「胸痛」として感じられるとともに，交感神経の緊張により末梢に症状が出現 ↓ 胸痛，末梢冷感，冷汗
③心拍出量の低下，重要臓器の血流不足，低酸素血症	全身への血流不足が続き，低酸素状態，意識レベルの低下などが出現 ↓ 血圧低下，意識障害，チアノーゼ，呼吸困難

2 胸痛　ここをアセスメント

- 胸痛の原因には，さまざまな疾患が考えられます．「命にかかわる」状態をとらえるためには，胸痛の起こり方（突然か），持続時間（長時間か），強さなどを確認します．
- 臨床では，致命的となりうる急性心筋梗塞の可能性を考えて上記点を評価するのが先決になるでしょう．たとえば，狭心症との違いなら，以下のようなポイントをみます．
  「数分の間に突然に強い胸痛が起こり30分以上続く＝急性心筋梗塞の疑い」
  「30分以内の間隔で胸痛が複数回起こる＝狭心症の疑い」
- そのほかの心筋梗塞を疑う症状としては，「胸の圧迫感」「焼けつくような痛み」「眉をひそめて痛みをじっとこらえている」「気分不良や嘔吐が伴う」などがあります．
- さらに，心筋梗塞によってすでに血液の循環不全が進んでいれば，顔色が白っぽい，目の焦点が定まらない，不安そうな表情，冷汗など，ショックを疑わせるサインも現れます．
- その他，胸痛を引き起こす疾患に大動脈解離（図2），気胸，急性肺塞栓症（☞p137）などがあります．症状を中心に，緊急度の高い代表的なキーワードをまとめて確認しておくとよいでしょう（表1）．胸痛時の問診では，これらを見逃さないことが重要です．もう少しくわしい疾患ごとのアセスメントのポイントは，次項で示します．

図2　大動脈解離による胸痛

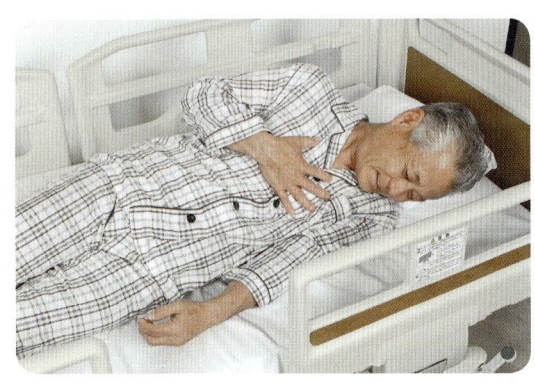

- 背部から腹部にかけて進む，引き裂かれるような痛みが見られる

表1　緊急度の高い胸痛のキーワード

①痛みの場所	前胸部，胸背部，腹部への移動
②発症の仕方	突然に起こった
③痛みの性質*	圧迫感，焼けつくような痛み，引き裂かれるような痛み，激痛
④痛みの拡がり	放散痛（顎，左肩，左上肢，背部への放散）
⑤持続時間	30分以上続く
⑥随伴症状	嘔気・嘔吐，冷汗，呼吸困難，意識状態悪化

*「前胸部の圧迫感」「焼けつくような痛み」は急性心筋梗塞，「背部から腹部にかけて進む引き裂かれるような痛み」は急性大動脈解離が疑われる．放散痛，随伴症状にも注意して問診する．

3 もっと知りたいアセスメントのワザ

アドバンス1　胸痛が見られる重要疾患を知る

1）急性心筋梗塞のサインをとらえる

- 急性心筋梗塞では，典型的なサイン以外に，頸部・肩・顎の痛み，胃の痛みや不快感，嘔気，左腕への放散痛，さらには右胸の痛みなどが前ぶれとして現れることがあります．原因不明のこれらの痛みは，急性心筋梗塞の可能性を頭に入れておきます（図3）．
- 胸痛時は多くの場合，他の疾患との鑑別のために12誘導心電図をとります．12誘導心電図では，モニター心電図ではとらえにくい「ST変化」を確認できます（図4）．

図3　お腹が痛いのに心筋梗塞であることも！

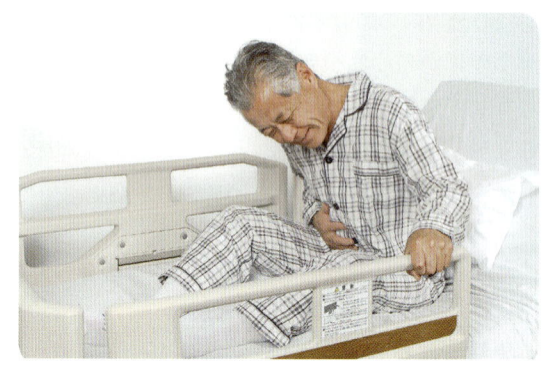

- 頸部や肩，顎の痛み，胃痛，嘔気，左腕への放散痛，右胸の痛みなどが現れることがある．

図4　急性心筋梗塞に特徴的なST変化

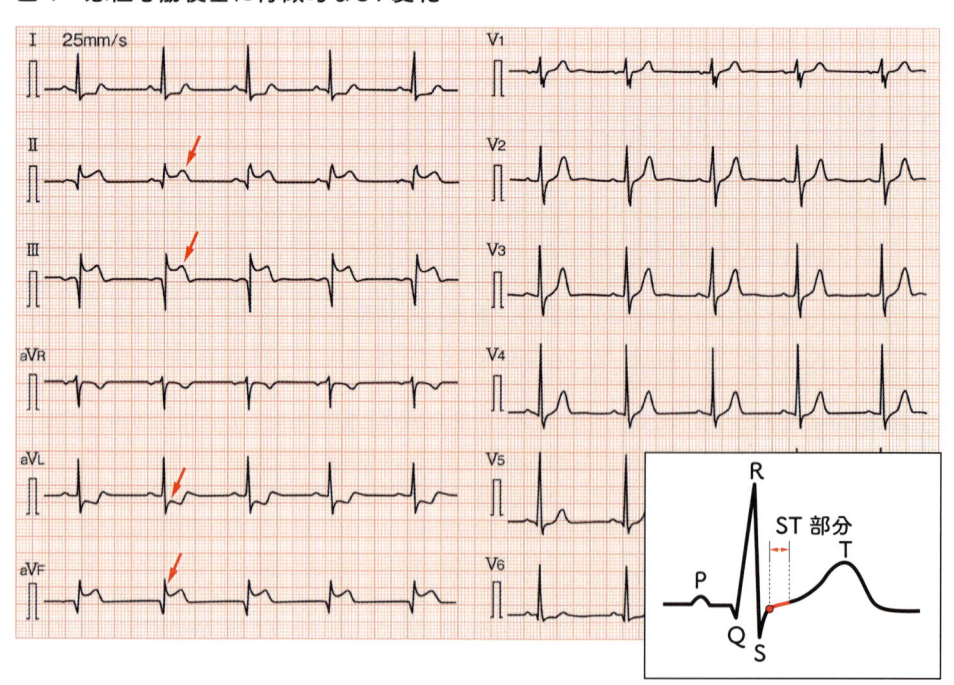

- 狭心症や急性心筋梗塞では，特定の部位にST変化が現れる（この心電図はⅡ，Ⅲ誘導，aVF誘導でST上昇，aVL誘導で下降が見られる急性下壁心筋梗塞）

2) 大動脈解離の特徴的なサインをとらえる

- 大動脈の内膜が裂けると，そこから血液が流れ込み，末梢側の血流障害が起こります．そのため「"突然"起こる，引き裂かれるような激痛」「背部や腕，腹部，下肢にかけて進むような痛み」が，大動脈解離を疑うキーワードになります．
- このとき，左右の上肢，下肢で血圧の差が現れることがあります．血圧を測定し，左右差を見ることも大動脈解離の鑑別として重要です（**右写真**）．

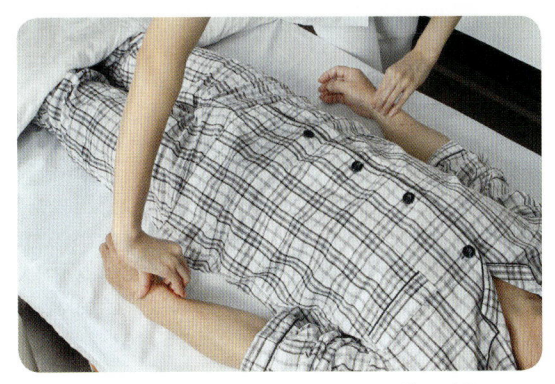

- 急変時の胸痛の訴えでは，血圧の左右差を確認することが重要．

3) うっ血性心不全の特徴的なサインと対応

図5 起坐呼吸

- 「臥床していた患者が息苦しさを訴え，しきりに起き上がろうとする」，これが起坐呼吸（**図5**）です．座ったほうが心臓に戻る静脈の血流量が減り，心臓の負担が減り呼吸が楽になるためです．
- 「不穏」などとはとらえずに，SpO_2の低下や呼吸音を聴取するなどして，心不全の徴候を確認しましょう．

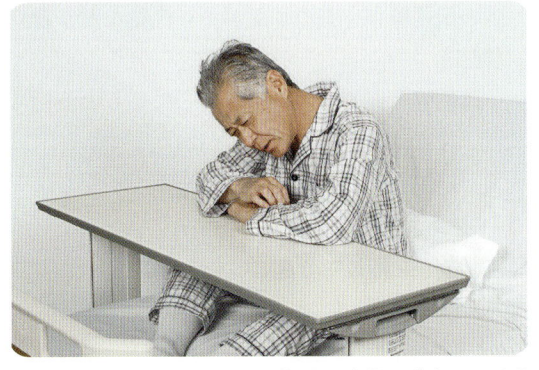

- 坐位になることで心臓への静脈環流量が減少し，呼吸が楽になる．ファーラー位にしたり，オーバーテーブルを置くなどして安楽な体位にする．

4) 冷汗をさらにアセスメントする

- 胸痛時，心筋梗塞からショックへと至った場合に，四肢末梢での冷汗が貴重な情報となります．
- このとき，「冷汗がある」とするだけでなく，さらに一歩踏み込んで，「汗」を評価することも重要です．
- たとえば中枢（腋の汗など）がまだ温かければ，今まさにショックが起こっていると推察できます．腕や背中まで全身じっとりと冷たく湿っているなら，すでにショックから時間の経過が予測され，早急な対処が必要になります．

参考文献
1) 高木永子監：胸痛，看護過程に沿った対症看護　病態生理と看護のポイント，第4版，p659-673，学研メディカル秀潤社，2010

C 意識障害　急変時の見きわめ方

> **ここがポイント**
> - 意識状態は，患者状態が「よいか・悪いか」を見抜くために，最初に評価すべきアセスメント項目である．
> - 「急変？」と感じたら，細かな評価に先駆けて，まず「意識の有無」を確認するのが基本である．呼びかけ，肩を叩き，意識がなければ心肺蘇生の適応として動く．
> - 意識はあるが清明ではない場合，主な原因は，脳自体とそれ以外の2種類がある．対処が異なるため，鑑別のために，程度と随伴症状を評価する．

1 意識障害ってなに？

- 意識障害とは，外界や自分の内界からの刺激に対する反応が低下もしくは消失した状態をいいます．
- 意識障害は，脳血管障害など脳そのものに原因がある一次性脳障害と，脳以外の臓器に原因がある二次性脳障害があります．いずれも脳の機能障害，外界・内界からの刺激の伝達障害，脳のエネルギー代謝などが維持できないことで，意識障害となります（図1）．
- 一次性脳障害では，脳浮腫などにより頭蓋内の圧が高まると呼吸中枢を圧迫し呼吸障害，呼吸停止を起こすことがあります．

図1　意識障害　身体の中で起こっていること

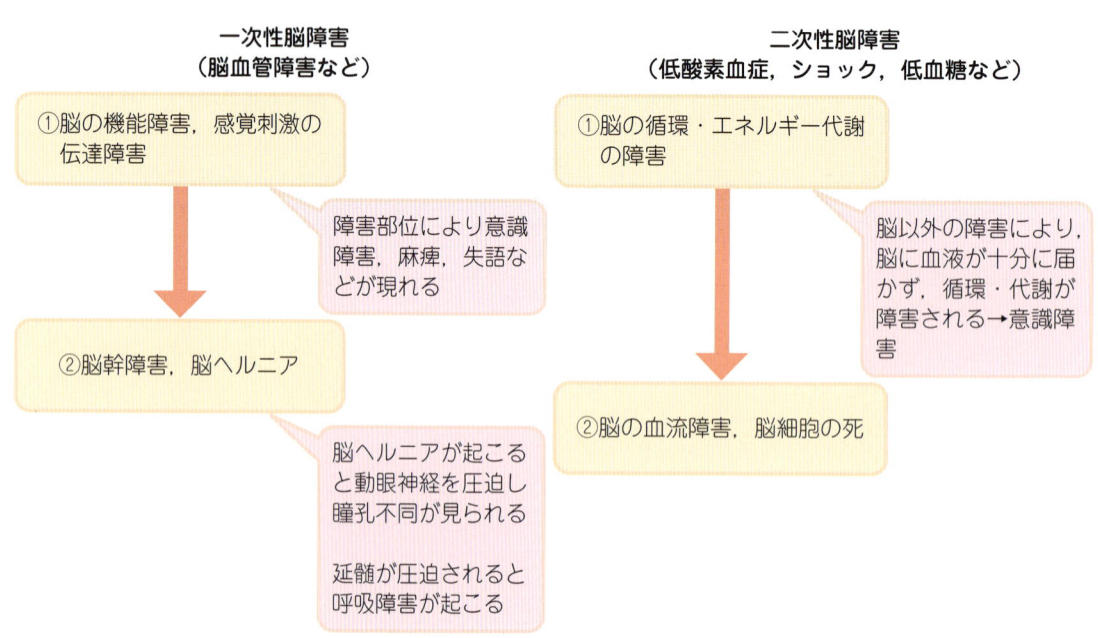

一次性脳障害（脳血管障害など）
- ①脳の機能障害，感覚刺激の伝達障害
  - 障害部位により意識障害，麻痺，失語などが現れる
- ②脳幹障害，脳ヘルニア
  - 脳ヘルニアが起こると動眼神経を圧迫し瞳孔不同が見られる
  - 延髄が圧迫されると呼吸障害が起こる

二次性脳障害（低酸素血症，ショック，低血糖など）
- ①脳の循環・エネルギー代謝の障害
  - 脳以外の障害により，脳に血液が十分に届かず，循環・代謝が障害される→意識障害
- ②脳の血流障害，脳細胞の死

2 意識障害 ここをアセスメント（図2）

- 意識状態のアセスメントの基本は，意識状態が「よいか・悪いか」を観察しながら，呼びかけや肩を叩くなどして，意識の有無を確認することです．反応がなければ，重篤な状態と考えます．
- 意識障害が確認されたら，生命維持のための気道（Airway），呼吸（Breathing），循環（Circulation）の評価が重要になります．気道を確保し，呼吸の有無を確認します．
- 呼吸が見られれば，Japan Coma Scale（JCS），Glasgow Coma Scale（GCS）を使って意識障害の程度をくわしく観察します（☞p54）．大まかには，「①名前を呼んで呼びかける」「②肩を叩いて大声で呼ぶ」「③痛み刺激を与える」の順で反応を見ます．開眼すれば，手を握るよう指示し，名前を尋ねます．
- 次に瞳孔の観察で，左右の大きさや位置の違い，対光反射を確認します（☞p55〜58参照）．また，周囲の人や状況のわかる人がいれば，いつから意識障害があるのか情報収集します．
- さらに四肢の動きを観察し，動きが見られなければ痛み刺激を与え，動きの有無を見ます．麻痺やけいれんの有無も確認します．
- 意識障害につながる評価項目としては見逃しがちかもしれませんが，血圧は重要な観察項目です．上昇であれば脳疾患，下降であればショックを原因として疑います．

図2　意識障害患者の考えられる原因と見きわめのポイント

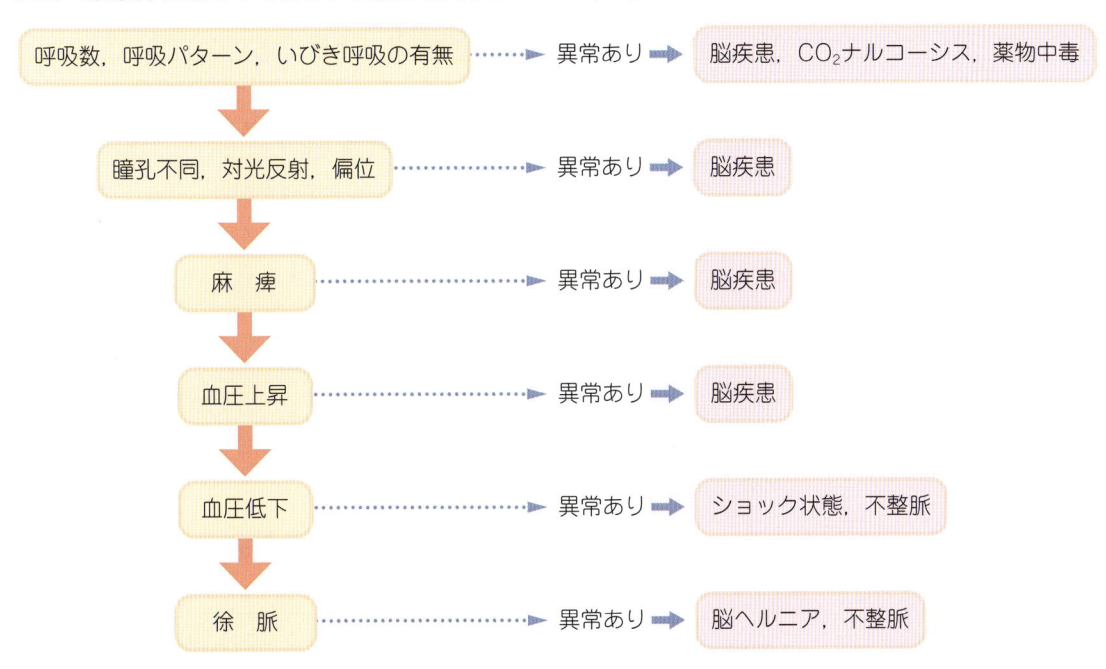

観察項目		結果
呼吸数，呼吸パターン，いびき呼吸の有無	異常あり ➡	脳疾患，CO_2ナルコーシス，薬物中毒
瞳孔不同，対光反射，偏位	異常あり ➡	脳疾患
麻痺	異常あり ➡	脳疾患
血圧上昇	異常あり ➡	脳疾患
血圧低下	異常あり ➡	ショック状態，不整脈
徐脈	異常あり ➡	脳ヘルニア，不整脈

- まず，呼吸数と呼吸パターンの異常の有無を確認し，次に瞳孔を観察する．異常があれば脳疾患の可能性が考えられる．
- 瞳孔所見に異常がなくても，麻痺が見られないか，血圧は高いのか，低いのかでおおよその原因の予測を立てて観察していく．

3 もっと知りたいアセスメントのワザ

アドバンス1　意識障害が"起こるかもしれない"場面をおさえる

- 院内で起こる急な意識障害の原因の1つに，治療や処置による一時的な血圧低下があります．「リスクのある場面」を知るだけでも，異変に備えることになるでしょう．
- たとえば「胸水ドレナージ」では，胸腔内圧低下による急な血圧低下で意識障害が起こりえます．「高齢者への鎮痛薬投与後」も同様です．これらの場面では，表情の確認や声かけを行うことで早めの察知を心がけます．
- 急変事例としてしばしば報告されるのが，迷走刺激反射による意識障害です．具体的な場面は，「排泄時」「激しい咳やいきみ」「注射やカテーテル挿入など血管へ刺激が加わったあと」などです．"患者がトイレで倒れている"という場面に遭遇し，呼吸や循環が保たれている場合は，迷走神経刺激反射による失神も視野に入れます．

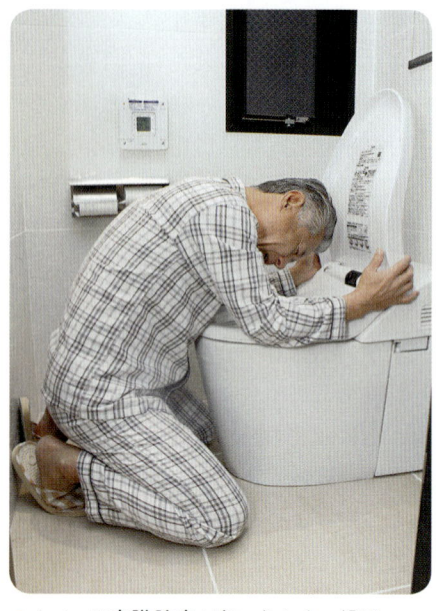

▶トイレは意識障害が起こりやすい場所

アドバンス2　特徴的なサインから意識障害の原因を推測できる

- 意識障害の原因は非常に多くありますが，特徴的ないくつかの状態や随伴症状を知ることが重要です．診断には至らないまでも，起こっていることの予測ができます．
- たとえば，「会話中に急に呂律がまわらなくなり，片麻痺が出現する」といった脳梗塞や脳出血のサインは比較的わかりやすいでしょう．
- 「ベッドで意識がはっきりせずに横たわっている状況」でも，「強く激しい頭痛を訴えたあと」であればクモ膜下出血が想定されます．「ゴミ箱に薬のシートが散乱し，吐物も見られる」なら薬物中毒を疑います（☞p68〜70）．その他，発症の仕方による特徴的なキーワードを表1に示します．

アドバンス3　意識障害時は，呼吸があっても"安心"せず，その後の悪化を見逃さない

- 意識障害があっても，呼吸があればひと安心と感じがちですが，その後の呼吸状態悪化を見逃さないようにします．注意したいのは，頭蓋内病変によって起こる脳ヘルニアで進む徐呼吸です（図3）．病変が進むほど呼吸は浅くなり，やがて呼吸停止に至ります．
- 「意識障害→呼吸の確認→自発呼吸あり」と評価できたため，次のステップとして，

表1　意識障害発症時の臨床の状況と疑われる疾患例

①突然の発症	脳卒中，クモ膜下出血
②激しい頭痛を伴う	クモ膜下出血，脳出血，髄膜炎
③けいれんを伴う	てんかん，脳卒中
④不整脈を伴う	心筋梗塞，アダムス・ストークス症候群
⑤発熱を伴う	髄膜炎，脳炎
⑥徐々に意識レベル低下	水頭症，脳腫瘍，慢性硬膜下血腫
⑦頭部に外傷あり	頭部外傷
⑧多数の空の薬物シート，異臭	薬物中毒
⑨COPDの既往	CO_2 ナルコーシス

- けいれん後の意識障害では，てんかんの既往がないかを家族やカルテから確認する．
- 血圧低下していれば，循環に問題があることが多い．
- 精神疾患の既往があり，多数の空の薬物シートが見みられる状況では薬物中毒を考える．

図3　脳ヘルニアによる障害部位と異常呼吸

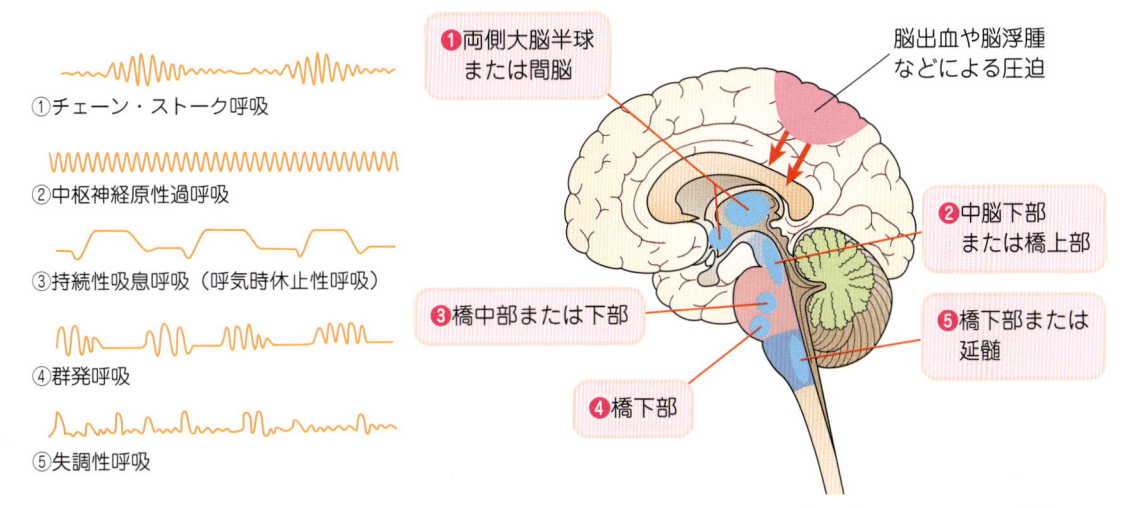

①チェーン・ストーク呼吸
②中枢神経原性過呼吸
③持続性吸息呼吸（呼気時休止性呼吸）
④群発呼吸
⑤失調性呼吸

❶両側大脳半球または間脳
脳出血や脳浮腫などによる圧迫
❷中脳下部または橋上部
❸橋中部または下部
❹橋下部
❺橋下部または延髄

- 脳出血や脳浮腫などにより脳内の頭蓋内圧が高まると，その圧迫された部位により特徴的な呼吸パターンが見られる．
- 呼吸パターンが①から⑤に向かうほど圧迫が延髄に進んでいることを意味する．
- 最後には呼吸停止に至るため，呼吸パターンの変化をとらえることが重要である．

意識の評価など対応に追われている間に徐呼吸が始まり呼吸停止に至る，というケースは少なくありません．意識障害時は，自発呼吸があっても，継続して呼吸パターンの変調がないかを確認することが重要です．

参考文献
1) 髙木永子監：意識障害．看護過程に沿った対症看護　病態生理と看護のポイント，第4版，p350-371，学研メディカル秀潤社，2010

D 頭痛　急変時の見きわめ方

> **ここがポイント**
> - 急変時の頭痛の評価で重要なのは，原因が「急いで対応する必要のある外傷や脳血管障害などかどうか」を見抜くことである．
> - これらは器質的異常による「二次性頭痛」といわれ，「問診」と「既往などの情報収集」がアセスメントのカギになる．
> - さらに，バイタルサインの変化，どんな症状を伴うのかを合わせて判断できれば，緊急度が見えてくる．

1 頭痛ってなに？

- 頭痛は，頭部の一部あるいは全体の痛みの総称です．後頭部と首（後頸部）の境界，眼の奥の痛みも頭痛に含まれます．
- 頭痛は，「一次性頭痛（片頭痛，緊張性頭痛など）」「二次性頭痛（頭頸部外傷に起因する頭痛，血管性頭蓋内圧疾患に起因する頭痛など）」「頭部顔面の神経痛」の3つに分類されます．
- 一次性頭痛の原因は，肩こりや不眠，ストレスなど，日常しばしば聞かれるものが多いでしょう．一方，二次性頭痛の原因には，脳出血や脳梗塞，感染症など，生命の危機に直結するものがあります（図1）．

図1　頭痛　身体の中で起こっていること

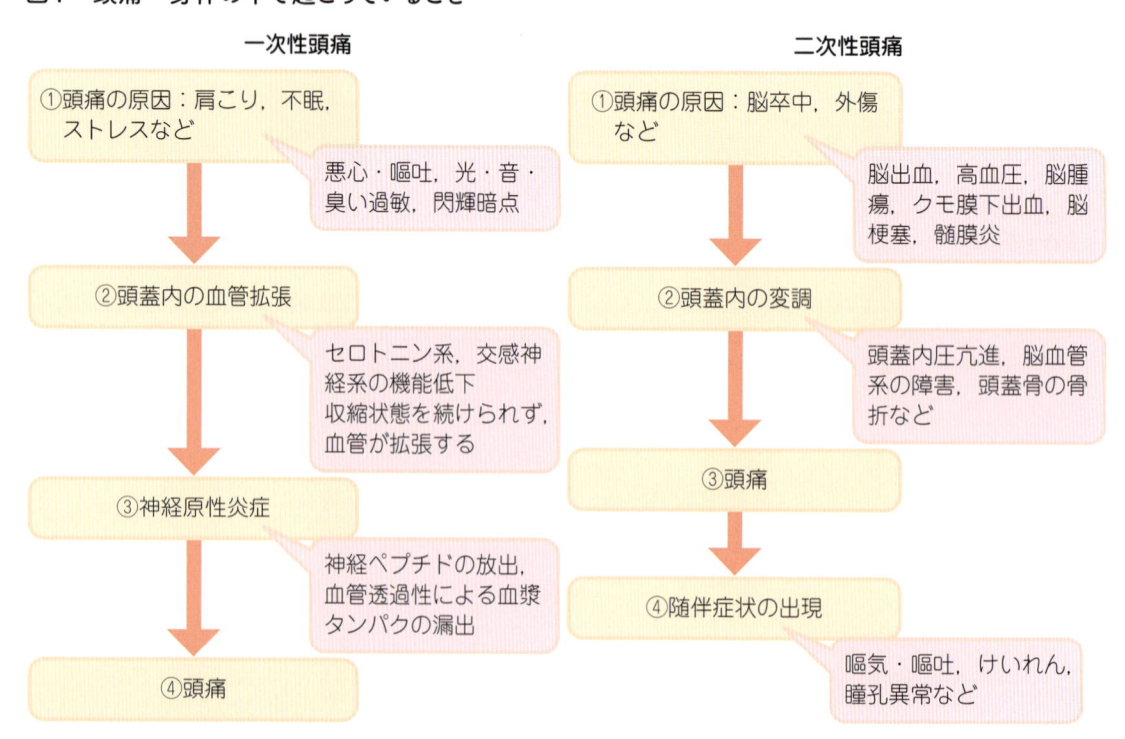

一次性頭痛
- ①頭痛の原因：肩こり，不眠，ストレスなど
  - 悪心・嘔吐，光・音・臭い過敏，閃輝暗点
- ②頭蓋内の血管拡張
  - セロトニン系，交感神経系の機能低下　収縮状態を続けられず，血管が拡張する
- ③神経原性炎症
  - 神経ペプチドの放出，血管透過性による血漿タンパクの漏出
- ④頭痛

二次性頭痛
- ①頭痛の原因：脳卒中，外傷など
  - 脳出血，高血圧，脳腫瘍，クモ膜下出血，脳梗塞，髄膜炎
- ②頭蓋内の変調
  - 頭蓋内圧亢進，脳血管系の障害，頭蓋骨の骨折など
- ③頭痛
- ④随伴症状の出現
  - 嘔気・嘔吐，けいれん，瞳孔異常など

2 頭痛　ここをアセスメント

- 頭痛のアセスメントで重要なのは，一次性頭痛と二次性頭痛を見分けることです．二次性頭痛が疑われたなら，とくに危険な（致命的な）頭痛かどうかを判断することが必要です．
- 二次性頭痛を見抜くには，意識があれば「問診」（表1）を行うことです．さらに，二次性頭痛の可能性のある以下の基本情報と合わせて評価するとよいでしょう．
  1. 突然の頭痛（雷鳴頭痛）
  2. 今まで経験したことがない頭痛
  3. いつもと様子の異なる頭痛
  4. 頻度と程度が増してくる進行性の頭痛
  5. 50歳以降に初発の頭痛
  6. 神経脱落症状（麻痺や視覚障害など）を有する頭痛
  7. がんや免疫不全の病態を有する患者の頭痛
  8. 精神症状を有する患者の頭痛
  9. 発熱・項部硬直・髄膜刺激症状を有する頭痛
- 二次性頭痛は，頭部疾患が原因となることが多いため，問診時には意識レベルの確認に留意します．

表1　二次性頭痛の急変を見抜く問診による鑑別のポイント

問診内容
1. 発症年齢・頻度　「いつごろから頭痛は始まりましたか？」 ・"突然か数日か"で，クモ膜下出血，脳出血，脳梗塞，髄膜炎，脳腫瘍の評価になる ・"突然"ならば，クモ膜下出血，脳出血，脳梗塞を疑う．"数日"ならば髄膜炎，脳腫瘍を疑う
2. 持続状況　「どのくらい頭痛は続いていますか？」 ・"持続的か間欠的か"で，クモ膜下出血，脳出血，急性硬膜下血腫瘍の評価になる ・"持続的"ならば，クモ膜下出血，脳出血を疑う．"間欠的"ならば急性硬膜下血腫瘍を疑う
3. 痛む場所　「頭痛の場所を教えてください」 ・"後頭部痛"ならばクモ膜下出血の評価になる
4. 痛みの性状　「どんな痛みですか？」 ・「頭が割れるように痛い」「ガツンと殴られたような痛み」なら，クモ膜下出血の評価になる
5. 頭痛以外の症状　「頭痛以外の症状を教えてください」 ・随伴症状から頭部疾患を見抜く ・麻痺・しびれがあるならば，脳梗塞，脳卒中を疑う ・嘔吐があるならば，クモ膜下出血，脳梗塞を疑う ・構音障害があるならば，脳梗塞を疑う ・発熱があるならば，髄膜炎を疑う ・清明期を伴う意識障害があるならば，急性硬膜外血腫を疑う
6. 既往歴　「今までのご病気について教えてください」 ・"既往歴"から頭部疾患のリスクファクターを見抜く ・高血圧，糖尿病，抗凝固薬の常用，喫煙習慣，飲酒，脳血管障害の既往歴は，頭部疾患のリスクファクター

3　もっと知りたいアセスメントのワザ

アドバンス1　特徴的な症状の出方・随伴症状から危険な頭痛を見抜く（図2）

- 患者が訴える頭痛が危険かどうかを見抜くには，いち早く原因を探ることが重要です．しかし，「二次性頭痛かもしれない」という印象が得られても，原因疾患は数多くあります．限られた時間でさらに一歩絞り込むために，頭痛の程度や随伴症状に注目するのがよいでしょう．
- たとえば頭痛が"突発的で激しい"なら，クモ膜下出血を疑います．"数日から数週間の頭重感"は，髄膜炎などで特徴的に見られる症状です．
- 随伴症状では，嘔吐の程度も重要です．間隔の短い周期の頭痛に激しい嘔吐を伴えば，脳卒中で頭蓋内圧亢進が急激に進んでいる疑いが高まります．
- その他の随伴症状としては，項部硬直が代表的です．さらに，ケルニッヒ徴候，ブルジンスキー徴候も，命にかかわる頭痛を評価する指標になります（図2）．

図2　二次性頭痛を見抜くための反射の評価

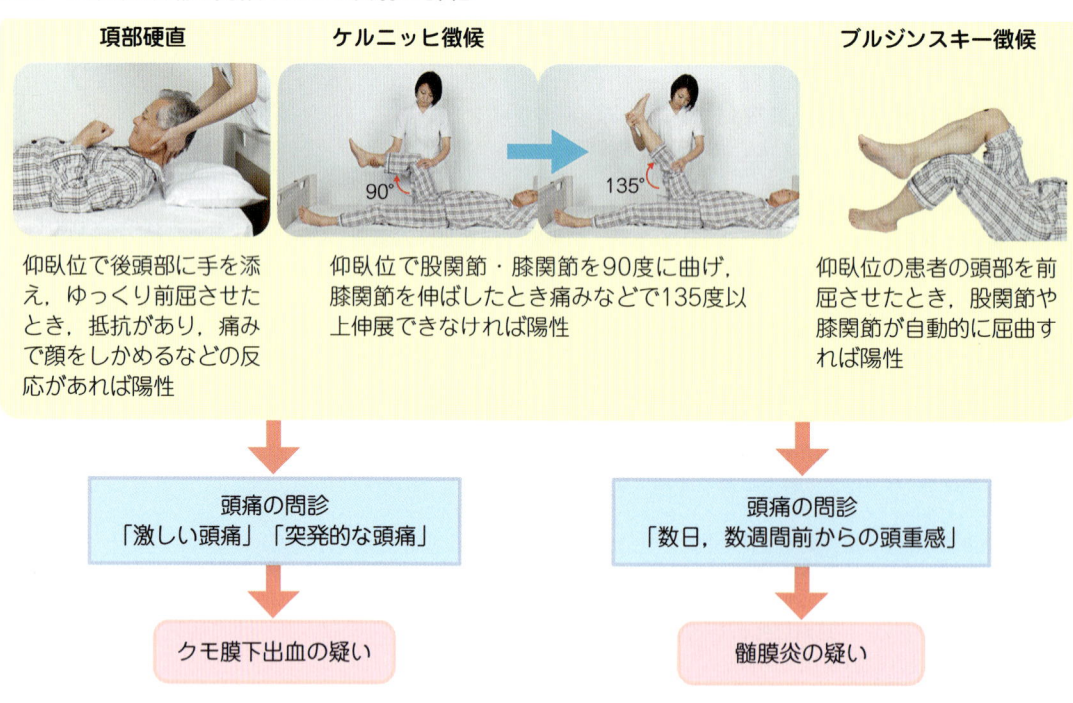

項部硬直
仰臥位で後頭部に手を添え，ゆっくり前屈させたとき，抵抗があり，痛みで顔をしかめるなどの反応があれば陽性

ケルニッヒ徴候
仰臥位で股関節・膝関節を90度に曲げ，膝関節を伸ばしたとき痛みなどで135度以上伸展できなければ陽性

ブルジンスキー徴候
仰臥位の患者の頭部を前屈させたとき，股関節や膝関節が自動的に屈曲すれば陽性

↓
頭痛の問診
「激しい頭痛」「突発的な頭痛」
↓
クモ膜下出血の疑い

↓
頭痛の問診
「数日，数週間前からの頭重感」
↓
髄膜炎の疑い

アドバンス2　頭痛後は血圧上昇と徐脈に注目する

- 頭痛後に病状の重症度をとらえるには，循環の評価も見逃せません．それは，頭痛の裏で進んでいる頭蓋内圧亢進からのクッシング現象をとらえるためです．
- クッシング現象では，まず急速な頭蓋内圧の亢進に伴い血圧が上昇します．次いで，

血圧の上昇が代償性反射を引き起こし，副交換神経を興奮させ徐脈を生じさせます(図3).
- 「血圧の急な上昇」「徐脈」という2つのバイタルサインの変化が，頭蓋内圧亢進の悪化を知らせてくれます．
- なお，このような症状が出現するときには，すでに意識障害も遷延しており，頭痛を訴えるような状況ではないことに注意しましょう．

図3　クッシング現象のメカニズム

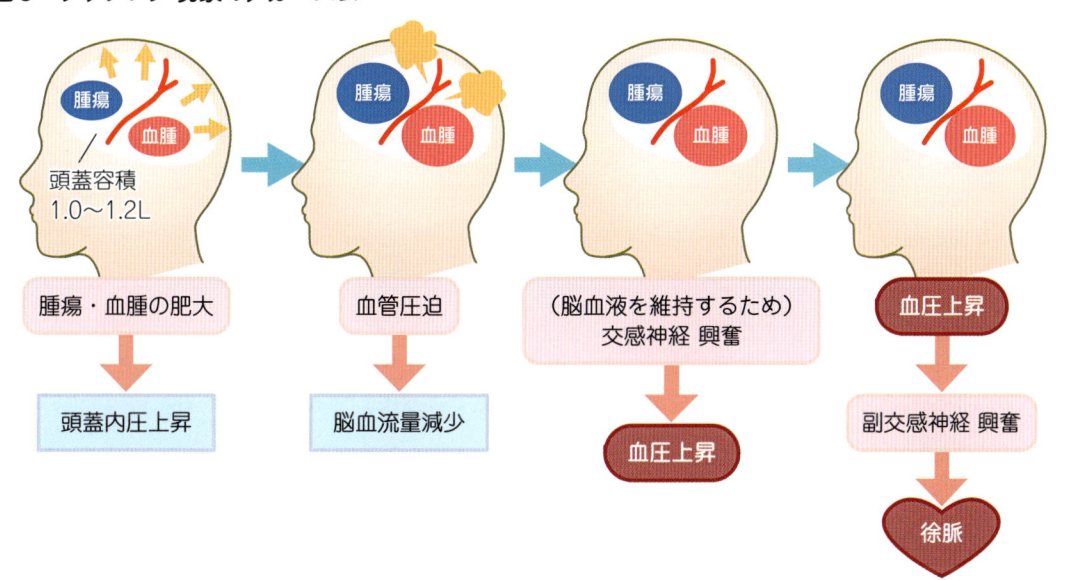

[安彦武：危機回避のためのフィジカルアセスメントの極意（佐藤憲明編）．呼吸器ケア，6（1）：79, 2008より引用]

E　腹痛　急変時の見きわめ方

> **ここがポイント**
> - 腹痛は消化器疾患だけに起こるとは限らず，多くの原因が考えられる．
> - 腹痛を伴い，回復が見られないときは，重篤な状態になりうるかどうかをいち早くとらえることが重要である．
> - アセスメントにおいては，腹痛の部位や痛みの程度・性質から原因・疾患を予測して実施することがカギになる．

1　腹痛ってなに？

- 腹痛とは，腹部に感じる痛みの総称で，日常でしばしば体験する症状の1つです．
- 腹痛の病態は，下痢や便秘といった一般的なものから，胃潰瘍や腸閉塞などまで幅広く，重症度もさまざまです．
- 腹痛は消化器疾患だけではなく，婦人科や泌尿器科系疾患，腹部血管の病変などでも出現し，感染，虚血，出血，穿孔などとても多くの原因が考えられます（図1）．

図1　腹痛　身体の中で起こっていること

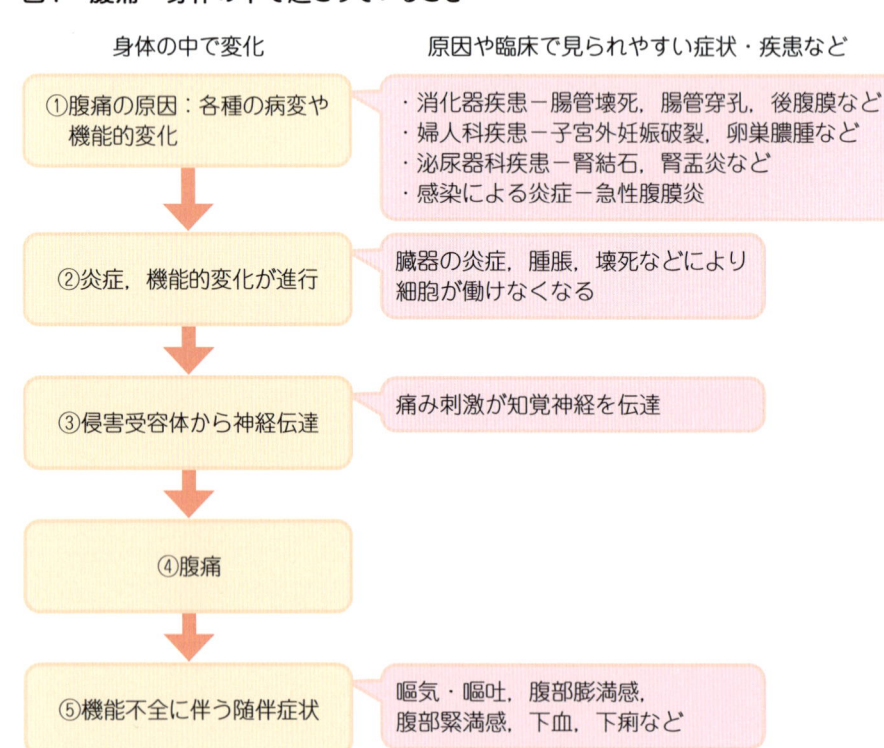

身体の中で変化	原因や臨床で見られやすい症状・疾患など
①腹痛の原因：各種の病変や機能的変化	・消化器疾患－腸管壊死，腸管穿孔，後腹膜など ・婦人科疾患－子宮外妊娠破裂，卵巣膿腫など ・泌尿器科疾患－腎結石，腎盂炎など ・感染による炎症－急性腹膜炎
②炎症，機能的変化が進行	臓器の炎症，腫脹，壊死などにより細胞が働けなくなる
③侵害受容体から神経伝達	痛み刺激が知覚神経を伝達
④腹痛	
⑤機能不全に伴う随伴症状	嘔気・嘔吐，腹部膨満感，腹部緊満感，下血，下痢など

2 腹痛　ここをアセスメント

- 腹痛のアセスメントでまず重要なのは，腹部の解剖と部位区分を理解することです．それは，腹痛がさまざまな原因によって起こるためです．
- 解剖と部位を理解したうえで，「問診→視診→聴診→打診→触診」と，侵襲の少ない順でアセスメントを行います．打診と触診の刺激によって腸蠕動音の亢進を避けることが重要です．
- アセスメントによって疼痛部位が絞り込めれば，原因をある程度予測することができます．ここでのポイントは，腹痛の原因は消化器症状だけではないことです．
- 腹痛の種類（表1）や腹痛の部位（図2）をふまえ，評価を重ねて判断していきます．このとき，腹痛を伴う「致命的なイベント」をおさえておくと，緊急性の高い急変を見抜く近道になります．次項の「アドバンス」で例を示します．

表1　腹痛の種類

	内臓痛	体性痛	関連痛
発生機序	管腔臓器の伸展，拡張，痙攣 実質臓器の被膜伸展，炎症	壁側腹膜や腸間膜などの知覚神経終末枝への物理的・化学的刺激	病変部に生じた刺激
増悪／緩和因子	周期的に腹を押さえると緩和する	体動で増悪する	病変により異なる
性質	鈍痛，疝痛	激痛	
部位や放散	不明瞭，全体的な痛み	限局	
持続時間・経過	間欠的	持続的	

図2　腹痛の部位別に見た原因疾患

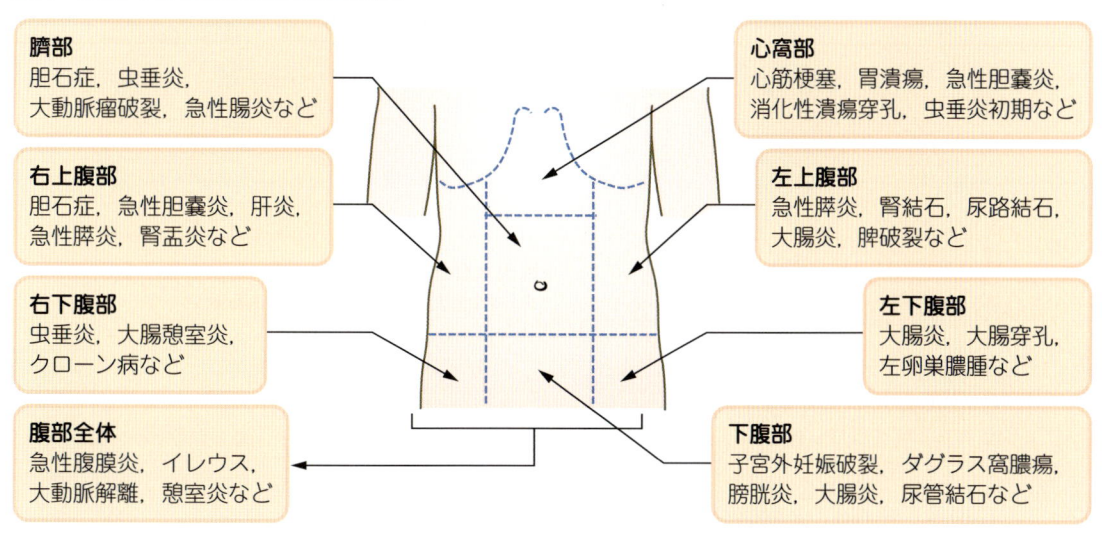

臍部
胆石症，虫垂炎，大動脈瘤破裂，急性腸炎など

心窩部
心筋梗塞，胃潰瘍，急性胆嚢炎，消化性潰瘍穿孔，虫垂炎初期など

右上腹部
胆石症，急性胆嚢炎，肝炎，急性膵炎，腎盂炎など

左上腹部
急性膵炎，腎結石，尿路結石，大腸炎，脾破裂など

右下腹部
虫垂炎，大腸憩室炎，クローン病など

左下腹部
大腸炎，大腸穿孔，左卵巣膿腫など

腹部全体
急性腹膜炎，イレウス，大動脈解離，憩室炎など

下腹部
子宮外妊娠破裂，ダグラス窩膿瘍，膀胱炎，大腸炎，尿管結石など

3　もっと知りたいアセスメントのワザ

アドバンス　腹痛からの緊急イベントをおさえる

1）消化管穿孔を見抜く

- 一般に，比較的限局した部位からの持続的な腹痛で，体動によって悪化する体性痛は，消化管穿孔が疑われます．緊急処置が必要になるため，一刻も早く内視鏡または外科的手術の適応かどうかを判断しなければなりません．
- 外科的手術が必要な腹痛患者の急変を見抜く重要なポイントは，腹部の触診による腹膜刺激症状，圧痛・反跳（反動）痛・筋性防御の有無です．腹痛時にこれらの反応が確認できたら，緊急度・重症度ともに高いと判断でき，早急な治療が必要になります．

2）ショックに至る腹痛（AAA）を見抜く

- 腹痛からショックを呈する疾患に，腹部大動脈瘤切迫破裂（abdominal aortic aneurysm：AAA）があります．症状は，かなり強い腹痛や腹部膨満，さらに大量出血によるショック状態に陥ります．こうなってからの進行は早く，破裂後は一刻の猶予もありません．緊急手術が不可欠です．
- アセスメントのポイントは，一大事に至る前のサインを見抜くことです．破裂前に，腹部のアセスメントから腹部大動脈"瘤"をとらえることがカギです．腹部の局所的膨隆から瘤をとらえることができますし，腹部大動脈上のドクドクとした拍動がわかることもあります（図3）．

図3　AAAのサインを見抜く

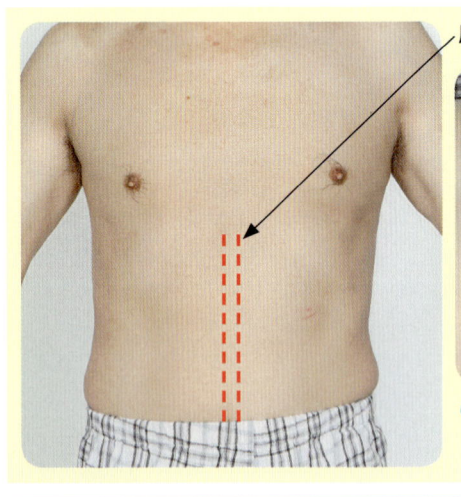

腹部大動脈の位置のめやす

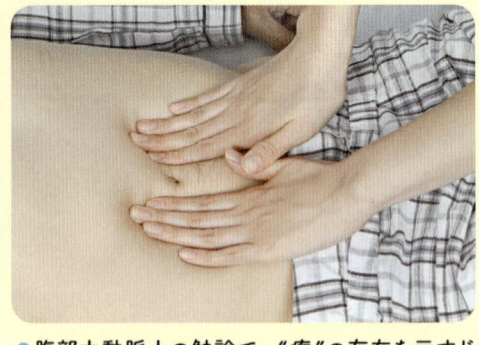

- 腹部大動脈上の触診で，"瘤"の存在を示すドクドクとした拍動が触れることもある

参考文献
1) 城丸瑞恵，副島和彦：腹部のフィジカルアセスメント．学研メディカル秀潤社，2006
2) 角濱春美：ナビトレ新人ナースひな子と学ぶフィジカルアセスメント―身体のみかた，患者対応がわかる．メディカ出版，2011
3) 佐藤憲明：急性腹症　腹部大動脈瘤切迫破裂の場合　急に腹部をおさえ苦しみだした！．エキスパートナース，25（14）：88-93，2009

F　呼吸困難感　急変時の見きわめ方

> **ここがポイント**
> - 呼吸困難感が出現したときは，「発声困難の有無」「意識障害の有無」「チアノーゼの有無」「呼吸パターン・リズム」「症状の現れ方」などから緊急度を評価することが重要である．
> - 急性の呼吸困難感の場合，SpO_2（経皮的動脈血酸素飽和度）90％以下，またはPaO_2（動脈血酸素分圧）60Torr（mmHg）以下で酸素療法の適応ととらえる．
> - 呼吸困難感の発症様式や進行の仕方・症状の特徴から原因を予測し，対応する．

1　呼吸困難感ってなに？

- 呼吸困難感とは，「息苦しい」「息切れがする」「胸が苦しい」など呼吸に関する不快な感覚を示す主観的な症状をいいます．
- 呼吸困難感が起きる機序はまだ正確にはわかっていませんが，呼吸運動量の増加や不安などが，呼吸筋・胸壁・動脈体・頸動脈体などを介して脳幹（延髄と橋）の呼吸中枢を過剰に刺激することで起こると考えられています（図1）．

図1　呼吸困難感　身体の中で起こっていること

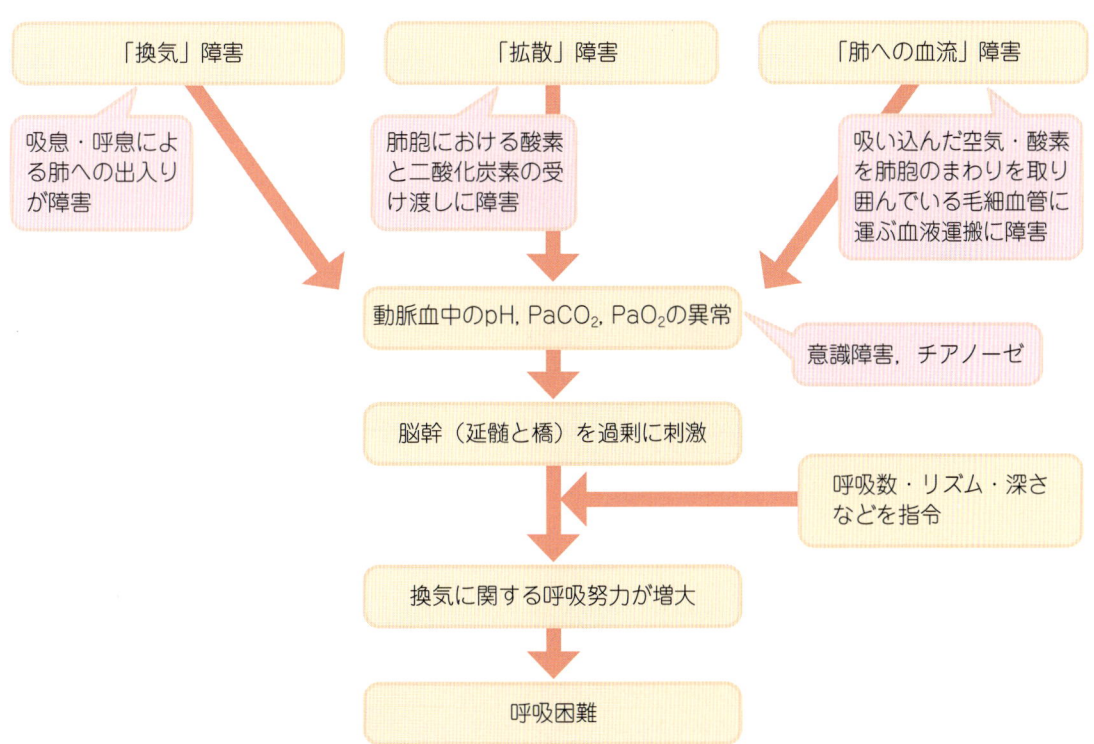

「換気」障害：吸息・呼息による肺への出入りが障害

「拡散」障害：肺胞における酸素と二酸化炭素の受け渡しに障害

「肺への血流」障害：吸い込んだ空気・酸素を肺胞のまわりを取り囲んでいる毛細血管に運ぶ血液運搬に障害

↓

動脈血中のpH, $PaCO_2$, PaO_2の異常 → 意識障害，チアノーゼ

↓

脳幹（延髄と橋）を過剰に刺激 ← 呼吸数・リズム・深さなどを指令

↓

換気に関する呼吸努力が増大

↓

呼吸困難

2　呼吸困難感　ここをアセスメント

- 呼吸困難感を訴える場合には，致死的問題である異物類などによる「窒息」や，アナフィラキシーショックなどによる「喉頭浮腫」を最も注意すべき状態として，最初に判定を行うことが重要です．
- その判定を最もすばやく行えるアセスメントは，「発声困難の有無」です．
- 発声困難があれば，「窒息」「喉頭浮腫」を疑います．これは異物が詰まったり，喉頭浮腫を起こすと空気の通り道が障害されると同時に声帯が動かなくなり，発声困難を起こすからです．
- その他，窒息の代表的なサインに，意識のある患者の反応としてユニバーサルチョークサインがあります．また，「胸元を叩くような動作」「首をかきむしる動作」「力強い咳ができない」などの状態が見られれば，窒息の可能性があります（図2）．
- 窒息や喉頭浮腫による上気道閉塞が疑われる場合には，吸気時に患者の腹部の膨隆と胸壁が陥没する呼吸パターンや，吸気時にオットセイの鳴き声のような呼吸音が連続して聴取されます．
- 「発声困難の有無」の観察の次に，視診や問診でも，以下のように緊急度の判定を行うことができます．
    - 意識障害→低酸素血症の進行，二酸化炭素の貯留
    - チアノーゼ→低酸素血症（PaO_2 40Torr程度を示唆）
    - 症状・現れ方→急性で突発的な呼吸困難の発症は緊急性が高い可能性あり
    - 緊急性の高い呼吸パターン・リズム（表1，図3）

図2　窒息のサイン：ユニバーサルチョークサイン

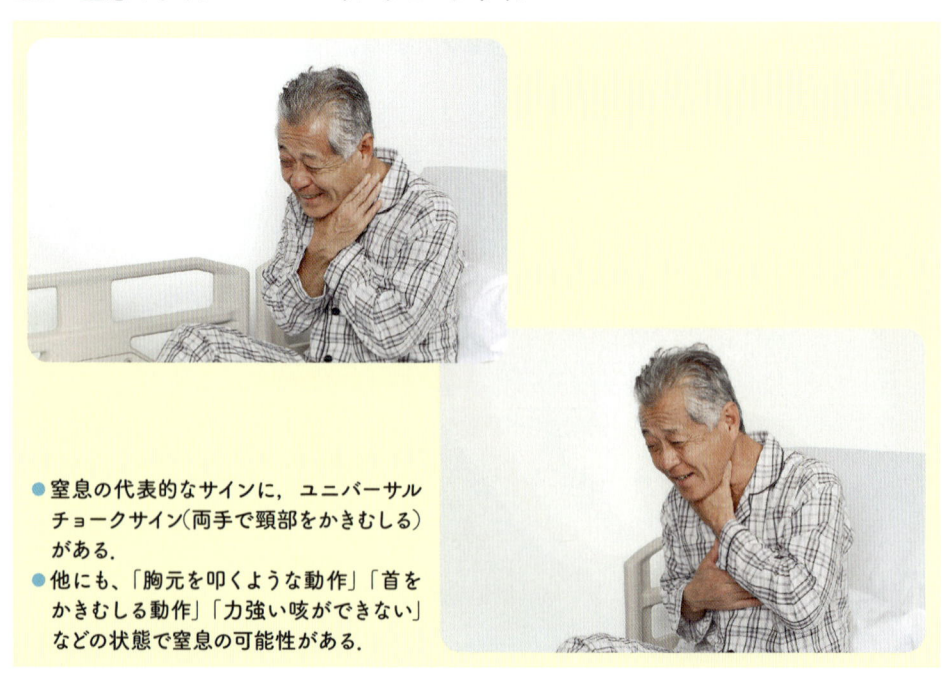

- 窒息の代表的なサインに，ユニバーサルチョークサイン（両手で頸部をかきむしる）がある．
- 他にも，「胸元を叩くような動作」「首をかきむしる動作」「力強い咳ができない」などの状態で窒息の可能性がある．

表1　緊急性の高い呼吸パターンとその特徴

呼吸パターン	特徴	原因	疾患
チェーンストークス呼吸	浅い呼吸〜深い呼吸〜無呼吸が周期的に繰り返される	頭蓋内圧が亢進されて脳ヘルニアになり、呼吸中枢が障害される	脳血管障害、重症心不全など
ビオー呼吸	不規則でさまざまな深さの呼吸と無呼吸が出現する		脳血管障害、髄膜炎など
クスマウル呼吸	異常に大きい呼吸が規則的に続き、無呼吸は出現しない	代謝性アシドーシスを補正するために、深大な呼吸を繰り返す	糖尿病性昏睡
吸気性喘鳴（ストライダー）	上気道の狭窄で起こる吸気性の喘鳴	器械的刺激による上気道浮腫	抜管後など
起坐呼吸	起き上がって坐位での呼吸	臥床では右心への静脈血還流量が増加し、肺うっ血が増大して呼吸困難になるため、坐位をとることで楽になる	うっ血性心不全など
下顎呼吸	吸気時に下顎を下方に動かし、口を開けて呼吸する	声門・気道を広げ、吸気を得ようとする	死亡直前、重篤な呼吸不全
鼻翼呼吸	鼻翼が張って鼻孔が大きく開き、喉頭を下方に動かす	気道を広げようと鼻翼が張って鼻孔が大きく開く	重篤な呼吸不全、気道閉塞
シーソー呼吸	胸・腹部の交互運動（肺が吸気時に収縮し、呼気時に膨張する）	呼気が不十分なため、気道を広げようとする	舌根沈下、広範囲な肺炎
陥没呼吸	吸気時に胸壁（鎖骨上窩・肋間）がへこむ	胸郭内が強い陰圧になるため、吸気時に胸壁がへこむ	気道閉塞、特発性呼吸窮迫症候群

図3　緊急性の高い呼吸の所見

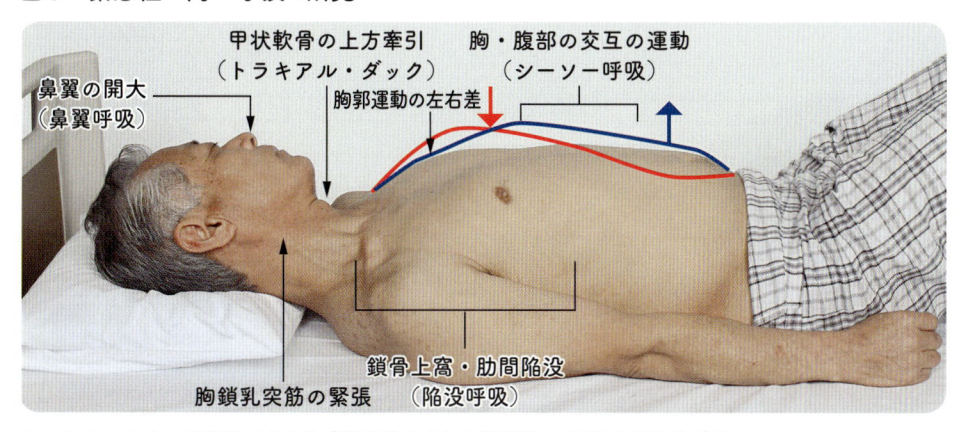

- 鼻翼の開大（鼻翼呼吸）
- 甲状軟骨の上方牽引（トラキアル・ダック）
- 胸郭運動の左右差
- 胸・腹部の交互の運動（シーソー呼吸）
- 胸鎖乳突筋の緊張
- 鎖骨上窩・肋間陥没（陥没呼吸）

● これらのサインが確認できたら「緊急性あり」と判断し、早急な対応を行う．

3 もっと知りたいアセスメントのワザ

アドバンス1　全体像をつかんで評価する

- 呼吸困難感には，症状の現れ方や進行の仕方・理学的所見に特徴があります．それらを問診・視診・聴診し，アセスメント（右 表2）することで呼吸困難感の原因を予測することもできます．
- その場での判断も急変時には重要ですが，基本的評価の流れをとらえることが迅速な対応につながります．

アドバンス2　「喘鳴が聞こえなくなった＝改善した」と考えない

- 基本を知ったうえでおさえておきたいのが，呼吸困難に特徴的な緊急イベントです．疾患や状態を考慮し，呼吸状態を実践的に評価し，慎重に対応します．
- 気管支喘息の重症例では呼吸が弱くなり，喘鳴は少なくなります．さらに胸郭運動も弱くなるため気道を通る空気の流れまで閉塞されてしまうためです．そこで，喘鳴がない場合でも必ず聴診器で呼吸音を聴取し，評価する必要があります．
- なお，このような喘息の患者に気管支拡張薬を投与すると喘鳴が出現してきます．これは薬により気管支が拡張され，空気の流れが改善するためです．

参考文献
1) 水野樹：医学の基礎を学び直す　症状をどうアセスメントする!?　呼吸困難．月刊ナーシング，29 (6)：104-111, 2009
2) 山内豊明：病態生理とケアがわかる　フィジカルアセスメント　呼吸困難．ナース専科，29 (2)：84-87, 2009
3) 山内豊明：生命維持のためのフィジカルアセスメント．看護展望，35 (13)：72-78, 2010
4) 林敏雅：急性心不全　呼吸困難．月刊ナーシング，31 (1)：68-71, 2011

表2 呼吸困難感のアセスメントチャート

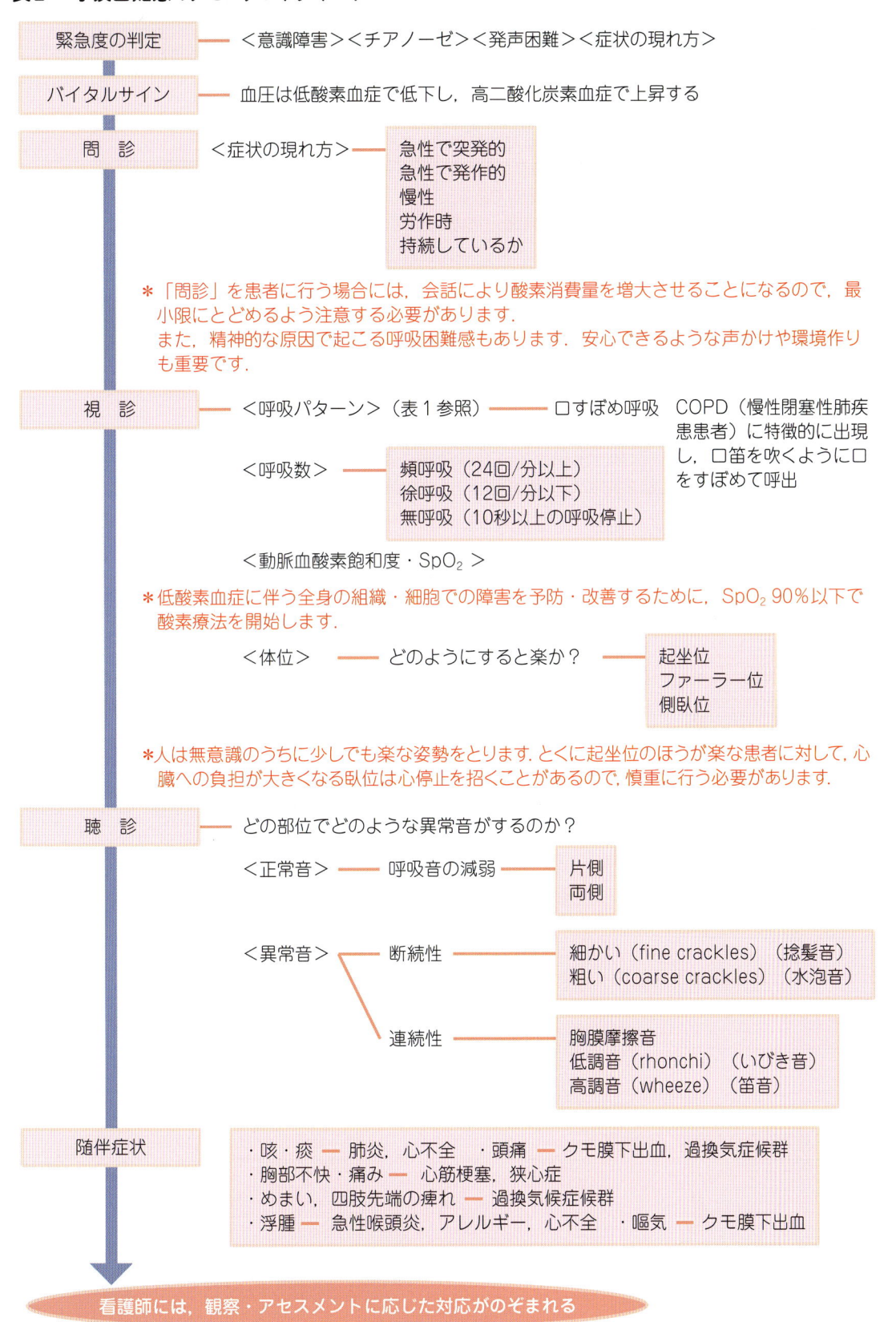

- **緊急度の判定** —— ＜意識障害＞＜チアノーゼ＞＜発声困難＞＜症状の現れ方＞

- **バイタルサイン** —— 血圧は低酸素血症で低下し，高二酸化炭素血症で上昇する

- **問診** —— ＜症状の現れ方＞
  - 急性で突発的
  - 急性で発作的
  - 慢性
  - 労作時
  - 持続しているか

＊「問診」を患者に行う場合には，会話により酸素消費量を増大させることになるので，最小限にとどめるよう注意する必要があります．
また，精神的な原因で起こる呼吸困難感もあります．安心できるような声かけや環境作りも重要です．

- **視診** —— ＜呼吸パターン＞（表1参照） —— 口すぼめ呼吸　COPD（慢性閉塞性肺疾患患者）に特徴的に出現し，口笛を吹くように口をすぼめて呼出

  ＜呼吸数＞
  - 頻呼吸（24回/分以上）
  - 徐呼吸（12回/分以下）
  - 無呼吸（10秒以上の呼吸停止）

  ＜動脈血酸素飽和度・SpO_2＞

＊低酸素血症に伴う全身の組織・細胞での障害を予防・改善するために，SpO_2 90％以下で酸素療法を開始します．

  ＜体位＞ —— どのようにすると楽か？
  - 起坐位
  - ファーラー位
  - 側臥位

＊人は無意識のうちに少しでも楽な姿勢をとります．とくに起坐位のほうが楽な患者に対して，心臓への負担が大きくなる臥位は心停止を招くことがあるので，慎重に行う必要があります．

- **聴診** —— どの部位でどのような異常音がするのか？

  ＜正常音＞ —— 呼吸音の減弱
  - 片側
  - 両側

  ＜異常音＞
  - 断続性
    - 細かい（fine crackles）（捻髪音）
    - 粗い（coarse crackles）（水泡音）
  - 連続性
    - 胸膜摩擦音
    - 低調音（rhonchi）（いびき音）
    - 高調音（wheeze）（笛音）

- **随伴症状**
  - ・咳・痰 —— 肺炎，心不全　・頭痛 —— クモ膜下出血，過換気症候群
  - ・胸部不快・痛み —— 心筋梗塞，狭心症
  - ・めまい，四肢先端の痺れ —— 過換気症候群
  - ・浮腫 —— 急性喉頭炎，アレルギー，心不全　・嘔気 —— クモ膜下出血

→ **看護師には，観察・アセスメントに応じた対応がのぞまれる**

G けいれん　急変時の見きわめ方

> **ここがポイント**
> - けいれんは，脳神経に起因するだけでなく，さまざまな原因で起こりうる．
> - けいれん発作を起こしている患者を発見したときは，まず「患者のそばを離れない」「安全確保」「緊急性の判断」が重要である．
> - アセスメントでは，発作の持続時間，意識レベル，呼吸状態，体位などを確認していく．

1　けいれんってなに？

- けいれんとは，筋肉が全身または部分的に，不随意に収縮する発作的な症状です．
- 正常な骨格筋の運動は，以下の順に電気信号が送られて起こります．
  大脳皮質→小脳→脊髄→末梢神経→神経筋接合部→筋肉
- 電気信号には興奮と抑制の2種類があり，両者のバランスにより神経活動をコントロールしています．しかし，なんらかの原因で異常な興奮が起こると，そこから先に異常な電気信号が伝わり，筋肉の収縮が起こり，けいれんが生じます（図1）．

図1　けいれん　身体の中で起こっていること（脳梗塞と電解質異常の例）

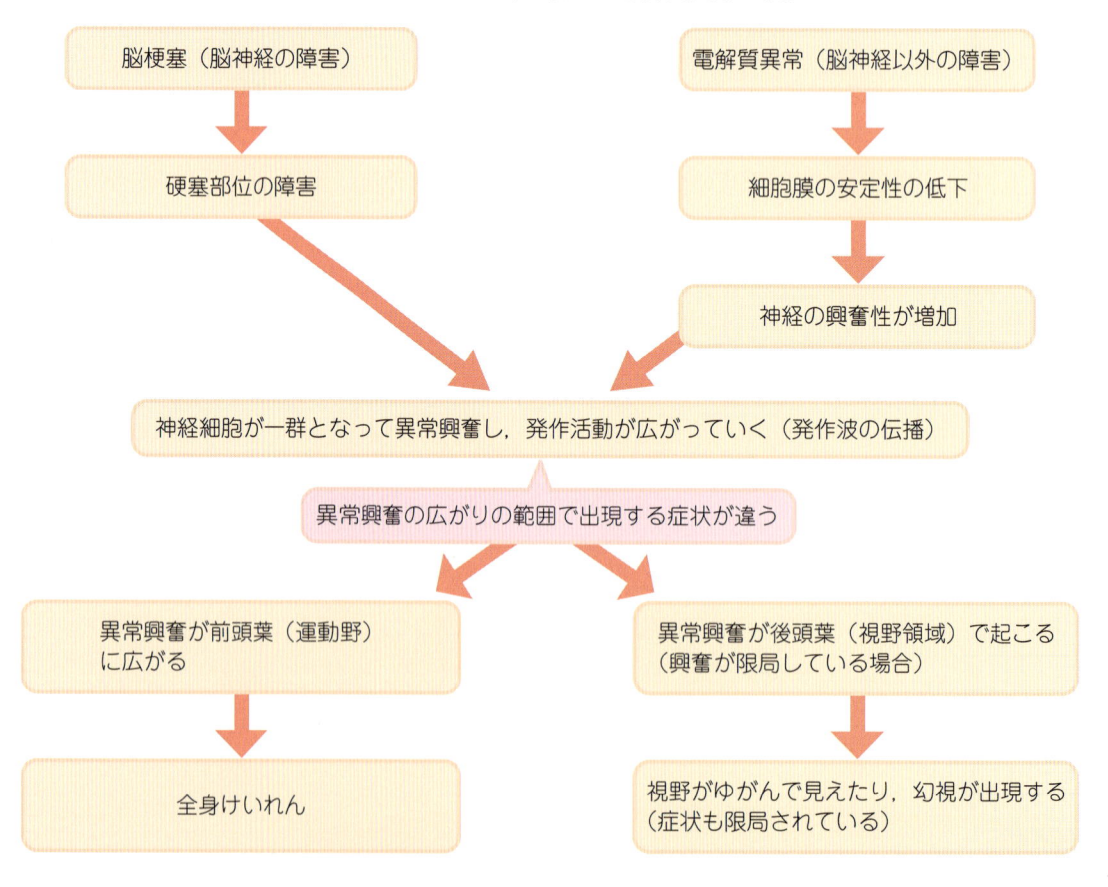

脳梗塞（脳神経の障害）→ 硬塞部位の障害

電解質異常（脳神経以外の障害）→ 細胞膜の安定性の低下 → 神経の興奮性が増加

→ 神経細胞が一群となって異常興奮し，発作活動が広がっていく（発作波の伝播）

異常興奮の広がりの範囲で出現する症状が違う

- 異常興奮が前頭葉（運動野）に広がる → 全身けいれん
- 異常興奮が後頭葉（視野領域）で起こる（興奮が限局している場合）→ 視野がゆがんで見えたり，幻視が出現する（症状も限局されている）

2 けいれん　ここをアセスメント

- けいれん自体には緊急性はありません．しかし，けいれん発作に伴い患者の安全の確保（転倒・転落・誤嚥の予防など）に努め，心拍や呼吸・意識レベル，けいれん発作の状態や持続時間などの観察を行うことが重要です．また，けいれん発作時は必ず患者のそばを離れず応援を呼ぶようにします（図2）．

図2　けいれん発作時に行うこと

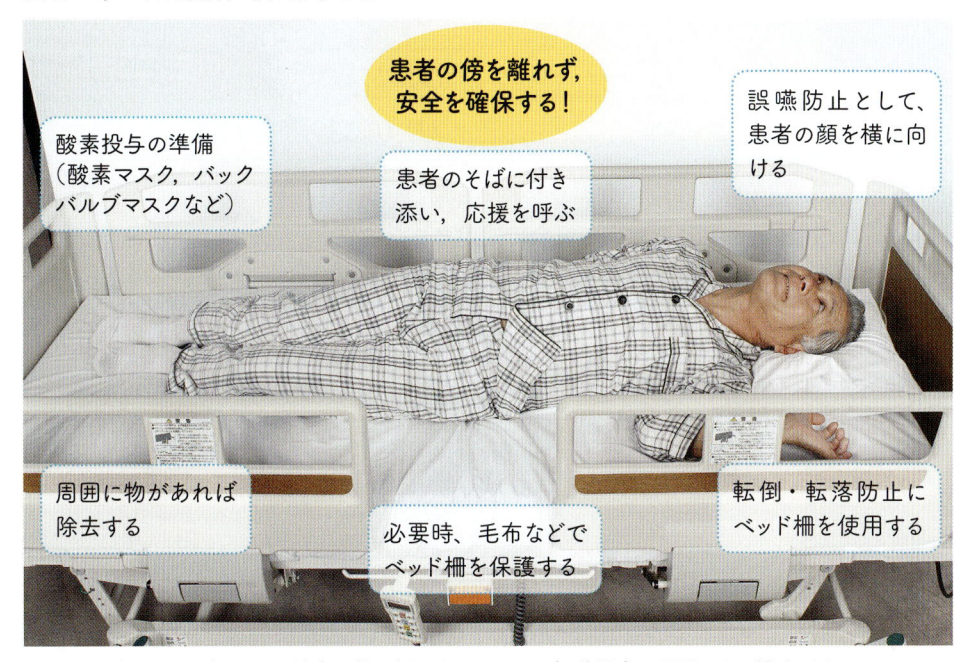

- 患者の傍を離れず，安全を確保する！
- 酸素投与の準備（酸素マスク，バックバルブマスクなど）
- 患者のそばに付き添い，応援を呼ぶ
- 誤嚥防止として、患者の顔を横に向ける
- 周囲に物があれば除去する
- 必要時、毛布などでベッド柵を保護する
- 転倒・転落防止にベッド柵を使用する

＊咬舌予防のために無理に口腔内に物を挿入することは，気道閉塞の原因となる場合がある

- 限られた時間で安全確保などの次に行うべきアセスメントは，視診です．「発作の持続時間」を確認しながら，「意識レベル」「呼吸状態」「体位」から中枢性の病変かどうかを見ます．
  - 意識レベル：呼びかけに対する反応を確認します．光や音，痛みなど強い刺激は避けます（けいれんを増悪させる可能性がある）．
  - 呼吸状態：けいれんの最中やけいれん終了直後には呼吸が一時停止し，チアノーゼが見られることもあります．
  - 体位：中枢性病変では，除脳硬直（上肢が回内伸展し，下肢と体幹も伸展）や除皮質硬直（上肢は屈曲し，下肢は伸展）が見られます（図3）．
- 発作終了後も意識レベルや呼吸状態が改善しない場合は，脳幹部に異変が起こった可能性があります
- けいれんが起こると，脳で消費される酸素量が増えるために低酸素状態となり，不可逆的な脳損傷を招く恐れがあります．そのため，10分以上のけいれんの持続や，短い間隔で頻発する場合（けいれん重積）は，けいれんを止める必要があります（表1）．

図3　除脳硬直・除皮質硬直

除脳硬直（中脳・橋レベルの障害）

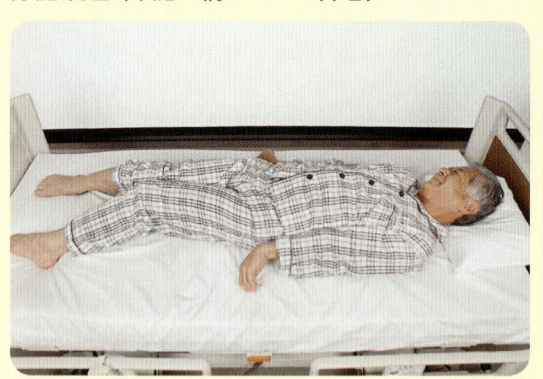

- 上肢が回内伸展し，下肢と体幹も伸展

除皮質硬直（大脳半球の広範な障害）

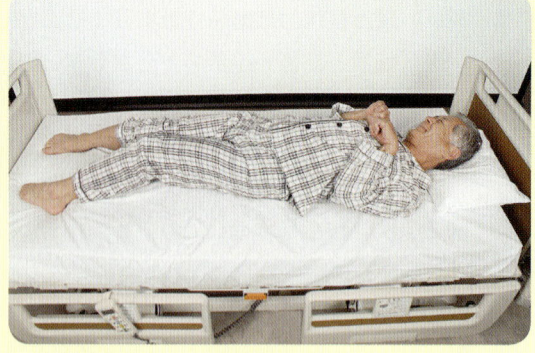

- 上肢は屈曲し，下肢は伸展

表1　けいれんを止める必要がある場合に使用する薬剤例

薬剤名	薬効など
①ジアゼパム（ホリゾン®，セルシン®）	抗けいれん薬
②フェニトイン（アレビアチン®），レベチラセタム（イーケプラ®）	抗てんかん薬
③プロポフォール	①②で効果がない場合に全身麻酔として使用

3　もっと知りたいアセスメントのワザ

アドバンス1　けいれんを引き起こすマイナー原因をおさえる

- けいれんの原因となる疾患はさまざまです．もし，けいれんが止まらない「けいれん重積」が起こった場合，原因疾患（表2）により対処法が大きく異なります．
- 「脳神経の障害によるもの」の場合は，抗けいれん薬の調整が基本となります．
- 「脳神経の障害以外によるもの」の場合は，原疾患への対処が不可欠です．そのため，けいれん発作の観察だけでなく，心電図や血糖値，電解質などの観察を行うとともに，疾患に対する情報収集が重要となります．「けいれん＝てんかん・脳神経疾患」と安易に考えず，観察・情報収集を行いましょう．

アドバンス2　もう少し深くアセスメントし，病変部位や種類を見抜く

- けいれん発作では，以下の項目の症状観察ができるとよいでしょう．これらからは，脳における起始領域すなわち病変部位や，けいれんの種類を推定することができます（表3）．

①けいれん発作の部位：全身か，限局した部位か

・片側性（左右の大脳のどちらかの運動領野近位で起きたけいれんで，症候性てんかん

表2 けいれんの原因疾患

脳神経の障害によるもの	てんかん	・特発性てんかん：原因がはっきりしない（基礎に脳神経の病変をもたない） ・症候性てんかん：脳神経系病態のために引き起こされる
	脳挫傷，硬膜下血腫，クモ膜下出血，脳梗塞，脳炎，脳腫瘍，手術後　など	
脳神経の障害以外によるもの	電解質異常，低血糖，低酸素血症，腎不全，薬物中毒，熱性けいれん　など	

表3 けいれん発作の分類

部分発作	単純部分発作：意識障害なし 脳の一部の発作が原因で，その部位特有の症状が出る	・運動症状（前頭葉）：手足や顔面のけいれん ・感覚症状（後頭葉）：視覚，味覚，臭覚 ・聴覚症状（側頭葉）：音が聞こえる，音が変わる
	複雑部分発作：意識障害あり	・単純部分発作で始まり，意識障害が続くもの ・意識障害で始まるもの
	部分発作から二次性全般発作に進展するもの	
全般発作（全身）	両側の大脳半球の発作が原因で，特定の部位に発作の起源を見出せない ・ミオクローヌス発作：身体の筋肉がピクピクと瞬間的に震える ・間代性発作：四肢がガクガクと大きく屈曲する ・強直性発作：つっぱり，頸背部は後ろに反る姿勢をとる ・強直間代性発作：つっぱってからガクガクする	

で起こる）
・両側性（運動領野の遠位で活動が起こり，左右の大脳に同時に影響するけいれんで，特発性てんかんで起こる）
② けいれん発作の分類：どのような発作か
③ けいれん発作の開始部位と波及の順序：どこから始まって，どのように拡がったか
④ 頭部と眼球の偏位：基本的に，頭部と眼球の偏位した方向とは逆の側頭葉が発作の起始部

アドバンス3　「失神」「振戦」との違いをおさえる

● けいれんに似た症状が見られる場合もあります．患者に起きている不随運動や発作がけいれんなのかを判断することが重要です（表4）．
● とくに「失神」「振戦」は，原因や症状が，経過観察から突然死に至るものまでさまざまです．発作時の特徴から，けいれんとの鑑別を行います．

表4　けいれんと鑑別が必要な症状の特徴

	特徴	緊急性を要する疾患
けいれん	・咬舌は側面に多い ・チアノーゼがしばしば起こる ・突然起こる ・前兆（異臭など）がある ・尿失禁が起こる場合がある ・持続時間が長いことがある ・家族歴がある　など	
失神	・持続時間が短い（20秒以内） ・口内咬傷や尿失禁はまれである ・発作後は早く回復し，意識障害の遷延は見られない　など	心筋梗塞，致死性不整脈，大動脈解離，低血糖発作など
振戦	・律動性（一定のリズム）の不随運動 ・体位の変化で止まる場合がある　など	（とくに急性発症の振戦で）脳梗塞，脳出血，脳炎，アルコール禁断症状など

アドバンス4　けいれんの可能性は予測してとらえる

- 視診のほか，けいれん発作後の患者や家族への問診から原因を推定できる場合もあります．以下に，問診内容を示します．
- 症例によっては，これらを利用して発作に備えます．この時点では，患者はまだ意思をもって行動できるので，しゃがんだり，横になったりできます．また，医療者もけいれんに備えての準備ができます．

①身体がどんな感じになりますか？（具体的な症状を聞く）
- 身体が震える（振戦の可能性あり：不安，ストレス，アルコール中毒など）
- ピクピクする（震えの可能性あり：チック，ミオクローヌスなど）

②発作は初めてですか？　いつから出るようになりましたか？（発症と経過を聞く）
- 初めてでない場合は，てんかん発作が考えられる

③既往歴・家族歴の確認
- 糖尿病：低血糖の可能性あり
- 家族歴：てんかんやヒステリーの可能性あり

④前兆症状（発作の前に何か症状はあったか）や原因を聞く
- 発作が起こる前の数秒～数分前に決まって起こる症状で，異臭，めまい，不安感，ボーッとする，冷汗，恐怖感，みぞおちの違和感など．

参考文献

1) 大原信司：症状編　けいれん・てんかんと神経症状のメカニズム．ブレインナーシング，26（3）：20-23，2010
2) 高橋宏：脳神経疾患病棟で起こるけいれんと看護　けいれんの病態について．ブレインナーシング，21（6）：21-26，2005
3) 金子純也，横田博之：プライマリケア時代の症候の診かた　失神．診断と治療，96巻増刊号：85-90，2008
4) 岡本智子，村田美穂：プライマリケア時代の症候の診かた　振戦．診断と治療，96巻増刊号：149-155，2008

H 麻痺　急変時の見きわめ方

> **ここがポイント**
> - 麻痺は、原因となる障害を受けた部位や範囲によって多くの症状を引き起こす．
> - 運動麻痺は、筋力の低下などによって呼吸減弱や呼吸停止のおそれもあり、緊急処置が必要となることがある．
> - 麻痺を的確に評価し、その経過を知ることで、治療・ケアの選択や必要性について情報を得ることができる．

1　麻痺ってなに？

- 麻痺とは、中枢神経もしくは末梢神経に障害をきたした結果、運動機能をはじめとした機能障害が現れた状態を指します（図1）．
- 急変時の麻痺の評価が重要なのは、それだけで呼吸障害をきたすなど生命危機に陥る場合があるためです．
- 脳梗塞などの疾患の随伴症状として現れるため、麻痺の範囲や程度を観察することが、脳神経疾患の緊急度や重症度を把握するめやすになります．

図1　麻痺　身体の中で起こっていること

身体の中の変化	原因と臨床で見られやすい症状など
①脳血管障害の発生	喫煙や寒冷刺激による血管攣縮、血管壁のアテローム付着による狭窄など、原因はさまざま
②脳実質の傷害・浮腫や壊死による圧排	傷害によって血管透過性の変化が起こる．さらに炎症によって頭蓋内圧は亢進する
③神経圧排	外傷によるものや脊髄障害では、直接的に神経断裂となったり神経根圧排が起こる
④運動神経の障害	出血以外の梗塞や腫瘍による影響では、発生部位によって症状や範囲が異なる．自己免疫疾患ではたびたび髄膜炎が起こり、筋力そのものの障害では筋肉の働きが低下する
⑤麻痺	

2　麻痺　ここをアセスメント

- 麻痺では、すみやかな対応と原因検索が求められます．障害の部位や程度によっては蘇生や緊急処置を要するため、まずは生命維持に努めることが必要です（図2）．

図2　麻痺のある患者のアセスメント

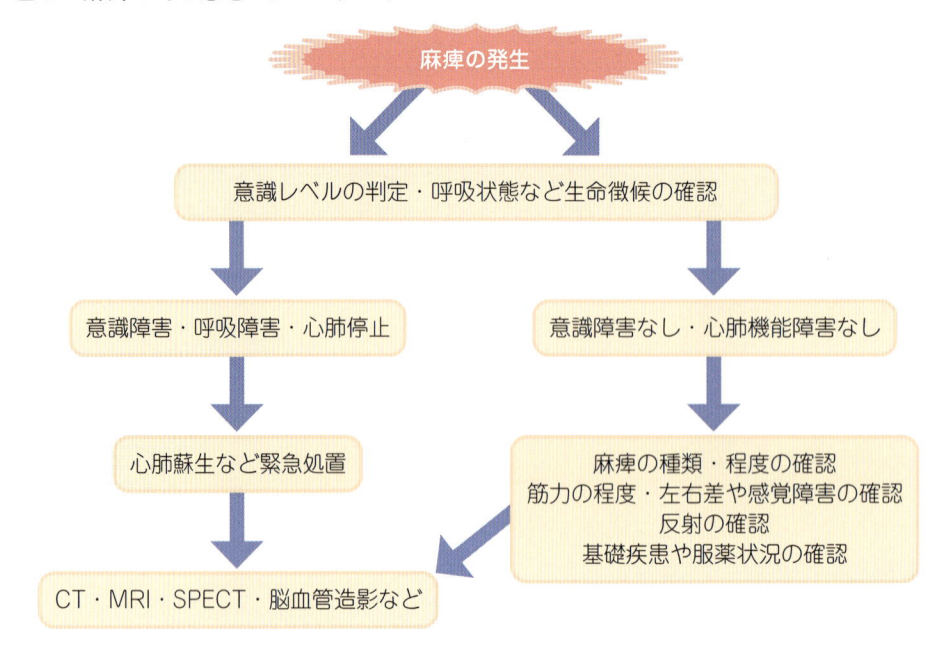

```
                    麻痺の発生
                        │
        ┌───────────────┴───────────────┐
        ▼                               ▼
     意識レベルの判定・呼吸状態など生命徴候の確認
        │                               │
        ▼                               ▼
  意識障害・呼吸障害・心肺停止      意識障害なし・心肺機能障害なし
        │                               │
        ▼                               ▼
   心肺蘇生など緊急処置          麻痺の種類・程度の確認
        │                       筋力の程度・左右差や感覚障害の確認
        │                              反射の確認
        │                       基礎疾患や服薬状況の確認
        ▼                               │
   CT・MRI・SPECT・脳血管造影など ◀──────┘
```

- 次に，麻痺の状況を知るとともに，麻痺や痺れが進行性であるか否か，発症の時期，その他の随伴症状や既往なども確認し，原因検索を行います．
- ここで注意すべきことは，患者が麻痺と認識していることと，痺れや感覚がおかしいといった違和感に「差がありうる」ことです．また，それらの症状は進行したり減弱するため，患者が経験している異常な感覚を正確に読み取ることが重要で，経時的に適切な機能評価を行います．

1）麻痺の状態からわかること

①麻痺の種類
- 麻痺の出現している範囲によって麻痺の種類を分類します．麻痺の種類によって，おおよその原因疾患を予想することができます．発生状況によっても原因疾患を予想することができます（図3）．

②麻痺の程度（筋力の程度）
- 麻痺の強さは筋力の低下から評価できます．上肢の麻痺では，手掌を水平挙上したときに麻痺側の上肢は下垂します（図4）．
- 下肢の麻痺では，膝関節屈曲の支えを外すと麻痺側の下肢は外側に倒れ，踵部が前方に滑り膝関節は伸展します（バレーサイン）．
- 筋力の程度は一般的には，徒手筋力テスト（manual muscle test：MMT）で評価されることが多く，0～5までの6段階のうち「0」が完全麻痺を指します．「5」は筋力低下のまったくない正常な状態で，1～4は不全麻痺を指します（表1）．

図3 麻痺の種類と進行の程度

発症のスピード	随伴症状	疑われる疾患
急に起こる	意識障害・感覚障害・言語障害・頭痛・嘔吐	脳梗塞・脳出血・クモ膜下出血・一過性脳虚血発作・脳炎
やや急に起こる	視力低下・疲れ・歩行障害	多発性硬化症
徐々に起こる	（頭部外傷後）頭痛・認知障害	慢性硬膜下血腫

片麻痺　四肢麻痺

発症のスピード	随伴症状	疑われる疾患
急に起こる	遺伝性・進行性の筋力低下	筋ジストロフィー・重症筋無力症・頸椎損傷（外傷性）
徐々に起こる	疲労・複視・眼瞼浮腫・発熱・筋肉痛	多発性筋炎

対麻痺　単麻痺

- 脊髄傷害によるものが多い．
- ギラン・バレー（Guilliain-Barre）は急に進行し，感冒などの感染症疾患のあとに起こりやすい．

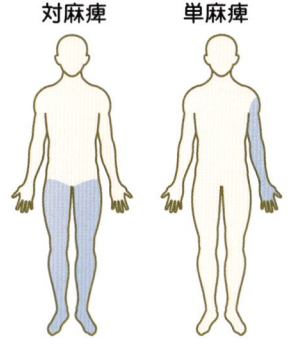

- 疑われる疾患は多種多様．
- 筋萎縮の有無で傷害部位が予測できる．

図4 上肢の麻痺

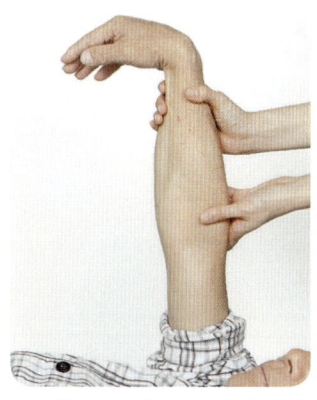

- 手掌を水平挙上したときに麻痺側の上肢は下垂する．

表1 徒手筋力テスト（MMT）

5	Normal	強い抵抗に打ち勝って全可動域で運動が可能
4	Good	弱い抵抗に打ち勝って全可動域で運動が可能
3	Fair	重力に抵抗して全可動域で運動が可能
2	Poor	重力を取り除けば全可動域で運動が可能
1	Trace	筋の収縮はわずかに起こるが関節は動かない
0	Zero	筋の収縮がまったく見られない

- 麻痺の進行の有無を確認するため，経時的に評価を繰り返す．

③麻痺の特徴

- 錐体路は延髄で交差するため，延髄より高位で障害をきたした場合は，病変とは反対側に麻痺が出現します（上位ニューロン障害）．延髄より低位では，病変と同側に麻痺が出現します（下位ニューロン障害）．
- 麻痺の現れ方については，急激に麻痺をきたすものとして頸椎損傷や外傷に関連するもの，脳血管障害やギラン・バレー症候群，多発性硬化症，大動脈解離などがあります．比較的進行の遅いものには頸椎症などがありますが，一概ではなく，ゆっくりとした進行でも麻痺が広範囲である場合には注意が必要です．

④運動麻痺と感覚麻痺

- 感覚の伝導路には「表在感覚（触覚・温覚・痛覚）」と「深部感覚（位置覚・振動覚・識別覚）」があります．
- どちらも末梢神経のレベルで運動神経と併走するため，運動麻痺と感覚麻痺は同時に起こることが多いです．そのため，よく見るデルマトーム（図5）は，運動麻痺と関連させて評価できます．

図5　デルマトーム

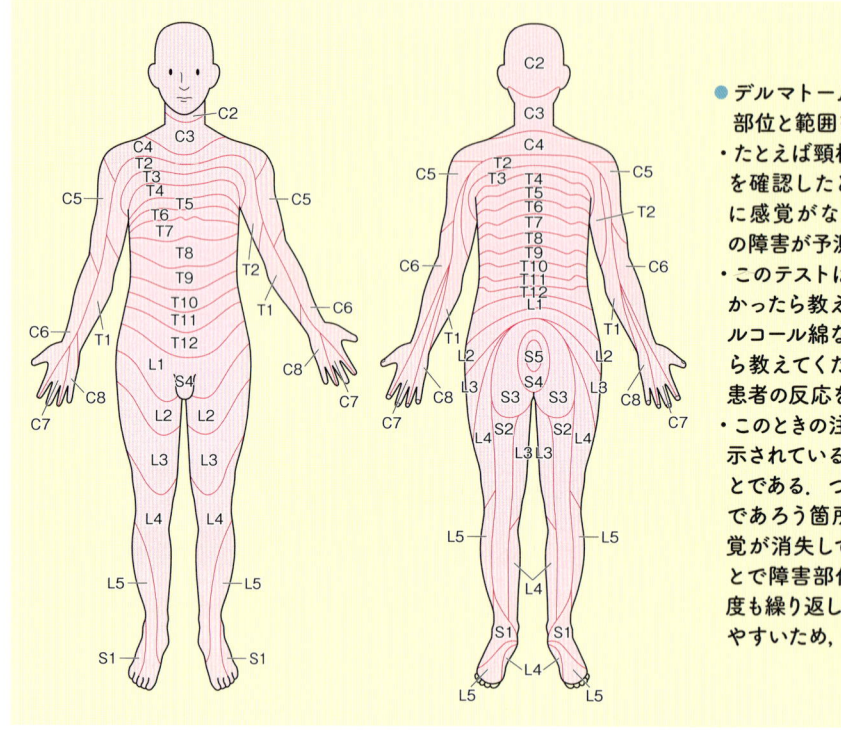

- デルマトームを参考にすると，障害部位と範囲を確認できる
- たとえば頸椎損傷の患者の感覚麻痺を確認したとき，患者が肩から末梢に感覚がなかった場合，C4レベルの障害が予測される
- このテストは，「触っている感じがわかったら教えてください」「（氷片やアルコール綿などを使って）冷たかったら教えてください」などと声をかけ，患者の反応を確認する
- このときの注意点は，デルマトームに示されている末梢から確認していくことである．つまり，感覚の残っているであろう箇所から確認していき，感覚が消失している場所を確認することで障害部位を想定する．一度に何度も繰り返し質問すると患者は混乱しやすいため，時間を置いて確認する

2）深部腱反射からわかること

- 腱反射は，外的な力を与えられたときに筋が損傷することを防ぐための生理的反射です．腱反射によって神経支配領域の障害範囲がわかります（図6, 7）．
- 腱反射では，上位ニューロンの障害があると，抑制がなくなるため反射が亢進します．このように腱反射が亢進している状態を「クローヌス」といいます．クローヌスは，上位ニューロンでの障害の発生を裏づけます．
- 一方，頸椎症では，神経根の圧迫で腱反射が出にくくなります．糖尿病などの末梢神経障害では両側の腱反射の低下や消失があり，急変しがちなギラン・バレー症候群では全身の深部腱反射が消失します．
- これらの反射の判定結果は，「（＋＋＋）；著しく亢進している」「（＋＋）；亢進している」「（＋）；正常」「（±）；低下している」「（－）；消失している」と表現します．

図6　病的反射

深部反射

バビンスキー反射

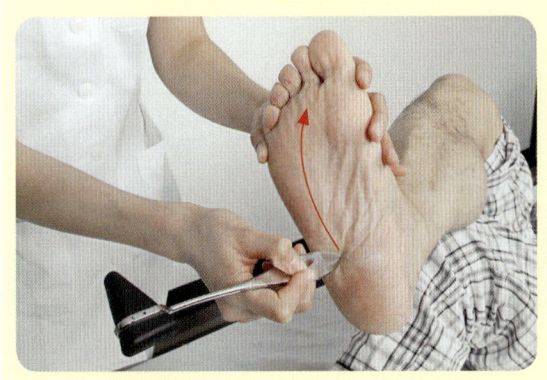

- 足裏の外側部を先の尖ったものでこすり上げると，母指が背屈する

オッペンハイム反射

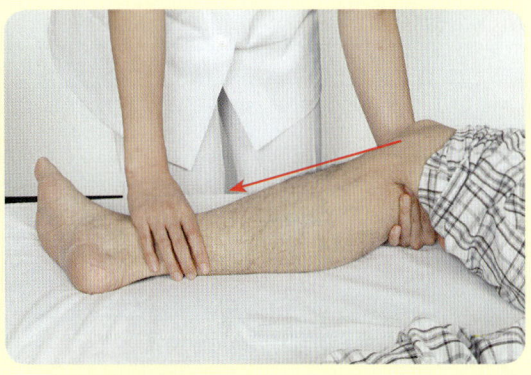

- 下肢の内側を膝から足先へ向かってこすると，母指が背面屈曲を起こす

表在反射

ゴードン反射

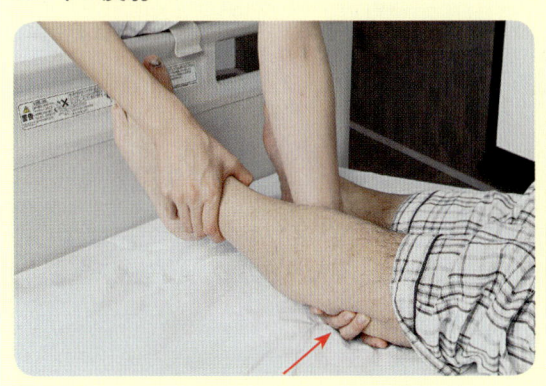

- 足のふくらはぎを強くつまむと，母指が背屈する

チャドック反射

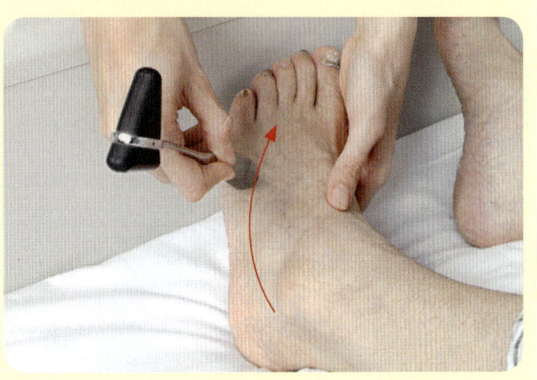

- 足の外顆部の縁をこすると，母指が背屈する

- よく使われるのはバビンスキー反射とチャドック反射である．これらの反射は，必ず両側に実施し，左右差を確認する．

3　もっと知りたいアセスメントのワザ

アドバンス1　麻痺に伴いやすい他の神経症状を知ればケアに役立つ

- 麻痺は脳神経疾患に関連していることがほとんどですが，症状が運動麻痺だけであるとは限りません．空間失認や顔面麻痺や構音障害など，直接的に生活にかかわる障害を伴うこともしばしばです．
- これらの症状は，軽微でわかりにくいものや，患者の行動を観察することで明らかになるものもあります．患者と話しているときの口唇の動きや呂律，視線の先や注意力，姿勢や食事時の食べこぼしなどは，次のケアに役立つ重要な情報です．

図7　深部腱反射の判定

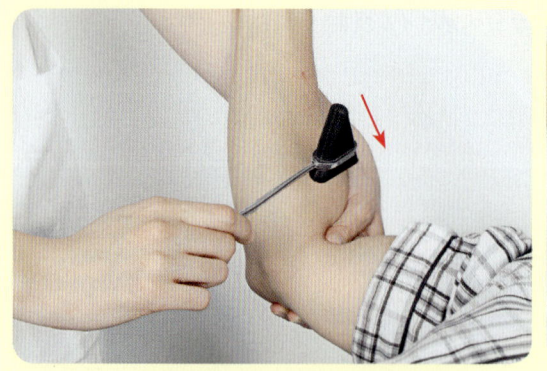

上腕二頭筋反射
- 正常では二頭筋が収縮し，前腕が適度に屈曲

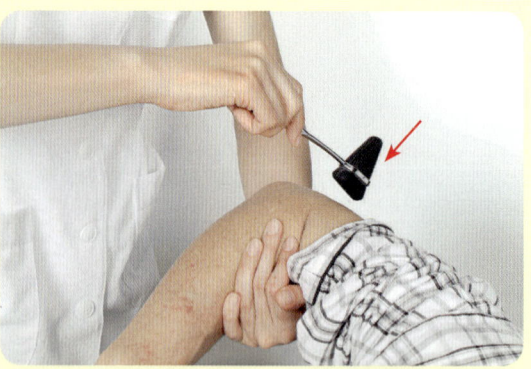

上腕三頭筋反射
- 正常では三頭筋が収縮し，前腕が適度に屈曲

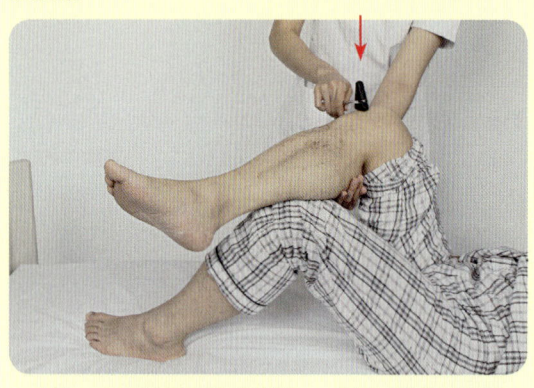

膝反射
- 正常では大腿四頭筋が収縮し，下腿が適度に伸展

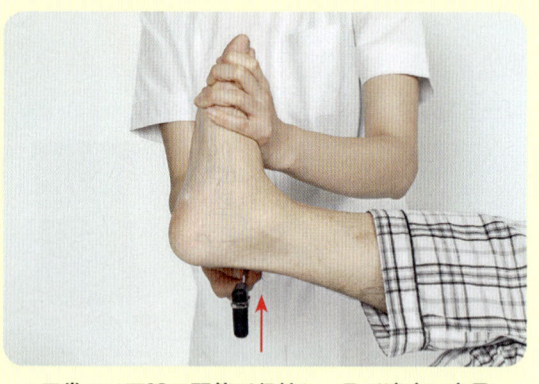

アキレス腱反射
- 正常では下腿三頭筋が収縮し，足が適度に底屈

- 患者に脱力するように伝え，過度な緊張のない状態で打腱器を使用して判定する．

アドバンス2　「麻痺」というストレスフルな患者に寄り添う

- 思いがけず身体の自由が効かなくなった患者の心理的なショックは大きく，ときにパニックとなったりせん妄，うつ状態をきたすこともあります．それまで不自由なく生活していたこと，活動していたことが思うようにできないもどかしさやプライドを傷つけられたような思い，孤独感などが障害とともに起こります．これは，当然の心理的反応であることを理解しましょう．
- 経時的に同じ検査などを繰り返して評価していくため，患者の協力は必要不可欠です．なぜ検査を繰り返すのか，その結果によって得られるデータがどれだけ有意義なものであるのか，十分な説明を行いましょう．

参考文献
1) 落合慈之，森田昭夫，吉澤利弘：脳神経疾患ビジュアルブック，学研メディカル秀潤社，2010
2) 中野隆：機能解剖で斬る神経系疾患，メディカルプレス，2011
3) 塩尻俊明：手軽にとれる神経所見，文光堂，2011
4) 田崎義昭，斉藤佳彦，坂井文彦：ベッドサイドの神経の診かた，南山堂，2006

第4章 "場面別"フィジカルアセスメント

A-C 治療経過別：予測して対応し重篤化を防ぐ
D-H ケア・処置別：エラーや合併症を防ぐ

A 臥床患者の深部静脈血栓症（DVT）を見抜く

ここがポイント
- 臥床患者に対しては，深部静脈血栓症の3つの危険因子（血液停滞，血管内皮障害，血液凝固能亢進）を総合的に評価して，発症リスクを予測しておく．
- 下肢の3大症状（腫脹，疼痛，赤紫色の色調変化）について，下垂位や立位での増強の有無，左右差の有無をとらえる．
- とくに術後や長期臥床後の初回歩行時・排泄時・体位変換時の突然の呼吸困難，胸痛，頻呼吸は肺血栓塞栓症を疑い，迅速に対応する．

1 深部静脈血栓症とは

- 深部静脈血栓症（deep vein thrombosis：DVT）は，3大要因により深部静脈に血栓が生じて静脈還流が障害される病態です（図1）．
- 侵襲の大きな手術後や，臥床が長く続いた状況では発症する危険性が増します．
- 肺血栓塞栓症（pulmonary thromboembolism：PTE）は，血栓により肺動脈が閉塞されて急性の呼吸・循環障害をきたす疾患です．重篤化すると肺梗塞を生じ，ときに致命的となることもあります．原因のほとんどは下肢の深部静脈に形成された血栓が遊離し，血流に乗って肺に運ばれることです．
- そのため，臥位の状態から坐位，立位，初回歩行など安静度を拡大する際の呼吸器症状（突然の呼吸困難，胸痛，頻呼吸）に留意します．
- 代表的な予防法は，「①早期離床・積極的な運動」「②弾性ストッキングの着用」「③間欠的空気圧迫法」「④未分画ヘパリン・用量調整ワルファリンの投与」などです．

図1 深部静脈血栓症の危険因子

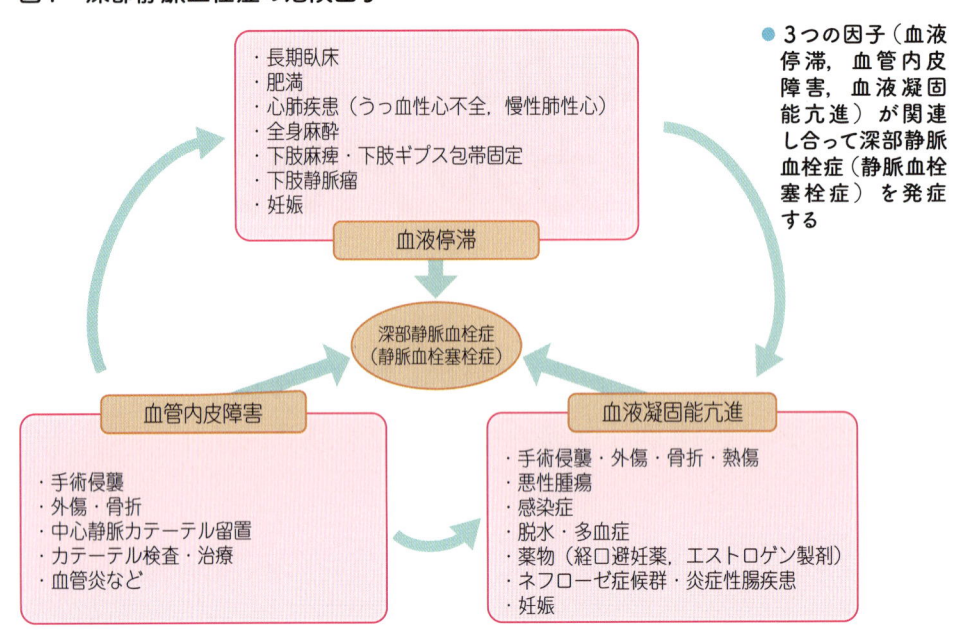

血液停滞
- 長期臥床
- 肥満
- 心肺疾患（うっ血性心不全，慢性肺性心）
- 全身麻酔
- 下肢麻痺・下肢ギプス包帯固定
- 下肢静脈瘤
- 妊娠

血管内皮障害
- 手術侵襲
- 外傷・骨折
- 中心静脈カテーテル留置
- カテーテル検査・治療
- 血管炎など

血液凝固能亢進
- 手術侵襲・外傷・骨折・熱傷
- 悪性腫瘍
- 感染症
- 脱水・多血症
- 薬物（経口避妊薬，エストロゲン製剤）
- ネフローゼ症候群・炎症性腸疾患
- 妊娠

● 3つの因子（血液停滞，血管内皮障害，血液凝固能亢進）が関連し合って深部静脈血栓症（静脈血栓塞栓症）を発症する

2 深部静脈血栓症　ここをアセスメント

1）危険因子の強度をとらえる

- 静脈血栓塞栓症の危険因子は図1，表1に準じて事前に1つひとつの項目に該当するかを確認します．危険性が高いと判断すれば，計画的に予防介入を開始します．

2）下肢そのものの異常徴候をとらえる

- 深部静脈血栓症の3大症状は，下肢の腫脹・疼痛・色調変化（赤紫色）です．しかし特異性に乏しく，下腿型では無症状のことも多いため，3大症状以外の観察も怠らないようにします（表2）．
- 下肢に症状が現れている患者では，日常的に症状の増減の有無や腫脹の程度をメジャーで測定し，増悪の有無を評価します．
- 重篤化すると，静脈の還流障害により動脈の血流が阻害されることがあ

表1 静脈血栓塞栓症の付加的な危険因子の強度

危険因子の強度	危険因子
弱い	肥満 エストロゲン治療 下肢静脈瘤
中等度	高齢 長期臥床 うっ血性心不全 呼吸不全 悪性疾患 中心静脈カテーテル留置 がん化学療法 重症感染症
強い	静脈血栓塞栓症の既往 血栓性素因[*] 下肢麻痺 下肢ギプス包帯固定

[*]先天性素因としてアンチトロンビン欠乏症，プロテインC欠乏症，プロテインS欠乏症など．後天性素因として抗リン脂質抗体症候群など

［安藤太三ほか：肺血栓塞栓症および深部静脈血栓症の診断，治療，予防に関するガイドライン（2009年改訂版），p50，2009より引用］

表2 深部静脈血栓症のアセスメントのための観察チェックリスト

- ☐ 下肢に腫脹，疼痛，色調変化（赤紫色）がある
- ☐ 下腿の硬化，表在静脈の怒張，浮腫がある
- ☐ 動脈の触知は微弱である
- ☐ 下肢の冷感，チアノーゼがある
- ☐ 上記の各症状に左右差がある（下写真のアセスメントなどで評価）

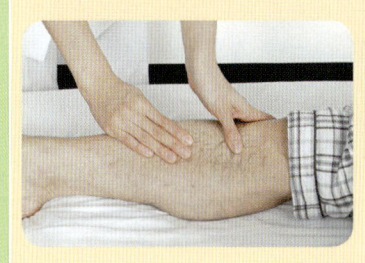

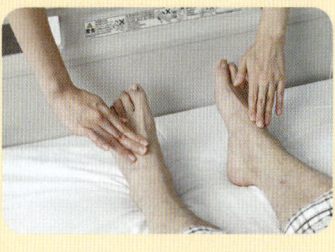

* DVT は左下肢に発症することが多い（左腸骨動脈は左腸骨静脈の前面を走行するため，圧迫の影響を受け血流の停滞を生じやすい）

- ☐ 上記の各症状は体位により変化する（下垂位や立位での増強）
- ☐ Homans（ホーマンズ）徴候がある（図3）
- ☐ Lowenbergs（ローウェンベルグ）徴候がある

● 各症状や所見は一律に出現するものではないため，総合的に判断する

図2 ドプラを使った血流状態の評価

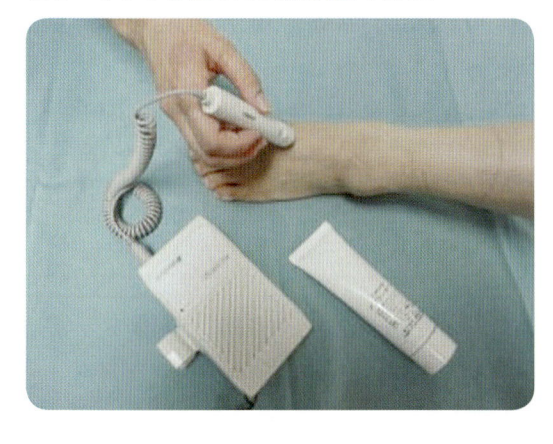

図3 Homans（ホーマンズ）徴候

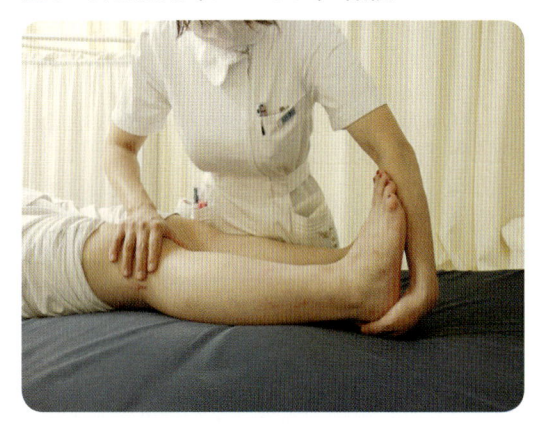

ります．触知が困難な場合は，ドプラを使用して血流状態を判定します（図2）．
- ほとんどが左下肢に認められるため，各症状において左右差の有無を確認することは重要です．
- Homans（ホーマンズ）徴候は，膝を軽く押さえて足関節を背屈させると，腓腹部に疼痛が生じます（図3）．
- Lowenbergs（ローウェンベルグ）徴候は，下腿を血圧測定用のマンシェットにより加圧すると，100～150mmHgの圧迫で疼痛が生じます．

3 もっと知りたいアセスメントのワザ

アドバンス1　肺血栓塞栓症・肺梗塞の前ぶれをとらえる

- 深部静脈血栓症の危険度が高い患者では，肺血栓塞栓症を発症する危険性も高くなります．肺血栓塞栓症は重症例で致死率が高く，迅速な緊急時対応が必要となります．
- 肺血栓塞栓症の観察は，特徴的な発症状況（安静度を拡大した際に生じる突然の呼吸困難，胸痛，頻脈など）を中心に行います．「SpO_2が低下しているにもかかわらず，呼吸音に異常がない」というのも重要な所見です（表3）．

表3　肺血栓塞栓症のアセスメントのための観察チェックリスト

☐	突然の呼吸困難，胸痛，頻呼吸がある
☐	長期臥床後の初回歩行時，排泄時，体位変換時に起こった
☐	突然の末梢酸素飽和度（SpO_2）の低下がある（心疾患との鑑別）
☐	呼吸音の異常がない（他の呼吸器疾患との鑑別）*
☐	心電図変化がない（狭心症・心筋梗塞との鑑別）

*ただし，肺梗塞や胸水貯留を合併するとこの限りではない．各症状や所見は一律に出現するものではないため，総合的に判断する

アドバンス2　場面や状況に惑わされず，肺血栓塞栓症の可能性を常に疑う

- 急変事例として，「別の状態を予測して対応していたが，実は肺血栓塞栓症だった」という報告が複数聞かれます．
- たとえば，食事介助時に胸部を押さえて苦しみ出した患者を誤嚥ととらえ吸引を繰り返してしまったケースや，同じような長期臥床後の呼吸苦の訴えに，既往に狭心症があったため薬剤投与で様子を見てしまった，という場面です．
- 初期対応が重要な急変では予測も重要ですが，"思い込み"が対応の遅れにつながることは少なくありません．特に臥床が続いたあとの急な症状の出現は，必ず肺血栓塞栓症の疑いをもつことが重要です．

引用文献

1) 安藤太三ほか：循環器病の診断と治療に関するガイドライン（2008年度合同研究班報告）肺血栓塞栓症および深部静脈血栓症の診断・治療・予防に関するガイドライン（2009年度改訂版），2009
（http://www.j-circ.or.jp/guideline/pdf/JCS2009_andoh_h.pdf　2012/3/2アクセス）

B 人工呼吸器装着患者の急変を見抜く

> **ここがポイント**
> - 人工呼吸管理中は，呼吸状態のさらなる悪化や合併症（無気肺，肺炎，気胸など）の発症が生命の危機につながりかねない．
> - 異常の早期発見・対応のため，視診・触診・打診・聴診と人工呼吸器のモニターから得られる情報を駆使してアセスメントを行う．
> - モニターに現れるさまざまな波形から，呼吸状態や肺の病変の有無，人工呼吸器の同調性，気管チューブからのリークなどの異常を察知する．

1 人工呼吸管理とは

- 人工呼吸器装着患者は，多くの病態によって呼吸不全に陥り，人工呼吸器による補助なしには生体に必要な酸素の摂取と二酸化炭素の排出が困難な状態です．
- 人工呼吸管理は，これらの患者に対し，主に「①肺胞換気量の維持」「②呼吸仕事量の軽減」「③酸素化能の改善」という3つの目的で行われます．

2 人工呼吸器装着患者 ここをアセスメント

- 人工呼吸管理中に呼吸状態のさらなる悪化があると影響は全身に及び，生命の危機に直結する危険性もあります．また，人工呼吸器関連の肺炎（VAP）や肺障害などの合併症を引き起こす危険性があります．
- そのため，異常の早期発見・対応が行えるよう心電図，脈拍数，血圧，呼吸回数，SpO_2，$EtCO_2$（終末呼気炭酸ガス濃度），一回換気量，気道内圧などの連続的なモニタリングを行うことが推奨されています．
- フィジカルアセスメントでは，こうしたモニタリングから得られる情報と，CTや胸部X線写真，動脈血ガスデータなども活用します．そして，人工呼吸管理の目的が達成されているか，合併症を引き起こすリスクが高まっていないか，合併症の発生の徴候はないかをアセスメントします．特に重要な項目が，以下の1）～3）です．

1）肺の病変のアセスメント

①視診と触診による評価

- 胸郭の動きは，視診に加え触診でとらえることが重要です．左右同時に，同程度拡張しているかを観察します（図1）．
- 人工呼吸管理中は，下葉よりも上葉に吸入気が多く分布します．そのため下葉に無気肺や肺炎が起こりやすく，一方，上葉では過膨張や気胸などが生じやすくなります．病変があればその部位の動きは減少したり，拡張のタイミングが遅くなります．
- 気胸が生じると気管が対側へ偏位しますが，人工呼吸管理中は両側に陽圧がかかっているため偏位を生じにくいとされています．聴診や打診などを合わせて判断する必要があります（図2）．

図1　触診による胸郭の動きの評価

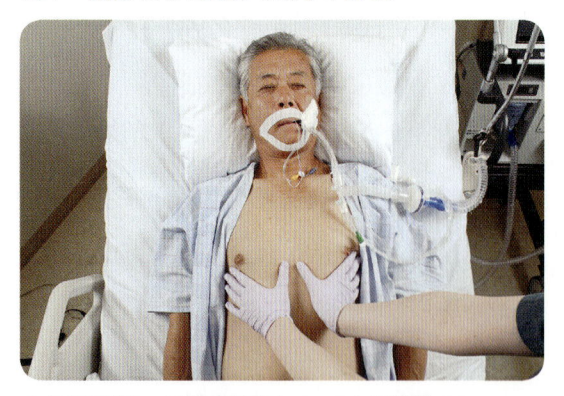

● 左右同時に，同程度拡張しているかを確認する．

図2　人工呼吸管理中の聴診による気管偏位の評価

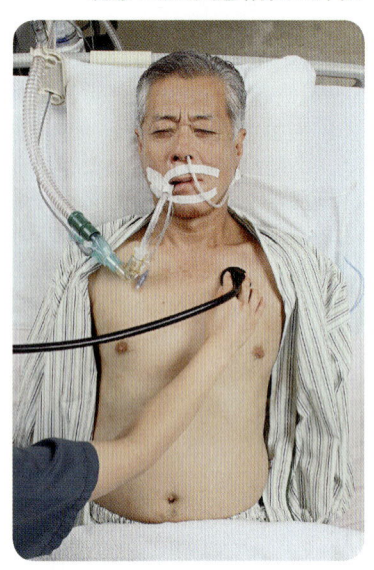

● 人工呼吸管理中は触診だけでは気管偏位が判断しづらいため，聴診や打診も合わせて判断する．

● 皮膚に触れてプチプチとした感じがあった場合は，皮下気腫が疑われます（☞p24〜25）．

②打診による評価

- 無気肺，胸水，血胸などでは，肺の含気量が低下しているため濁音となります．
- 一方，含気量が増加する過膨張や気胸，肺気腫では鼓音となります．胃や腸がある横隔膜よりも下の部位で鼓音がする場合には注意が必要です．ただし陽圧換気中は，胃に人工呼吸器からの送気が流れ出したり，チューブの違和感から呑気が増加して胃に気体が貯留している場合もあるため胃管の吸引を行ってから鑑別します．

③聴診による評価

- 人工呼吸器装着時には呼吸音は鋭利化して，肺炎などの病態がない場合でも粗い音に聴こえます．病変がある部位では副雑音は大きく聴こえ，無気肺のように含気が減少している部位では呼吸音は減弱しているか，聞き取れません．

④モニタリングからの評価

- モニタリングされている一回換気量と分時換気量から，必要量が維持されているかどうか判断できます（図3）．
- 人工呼吸管理では，同じ圧を気道内にかけてもコンプライアンス（肺の膨らみやすさ）が高い場合に換気量は少なくなり，一定の換気量を得るためには高い気道内圧が必要です．
- 人工呼吸器が関与するのは吸気相の換気だけで，呼気は自発呼吸と同様に肺・胸郭の弾性によって受動的に行われます．
- 吸気と呼気の換気量の差が大きい場合，回路のリーク（漏れ）が生じている可能性もありますが，回路のリークでは気道内圧は低下します．気道内圧が高い場合には，息が十分に吐ききれていない恐れがあり，過膨張や気胸，肺気腫のリスクが高くなります．

図3 従量式換気モードのグラフィックモニターと換気条件

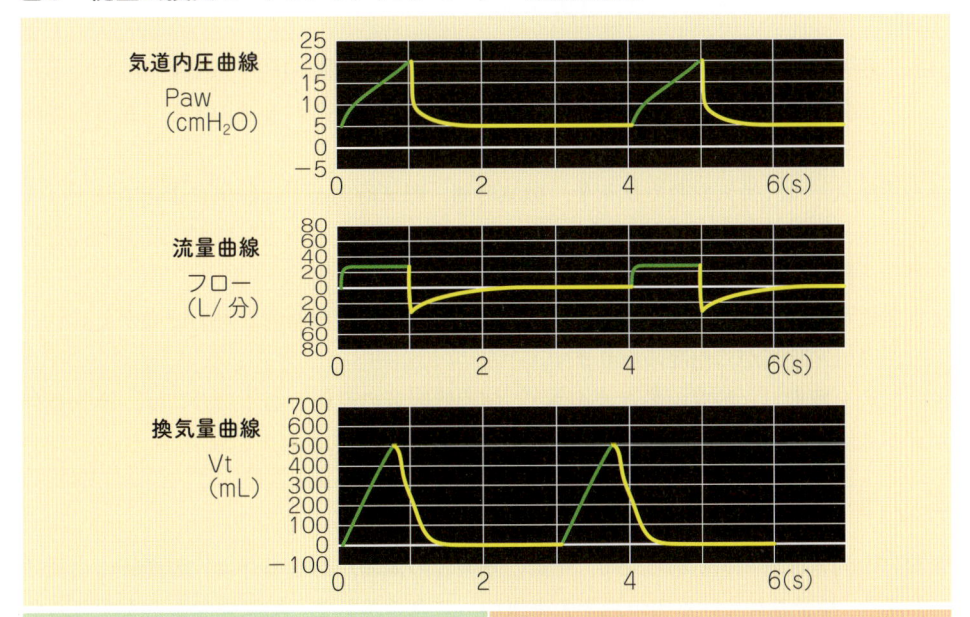

換気条件の設定のめやす
（換気量や気道内圧の適正を判断する際にもめやすとする）
- 一回換気量：標準体重で体重1kgあたり8〜10mL
- PEEP（呼気終末陽圧）：3〜5cmH₂O
- 最高気道内圧30cmH₂O以下

動的コンプライアンス・静的コンプライアンスの算出
胸郭のコンプライアンスは「動的コンプライアンス」を算出することで推察でき，肺の柔軟性は「静的コンプライアンス」を算出することで推察できる．加齢とともに低下するが，50〜100mL/cmH₂Oが正常値のめやすとなる
- 動的コンプライアンス＝一回換気量÷（最高気道内圧－PEEP）
- 静的コンプライアンス＝一回換気量÷プラトー圧

- カプノグラムで第Ⅲ相が右上がりで平坦にならない場合には，閉塞性障害の可能性があり，過膨張や気胸，肺気腫のリスクが高くなります（図4）．
- 肺の病変が悪化するとSpO₂の低下として現れやすいため，先天性心疾患患者のように慢性的な低酸素血症を示す疾患以外では，SpO₂値を低酸素血症の早期発見に役立てることができます．極度の貧血がなければ，SpO₂90％のとき，PaO₂は60mmHgと推測できます．

図4 カプノグラムと閉塞性障害

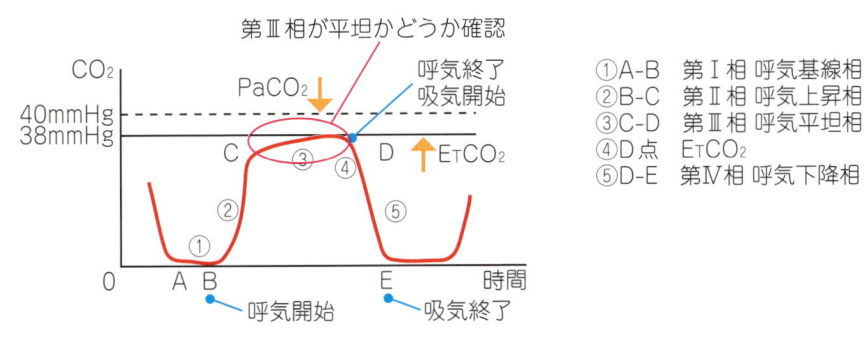

① A-B 第Ⅰ相 呼気基線相
② B-C 第Ⅱ相 呼気上昇相
③ C-D 第Ⅲ相 呼気平坦相
④ D点 EtCO₂
⑤ D-E 第Ⅳ相 呼気下降相

- カプノグラムは，EtCO₂（終末呼気炭酸ガス濃度）を連続的に測定する．波形は第Ⅰ〜Ⅳ相からなる．第Ⅲ相が右上がりで平坦にならない場合は，閉塞性障害の可能性がある．

2）人工呼吸器の同調性のアセスメント

- 人工呼吸器の主なモードには，呼吸を代行する「調節換気（IPPV，PCV，VCV など）」と，自発呼吸が不十分ながら行われており人工呼吸器がこれを補助する「部分的補助換気（SIMV，MV など）」があります．
- 調節換気では，換気回数や換気量，吸気時間，呼気時間などは設定によって決まりますが，自発呼吸が生かされる部分的補助換気では，換気量や吸気時間，呼気時間を観察し，同調性を観察することが重要です．
- 同調性が悪いと胸鎖乳突筋の緊張や肋間筋の陥没，鼻翼呼吸など努力呼吸が見られたり，吸気・呼気が二相性になります．
- 呼吸音を聴取し，胸郭の動きが小さく，肺胞呼吸音の減弱がある場合には，換気条件が不適切で十分な換気が得られていない可能性があります．

3）気管チューブに関するアセスメント

- 胸郭の動きに左右差があったり，片側の呼吸音の減弱がある場合は片肺挿管の可能性があり，挿管されている側の過膨張や気胸，対側の無気肺，肺胞虚脱などを生じる危険があります．気管チューブが適切な位置に固定されているかを確認します．
- 完全な片肺挿管の場合には，片側の呼吸音は消失し，気道内圧の上昇や一回換気量の低下も見られます．
- 口角あるいは門歯でチューブの位置が変化していない場合でも，口腔や咽頭付近でチューブがたわんだり，屈曲することもあるため，口腔や咽頭付近も観察します．
- 気管音の聴取部位で副雑音が聴こえる場合は，カフ漏れや人工呼吸器の回路内に結露が貯留している可能性もあります．カフ圧は，気管壁の毛細血管灌流圧（25〜35mmHg）よりも低い 20〜25 mmHg 程度で，漏れがない最低限の圧で管理します．回路内の結露は肺炎の一因となるため，適宜，破棄します．

3　もっと知りたいアセスメントのワザ

アドバンス1　EtCO$_2$ を理解する

- EtCO$_2$ は，人工呼吸器回路の呼気中の二酸化炭素分圧（または濃度）を数字で表したものです．通常，動脈血二酸化炭素分圧（以下，PaCO$_2$）に近い値を示すため，採血しなくても PaCO$_2$ の値を予測することができます．
- EtCO$_2$ は PaCO$_2$ よりも 1〜5mmHg 程度低くなるとされています．慢性呼吸不全や喘息といった閉塞性障害がある場合や，肺塞栓のように肺動脈血とガス交換がされない肺胞死腔の増大が生じている場合は，EtCO$_2$ と PaCO$_2$ の差は拡大します．

アドバンス2　異常波形をいち早く見つける（図3，4）

- 流速（流量）曲線は，人工呼吸器が吸気時に送り出す吸入気の量と呼気の流量をグラフに表したものです．吸気時の流量は上向きに，呼気時は下向きに表示されます．気道内圧曲線と合わせて観察すると，吸気努力の増大，吸気時の流量不足などを見つけ

ることができます．
- 最高気道内圧に達するまでの波形の乱れと流量曲線の最高値の低下が見られたら，患者は「吸気を吸いたいのに吸えない」「息が吸いにくい」苦しい状態にあると推定され，流量設定の変更が必要です．
- カプノグラムにおいて，第Ⅳ相で0mmHgにならない場合には，再呼吸の可能性があります．吸気・呼気のタイミングの調整が必要です（図4）．

アドバンス3　気管チューブのリークのサインを見抜く

- カプノグラムで第Ⅲ相が右下がりになっている場合には，気管チューブのリークが考えられます．第Ⅲ相が右上がりになって平坦にならない場合には，気管チューブが屈曲して狭くなっている可能性があります．
- 換気量曲線（図3）で，呼気の終わりには「0」になるのが正常です．0にならない場合は，気管チューブや回路のリークが生じている可能性があります．

参考文献
1) 福家信夫：呼吸管理．ICUトラブルシューティング，p44-89，中外医学社，1994
2) Lisa Marcucci, Elizabeth A. martinez, Elliott R. Haut et al: Avoiding Common ICU Errors．ICUエラーブック，第1版（福家信夫），p104-132，メディカル・サイエンス・インターナショナル，2010
3) 福家信夫：呼吸管理．ICUトラブルシューティング，p44-89，中外医学社，1994
4) 石井宣大，浦里博史：人工呼吸器の仕組みと使い方．人工呼吸ケア「なぜ・何」大百科，第1版（道又元裕編），p388-407，照林社，2005
5) 宮川哲夫：呼吸のフィジカル・アセスメント．呼吸理学療法，p72-82，三輪書店，2001

C 血管造影後の異常を見抜く

> **ここがポイント**
> - 造影剤による重大な副作用，アナフィラキシーに対しては，危険因子から発症のリスクを予測し，特徴的な症状を見逃さないことが重要．
> - アナフィラキシーは発現時間や症状より「重症度」を評価し，迅速な緊急対応（呼吸・循環の確保）を優先する．
> - さらに血管造影後の合併症（造影剤腎症，血栓塞栓症，出血など）を理解し，早期発見に努める．

1 血管造影とその異常とは

- 血管造影とは，対象血管の起始部までカテーテルを挿入後，造影剤を注入して連続撮影を行い，病変部位を特定する検査方法です．

1）造影剤による副作用

- 造影剤による最も重大な副作用はアナフィラキシー（あるいはアナフィラキシー様反応）です．アナフィラキシーは突然発現するアレルギー反応で，全身性に多彩な症状を引き起こします（図1）．
- 造影剤液は浸透圧や粘稠度が高いため，造影剤腎症を起こす危険性があります．検査の前後では絶飲食のことも多く，脱水もその誘因になります．

2）血管カテーテル挿入による合併症

- 血管カテーテルという異物が挿入されることにより血栓形成の危険性があります．一方，血栓を予防する目的で抗凝固剤が投与されるため，出血の危険性もあります．
- 血管カテーテルの操作による挿入経路の血管損傷や，各対象臓器におけるさまざまな合併症が生じる危険性もあります．

図1　アナフィラキシーにおける主な全身症状

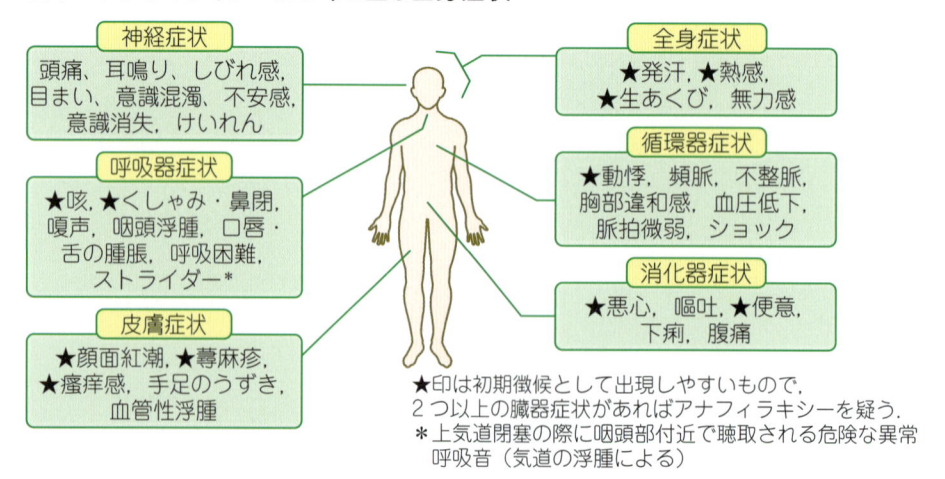

神経症状：頭痛，耳鳴り，しびれ感，目まい，意識混濁，不安感，意識消失，けいれん

呼吸器症状：★咳，★くしゃみ・鼻閉，嗄声，咽頭浮腫，口唇・舌の腫脹，呼吸困難，ストライダー*

皮膚症状：★顔面紅潮，★蕁麻疹，★瘙痒感，手足のうずき，血管性浮腫

全身症状：★発汗，★熱感，★生あくび，無力感

循環器症状：★動悸，頻脈，不整脈，胸部違和感，血圧低下，脈拍微弱，ショック

消化器症状：★悪心，嘔吐，★便意，下痢，腹痛

★印は初期徴候として出現しやすいもので，2つ以上の臓器症状があればアナフィラキシーを疑う．
＊上気道閉塞の際に咽頭部付近で聴取される危険な異常呼吸音（気道の浮腫による）

2 血管造影後　ここをアセスメント

1) アナフィラキシーのリスクをあらかじめ押さえる

- アナフィラキシーに対しては危険因子を評価して，あらかじめ発生リスクを予測することが重要です（表1）．
- 初期徴候は造影剤を注入した直後に出現することが多いため，図1に示した症状をとらえて重篤化する前に対処します．
- 皮膚症状の出現は高率ですが，必ず出現するとは限りません．突然重症な症状で発現する場合は重篤化しやすいため注意が必要です．
- 皮膚症状は，蕁麻疹や瘙痒感として認められます．体幹部や四肢内側の比較的皮膚の薄い箇所に出現しやすいため，肌を露出させて観察しないと見逃す危険性があります．
- 血圧低下や意識障害を伴うアナフィラキシーショックでは，呼吸と循環の観察と確保を最優先します．観察よりも迅速な緊急対応が求められます．

2) 造影剤腎症は尿量から評価

- アナフィラキシー同様に，造影剤腎症の危険因子を評価します（表1）．
- 血管造影後は，適正な輸液療法により体内の造影剤の排出を促します．適切な時間尿量（1mL/kg/時以上）を確保し，水分出納バランスや尿比重を観察します．

3) 合併症は場面ごとの観察が重要

- 血管カテーテル挿入による合併症は，カテーテル挿入時，造影剤注入時，シース抜去時，移動時，安静解除時に出現しやすいため，バイタルサインの測定ごとに1つひとつの症状をていねいに観察します（図2）．

表1　血管造影剤使用によるアナフィラキシーや腎症の危険因子

- 造影剤使用による副作用出現の既往がある*（6倍）
- なんらかのアレルギーの既往がある（3倍）
- とくに気管支喘息の既往がある（8倍）
- βブロッカーの内服をしている**（3倍）
- ・心疾患がある
- ・規定値を超える造影剤量を使用した
- ・もともと脱水状態である
- ・腎機能障害・慢性腎不全の既往がある
- ・高齢である

*アナフィラキシー様反応の場合は，既往に関係なく常に発症する危険がある．「今まで大丈夫だったから大丈夫」は当てはまらない
**発症の危険が高いのみならず，アナフィラキシーショックを起こすとエピネフリンが効きにくく，重篤化しやすい．その際はグルカゴンを投与する
- 上位4項目はアナフィラキシーのみに限定される因子

［箕輪良行，七條祐治編：血管造影のABC研修医レベルから始める20エピソード，p6-7，中山書店，2007を参考に作成］

図2　血管カテーテル挿入による主な合併症

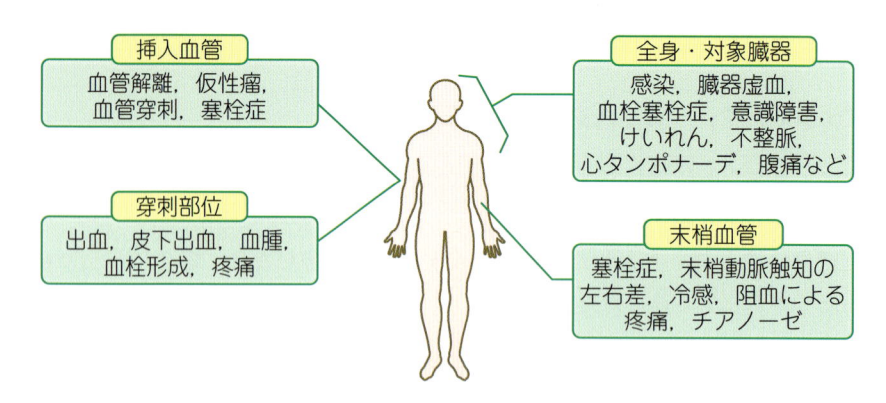

- 挿入血管：血管解離, 仮性瘤, 血管穿刺, 塞栓症
- 穿刺部位：出血, 皮下出血, 血腫, 血栓形成, 疼痛
- 全身・対象臓器：感染, 臓器虚血, 血栓塞栓症, 意識障害, けいれん, 不整脈, 心タンポナーデ, 腹痛など
- 末梢血管：塞栓症, 末梢動脈触知の左右差, 冷感, 阻血による疼痛, チアノーゼ

3　もっと知りたいアセスメントのワザ

アドバンス1　末梢冷感がなくても造影検査時の血圧低下はショックを疑う

- 血圧低下に伴うショックでは, 末梢冷感の有無も合わせて観察します.
- 通常のショックでは, 血圧を確保するため代償的に末梢血管が収縮し, 冷感が出現します. しかしアナフィラキシーでは, 末梢血管が拡張して血管の透過性が亢進するため, 末梢冷感が出現しないことがあります.
- 「血圧が低下しているにもかかわらず末梢冷感がない」という, ショックの基本と一致しない所見は, アナフィラキシーの危険な徴候であり, とくに注意が必要です.

アドバンス2　アナフィラキシーが「いつ出たか」が重症度の決め手

- アナフィラキシーの発現時間の特徴から重症度が予測できます.
- 発現時間により「即時型アナフィラキシー（造影剤投与後1時間以内）」と「遅延型アナフィラキシー（造影剤投与後1時間〜1週間）」に分類され, 早期に発現するほど重篤化する傾向があります.
- 発症後, いったん改善しても再度出現する（二相性反応）場合もあります. 最低でも造影後8時間は, 血圧低下, 呼吸困難, 蕁麻疹などの出現に注意が必要です.

アドバンス3　意識消失は迷走神経反射でも起こる

- 副交感神経（迷走神経）反射とは, 副交感神経の働きが優位になり血圧低下や徐脈を生じることです.
- 造影検査の場面では, カテーテル留置や圧迫止血などの痛みにより交感神経が過剰に刺激され, 自律神経がバランスを保持しようと働くため, 迷走神経反射が起こりやすい状況です. アナフィラキシーより緊急度は低いですが, 鑑別が必要です（**表2**）.

表2　副交感神経反射とアナフィラキシーショックの鑑別ポイント

臨床症状・徴候	副交感神経反射	アナフィラキシーショック
血圧低下	（＋）	（＋）
血圧低下の程度	軽度～中等度	中等度～重度
心拍数	減少（徐脈）	増加（頻脈）*
蕁麻疹	（－）	（＋）
呼吸器症状	（－）	（＋）
血管性浮腫	（－）	（＋）

*通常は代償的に増加するが，急激に重篤化すると頻脈を伴わず徐脈に移行することもある

参考文献
1) 桑鶴良平監：超実践　知っておきたい造影剤の副作用ハンドブック，ピラールプレス，2010
2) 箕輪良行，七條祐治編：血管造影のABC　研修医レベルから始める20エピソード，p2-15，中山書店，2007

D 気管挿管後のアセスメント

> **ここがポイント**
> - 気管挿管に伴って起こりやすい，"食道挿管"や"片肺挿管"を中心としたアセスメントの方法を理解することが重要である．
> - 正しい位置に挿管されているかが，最も重要な評価項目である．的を絞った視診と聴診が，的確で迅速な評価につながる．

1 気管挿管とは

1）気管挿管とアセスメント

- 気管挿管は気道閉塞や気道異物に対する気道確保や，重篤，または重篤化を予防するための疾病管理において呼吸循環管理の一環として行われます．
- いずれの場合も気管挿管を行った後に，その成果である呼吸の機能を助けられているかを確認することが必須です．重要なことは，気管チューブの位置の評価です．「視診・聴診」が迅速かつ有用です．

2）気管の解剖からみる異常の起こりやすさ

- 気管は口腔・鼻腔から咽頭，喉頭を経て肺に通じていますが，途中の喉頭蓋からは食道も並行して位置する構造です（図1）．そのため，気管挿管は食道に気管チューブを挿入してしまうリスクも非常に高いのです．
- さらに解剖学的構造から（図2），深く挿管されてしまった場合，多くが右主気管支に挿入されることを押さえましょう．

図1 咽頭・喉頭・気管の位置

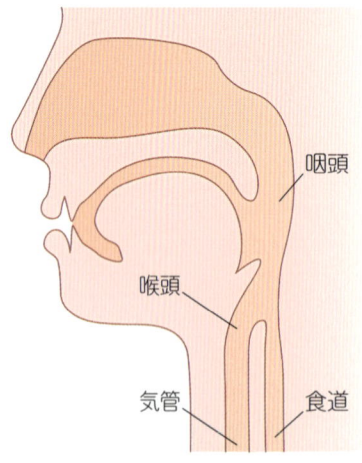

- 喉頭蓋から下は気管と食道が並行しているため，食道に誤挿管しやすい．

図2 気管の解剖と誤挿管

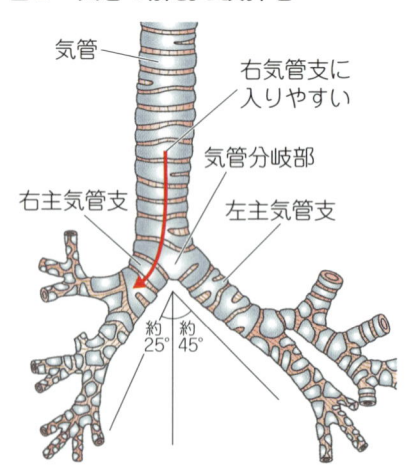

- 分岐部の角度の違いから気管チューブを深く挿管すると，右主気管支に入りやすい．

2 気管挿管後　ここをアセスメント

1）最初に大きな異変がないかをとらえる

- 気管チューブの位置を確実にとらえるため，門歯または口角の位置で気管チューブの目盛を読み，挿入されている深さを確認します．成人では 21〜22cm が基準です．
- 口腔内や鼻腔内からの空気の漏れがないかを聴きます．含嗽様の音が聞かれた場合はカフの空気量不足が考えられ，正しい量の空気を注入し直す必要があります（図3）．
- 補助換気を行いながら，胸郭が左右均一に挙上しているかを確認します．頭部・腹部の正中方向からの視診が見やすいでしょう（図4）．このとき，呼気時に，肺内の湿気により気管チューブ内が曇ることもめやすになります．
- 胸郭の左右差がわかりにくいときは，触診が有効です．胸郭に両手を置き，拡がりを感じながら評価することで，よりわかりやすくなります（図5）．

図3　カフの空気量不足に注意する

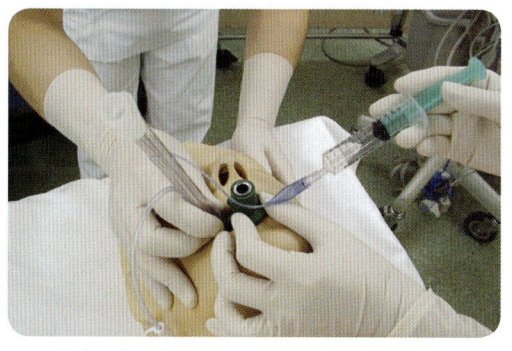

- 口腔内・鼻腔内からの空気の漏れがないかを確認する．含嗽様の音が聞かれた場合は，カフの空気量不足が考えられるため，注入し直す必要がある．

図4　視診による胸部挙上のチェック

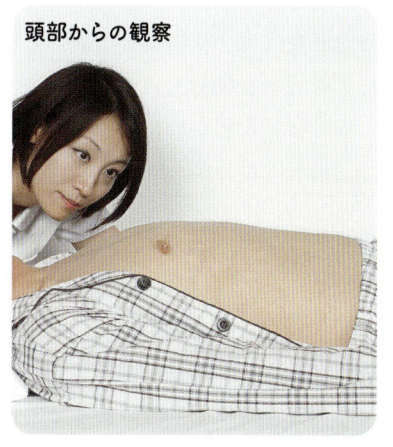

頭部からの観察

- 補助換気を行いながら，胸郭の挙上を見る．頭部や腹部の正中線での観察がわかりやすい．

図5　触診による胸部挙上のチェック

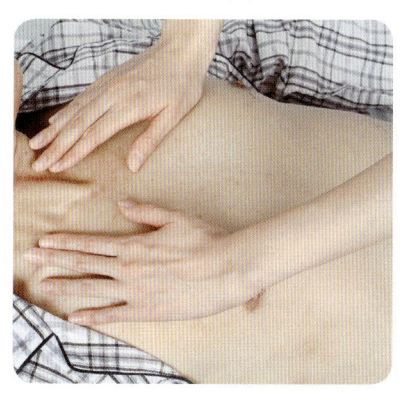

- 手を左右同じ高さの胸壁に添え，胸郭の拡がりを感じるように触診する．胸郭の挙上が均一であるかがよりわかりやすい．

図6　5点聴診による挿管位置の確認
前胸部（第2肋間鎖骨中線：左写真）・側胸部（第5肋間腋窩中線）の左右，心窩部（右写真）の5点を聴診

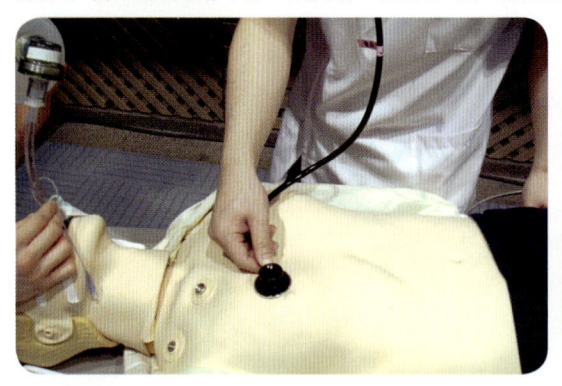

- 挿管位置が正確だと，前胸部・側胸部で左右対称な呼吸音を聴取できる．
- 浅い挿管の場合も左右胸部で呼吸音は聴取されるが，深く挿入され片肺挿管の状態になると右肺挿管となり，左肺での呼吸音は消失する．

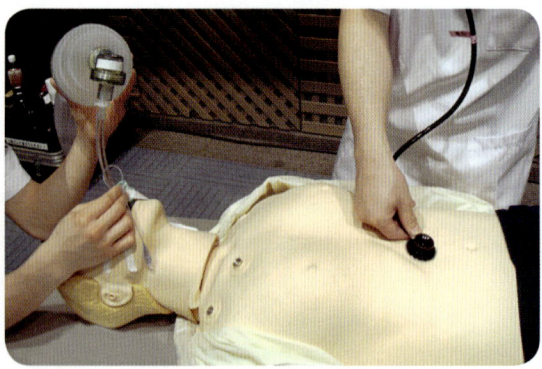

- 前胸部・側胸部での呼吸音が不明瞭で，心窩部に空気が流入するような音を聴取する場合は，食道挿管が疑われる．

2）5点聴診で挿管位置を確認

- 前胸部（第2肋間鎖骨中線）と側胸部（第5肋間腋窩中線）の左右差，さらに心窩部の呼吸音を聴診し，挿管位置をさらに確認します（図6）．正しい位置なら左右対象の呼吸音が聴かれますが，片肺挿管（主に右肺）では，どちらかだけの呼吸音が，食道挿管では心窩部で空気の流入音が聴かれます．

3　もっと知りたいアセスメントのワザ

アドバンス1　デバイスを用いて確認する

- 気管チューブの位置を確認するいくつかのデバイスを使用することが推奨されています．$EtCO_2$ディテクター，EDDチェッカーなどがさらに確実です（図7）．

アドバンス2　挿管中もモニタリングによる観察を行う

- パルスオキシメーターを用いた観察：気管挿管の処置中から，継続したパルスオキシメーターでのSpO_2（経皮的動脈血酸素飽和度）のモニタリングを行います．ただし，低酸素状態はSpO_2にはすぐには反映されず，10～20秒程度遅れて現れることに注意しましょう．
- モニターによる循環状態の観察：迷走神経反射による徐脈や換気不全などによる頻脈，不整脈を早期発見し対応するためにも，心電図モニターでのモニタリングも欠かせません．

アドバンス3　気管挿管位置確認後も継続的に呼吸を観察

- 挿管後に位置確認ができたら，呼吸を中心に患者状態の継続アセスメントを行います．

図7　デバイスを用いた誤挿管のチェック
EtCO₂ディテクター　　　　　　　　　　　EDDチェッカー

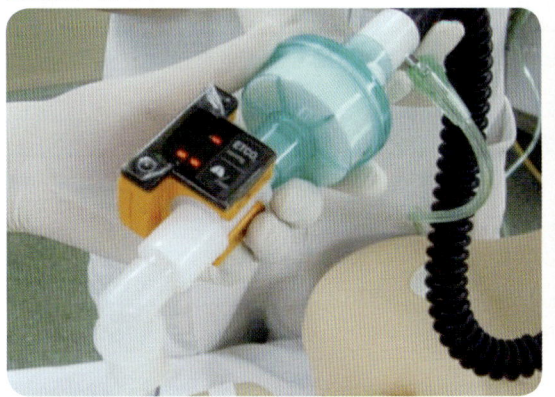

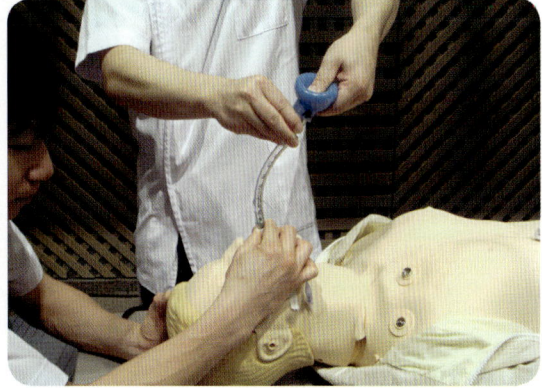

- 気管チューブに接続したEtCO₂ディテクターには，呼気中の二酸化炭素が表示される．明らかに値が低い場合は食道挿管が疑われる．
- 気管に正しくチューブが挿入されていれば球部は膨らむが，食道挿管では膨らみが遅延する．

- 意識下や自発呼吸下では，気管挿管時に鎮静薬投与を行うため自発呼吸の有無，呼吸回数，チアノーゼ（口唇・手指など）の有無を確認します．
- 酸素化が改善すれば意識レベルが回復し，気管チューブへの不快感で不穏な行動がしばしば見られるため，意識状態にも注意を払います．

アドバンス4　既往歴など患者情報を確認する

- 気管チューブの位置が正しくても，胸郭の挙上に左右差が出る場合，外傷や胸郭形成術後などによる片肺の障害が原因になっていることがあります．
- 「左右に差がある＝誤挿管や片肺挿管」と安易に判断するのではなく，既往歴など客観的情報をふまえて総合的に判断することも必要です．

アドバンス5　X線写真を活用する

- 挿管位置のアセスメントの結果や，経過中の挿管位置の再確認の際，胸部単純X写真があれば，実際に気管と気管チューブの位置を見ることができます．
- 正確な挿管位置は，第2肋骨付近の気管分岐部を確認し，その2cm上方に気管チューブの先端が見られます（図8 p154）．X線写真の見方をおさえて，有効に活用しましょう．

図9　気管挿管後の胸部X線写真

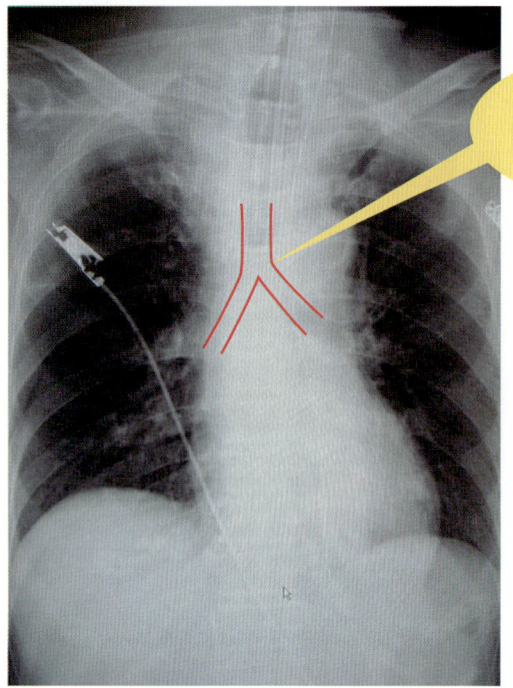

気管分岐部上方に気管チューブの先端を確認

- 気管チューブの先端は，気管分岐部（第2肋骨付近）の2cm程度上方にあるのが基本となる．X線写真でも，気管支分岐部の上方に先端が見えているどうかを確認する．このとき，体幹のねじれや体位，撮影の向きによって，立体である胸郭や気管の位置関係は変化して映し出されることに注意する．

E 胃カテーテル挿入後のアセスメント：胃泡音，不快感，X線写真など

> **ここがポイント**
> - 胃カテーテルの挿入では，気管への誤挿入を見抜く観察とアセスメントの方法，視診・聴診と胸部X線写真による確認方法を理解する．
> - 排液や注入物によるカテーテル内の汚れや詰まりなどはないか観察し，カテーテル交換の必要性を考慮する．
> - 確実なカテーテル固定の工夫と，皮膚トラブルの予測・予防策を考慮した固定部位の観察を行う．

1 胃カテーテル挿入とは

1）胃カテーテル挿入とアセスメント

- 胃カテーテル挿入には**表1**のような目的と適応があり，経鼻的，または経口的に胃内へ挿入します．気道と食道を分離することにより，誤嚥予防にもなります．
- 胃カテーテルが誤挿入されると，口腔内以外にも消化管狭窄部位や憩室，気管内などに重篤な合併症をきたす恐れがあります．カテーテルの先端が確実に胃内に留置されていることが重要です．
- 特に，「注入」を目的とした胃カテーテル挿入後の位置確認には，胃泡音と胃内容の吸引，さらにX線写真での確認が必須です．

表1 胃カテーテル挿入の目的と適応

	目的	適応
注入	薬剤・栄養剤投与	意識障害・嚥下機能障害など，経口摂取が困難な場合
	胃洗浄	薬物中毒，上部消化管出血
排出（ドレナージ）	胃内容物（胃液・血液）の除去・減圧，胃内容物の確認	イレウス，上部消化管出血，全身麻酔下，消化器手術前後の排液
	胃液採取	結核の診断など

2 胃管カテーテル挿入後のアセスメント

1）視診

- 意識下または，鎮静下でも開口可能であれば，口腔内の観察を行います．咽頭にカテーテルが通っていることが確認できます．口腔内や咽頭部にカテーテルがとぐろを巻い

図1　胃泡音の聴取による挿入部位の確認

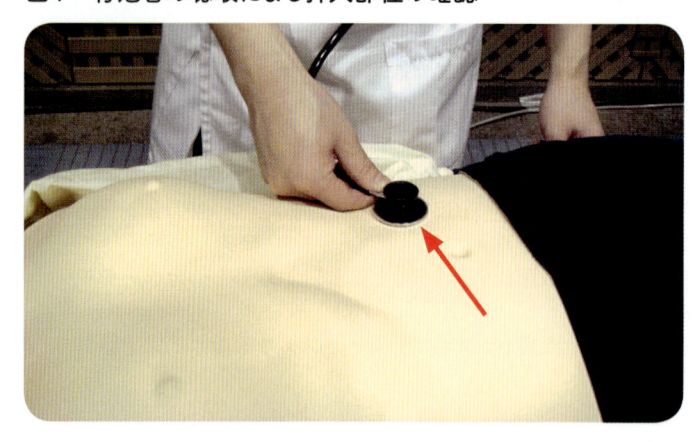

シリンジで10〜20mLの空気を注入し，左季肋部の聴診（➡）で胃泡音が確認されれば正しく挿入されているといえる

ている場合は，すみやかに抜去し，挿入し直します．
- 経鼻・経口どちらの挿入でも，挿入された長さを確認しておきましょう．通常，カテーテルの目盛りは1〜4本のラインで示されることが多いため，ライン表示の数値換算を理解しておくことが大切です．個人差がありますが，成人は45cmほどで胃噴門部に到達するため，45〜60cmが基準となります．
- 呼吸困難感や咳嗽反射が強い場合は気管への誤挿入が考えられるため，すみやかに抜去しましょう．

2）聴診

- 挿入された深さでカテーテルの位置確認ができるように，テープなどで仮固定するか，用手で固定します．シリンジで10〜20mLの空気を注入し，左季肋部での胃泡音を聴取します（図1）．
- 空気を注入した際に，聴診部位とは違う部位で気泡様の音を聴取したときは，左右下肺野と左季肋部の3点で聴診し，最強音を確認します．さらに，頸部でも聴診を行います．左季肋部より他の部位での聴診のほうが明瞭に空気の流入を確認できる場合は，誤挿入と考えたほうがよいでしょう．
- るい痩などにより腹壁の薄い患者では，胃泡音を触診で確認することができます．一方，腹壁の肥厚している患者で，胃泡音の聴取が困難なときは，注入する空気量を20mL程度に増量し，聴診してみるとよいでしょう．
- 胃泡音の聴取は，確認が不十分であれば数回，再度確認することが望まれます．しかし，回数を重ねることで胃の膨満を招き，胃部不快や嘔気・嘔吐を誘発しかねないため，他の方法での確認も考慮します．

3）胃内容物の吸引

- 胃泡音を確認したシリンジを使用し，そのまま用手吸引します．カテーテル内に胃液や胃内容物の逆流が認められれば，確実な挿入と確認できます．

4) X線写真による確認

- 栄養剤や薬剤投与など「注入」を目的とした場合は，X線写真によるカテーテルの位置確認が必須です．
- 胃カテーテルの先端部の位置，ループ形成の有無，横隔膜の通過を確認します．また，X線写真上での前後比較ができる場合は，胃泡の有無や軽減など主観的情報も加え，処置前後の状態をアセスメントし，評価しましょう．

3 もっと知りたいアセスメントのワザ

アドバンス1　ドレナージ時の排液量の継続観察

- ドレナージを行う際は，排液量を確認します．排液量の急な増減は，原因検索が必要です．
- 排液量の増加は，消化管出血で血性の排液が混じったり，経腸栄養療法中であれば吸収不全などが考えられます．排液量の減少は，カテーテルの閉塞などが考えられます．外傷などでは，胃内での食物残渣の停滞や血塊などで閉塞しやすいため注意が必要です．
- 通常の胃液は透明で，淡黄色〜淡緑色です．性状や色調の変化も観察しましょう．

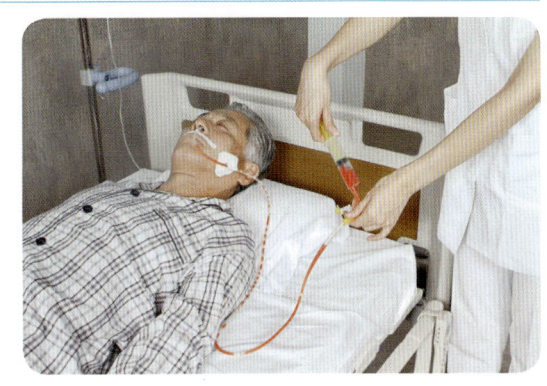

参考文献
1) 船山美和子：胃管挿入・胃洗浄．救急ケア　Nursing Selection⑩（中村惠子監），p201-202，学研メディカル秀潤社，2003
2) 清水孝徳：経鼻胃管の挿入と管理．診察と手技がみえる，第1版（医療情報科学研究所編），p146-151，メディックメディア，2010

F　胸腔ドレーン挿入後のアセスメント：エアリーク，気胸，握雪感など

> **ここがポイント**
> - 胸腔ドレーン挿入前後の呼吸状態・循環動態を観察し，挿入後の改善・安定化を評価する．
> - 胸腔ドレーン挿入に伴う合併症（出血，血胸，皮下気腫，肺水腫など）について，その徴候・原因の早期発見・早期対応に努める．
> - フィジカルアセスメントから得た身体所見と，胸腔ドレーンバックから得られる情報とを統合して考える．

1　胸腔ドレーンとは

1）胸腔ドレーンとアセスメント

- 胸腔ドレーンの目的は，胸腔内に貯留した空気や体液（胸水，血液，膿など）の排気・排除を持続的に行い，肺の再膨張を促すことで，呼吸・循環状態を改善します．
- ドレーンの挿入前よりモニタリングを行い，処置中に起こりやすい血胸や出血に伴う呼吸状態・循環動態の変化を観察します．処置後は挿入部，ドレーンバック，呼吸・循環を中心とした全身状態を観察します．

2）病態の理解

- 肺は自力で膨らむことができないため，胸腔に急激に空気や体液の貯留が起こると呼吸が障害され，さらに胸腔内圧上昇により循環障害をきたします．
- 胸腔ドレーンが適応となる病態には，気胸・血胸・胸水から心臓や胸部外科手術後までさまざまありますが，ここでは緊急性の高い緊張性気胸などを中心に述べます（表1）．
- 外傷では血気胸になる場合も多く，両側同時に生じた場合は急速に低酸素血症となり，致命的になります．その対応には，急変やショックを想定した蘇生の準備が必要です．

表1　胸腔ドレーン挿入後の危険な合併症

		主訴・症状の特徴	主な原因
気胸	緊張性気胸	呼吸困難，胸痛，呼吸音の左右差，片側の呼吸音減弱または消失，頸静脈怒張，急激な症状の進行，補助換気で改善が見られない	外傷による胸部打撲・肋骨骨折 自然気胸から進行
気胸	開放性気胸	呼吸困難，呼吸に伴い開閉する胸壁損傷（吸い込み創）	外傷による肋骨骨折 胸部の鋭的外傷
大量血胸		呼吸困難，場合により出血性ショック	外傷による胸部血管損傷

2 胸腔ドレーン挿入後のアセスメント

- 胸腔ドレーン挿入後のフィジカルイグザミネーション（視診，聴診，触診）およびバイタルサインの測定は，挿入直後から，その後10〜15分間隔で1時間くらいまで行います．状態が安定していれば，その後は1〜2時間ごとの観察でよいでしょう．

1) 視診

- 胸郭の挙上について左右差が改善されたか，正中方向から見て確認しましょう．
- 顔色，チアノーゼ，呼吸回数や呼吸様式の変化を見ます．意識がある場合は，呼吸困難感の改善を確認します．
- ドレーン挿入部周囲の皮下出血，挿入部からの出血，エアリークなども確認します．
- 緊張性気胸では，頸静脈怒張の改善を確認します．

2) 聴診

- 左右の前胸部，側胸部で呼吸音を聴取します．呼吸音の左右差や減弱，または消失していた呼吸音が改善されたかを確認します（図1）．
- ドレーン挿入部にエアリークがある場合，皮膚切開創より空気の漏れる音が聴かれることがあります．

3) 触診，打診

- 胸郭の拡張性は，左右同じ高さの肋骨縁に両手を添えることで確認できます．
- ドレーン挿入部周囲の触診は優しく行います．皮下に泡をつぶすような，雪を握ったときのような感触（握雪感）があれば，皮下気腫が考えられます．皮下気腫を認めた場合は，範囲の増減を確認するためマーキングしておくとよいでしょう（図2）．
- 打診は，緊張性気胸では側胸部に鼓音が聴かれることが診断指標の1つとなります．血胸では濁音が聞かれます．肺の再膨張では共鳴音が聴かれますが，肋骨骨折では痛みを伴うため配慮が必要です．

図1 胸部の聴診

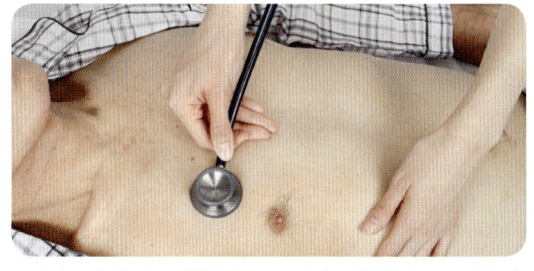

- 左右の前胸部，側胸部で呼吸音を聴取する．呼吸音の左右差や減弱，消失していた呼吸音が改善されたかを確認する．

図2 胸部の聴診：皮下気腫のサイン

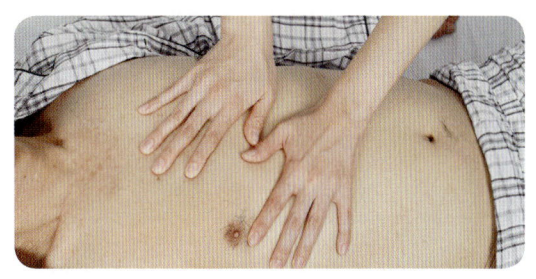

- 皮下に泡をつぶすような，雪を握ったときのような感触（握雪感）があれば皮下気腫が考えられる．

3 もっと知りたいアセスメントのワザ

アドバンス1　ドレナージ時のモニタリングによる循環の評価

- ドレナージによって効果的な排気・排液が行われないと，呼吸障害が改善されないだけでなく，循環障害をきたします．
- 緊張性気胸では，虚脱肺側の胸腔内圧上昇により静脈環流を阻害しているため，閉塞性ショックから心停止に至る可能性があります．
- 大量血胸では，肺の虚脱による呼吸不全と胸部血管損傷による循環血液量減少性ショックが同時に発生しています．
- いずれも呼吸不全主体の病態ですが，重篤な循環障害を伴う危険もあり循環管理は欠かせません．循環を意識した持続的なモニタリング（血圧測定，脈拍数など）と輸液・輸血管理が重要です．
- 呼吸状態の継続観察には，パルスオキシメーターによるSpO_2の測定が簡便で有用ですが，末梢の循環不全や循環動態の不安定な場合などは反映されにくくなります．末梢循環を測定するため，測定値が遅延することも覚えておきましょう．

アドバンス2　排液・脱気量のコントロール

- 急速な大量の排液（血液・胸水）は，血圧低下や循環血液量減少性ショックをきたす危険があります．バイタルサインの変化を確認しながら，1回の排液量は，500〜1,000mL程度にするとよいでしょう．
- また急速な排液・脱気や貯留物の吸引は，再膨張性肺水腫をきたすことがあります．虚脱の強い気胸では吸引圧をかけず，水封（ウォーターシール）で1日ほど経過を見ることで予防できるといわれています．
- 低タンパク血症・低栄養状態でも再膨張性肺水腫をきたしやすいため，排液量の速度を調節するとよいでしょう．

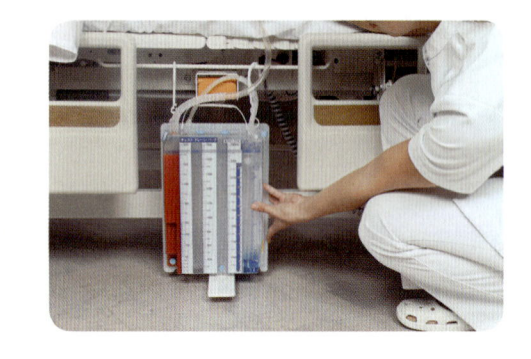

参考文献
1) リン S. ビックリー：胸郭と肺．ベイツ診察法，第9版（福井次矢，井部俊子監），p241-277，メディカル・サイエンス・インターナショナル，2008
2) 新井正康：胸腔穿刺・胸腔ドレナージ．救急医学，30 (10)：1199-1205，2006
3) 坂口浩三：胸腔ドレナージ．診察と手技がみえる，第1版（医療情報科学研究所編），p108-121，メディックメディア，2010
4) 清水潤三，曽根光子：胸腔ドレーン．はじめてのドレーン管理，p40-43，メディカ出版，2007
5) 日本外傷学会・日本救急医学会監：外傷初期診療ガイドライン，p55-70，へるす出版，2002

G　気管吸引前後のアセスメント

> **ここがポイント**
> - 気管吸引は，呼吸音や呼吸パターン，胸郭の動き，SpO_2，気道内圧，一回換気量などを適宜観察し，痰の貯留の有無をアセスメントして行う．
> - 気管吸引によって起こりうる合併症とそのリスクをアセスメントし，安全に行えるよう対策をたてる．

1　気管吸引とは

- 気管吸引は，分泌物を除去して気道の閉塞を改善し，肺胞におけるガス交換能を維持したり，呼吸仕事量と呼吸困難感を軽減することを目的に行います．
- しかし，気管吸引は侵襲的な処置であり，苦痛を伴います．そのため，適宜，吸引の必要性と合併症のリスク，効果などをアセスメントし，適正な手技で行うことが重要です（図1）．

図1　気管吸引のアセスメントと実施の流れ

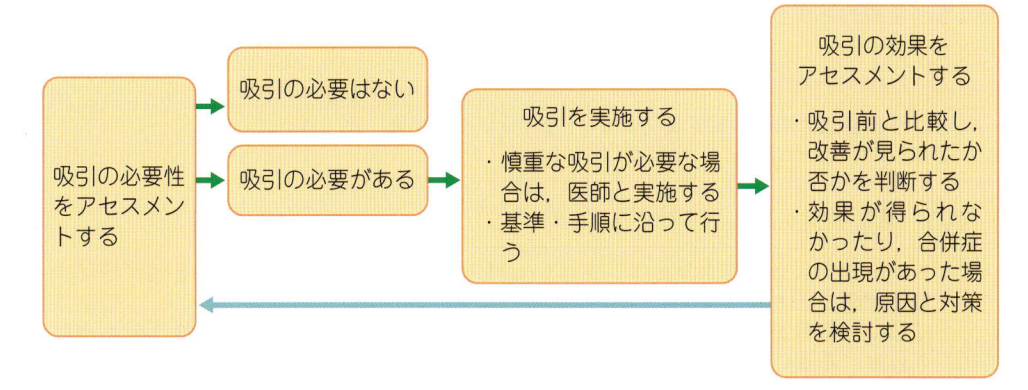

```
吸引の必要性      →  吸引の必要はない
をアセスメント
する              →  吸引の必要がある  →  吸引を実施する            →  吸引の効果を
                                            ・慎重な吸引が必要な場合は，   アセスメントする
                                              医師と実施する            ・吸引前と比較し，
                                            ・基準・手順に沿って行う     改善が見られたか
                                                                        否かを判断する
                                                                       ・効果が得られな
                                                                        かったり，合併症
                                                                        の出現があった場
                                                                        合は，原因と対策
                                                                        を検討する
```

2　気管吸引の必要性と効果のアセスメント

1）気管吸引の必要性を見る

- 気管吸引では，痰と同時に気道内の酸素も吸引し，無気肺の形成や低酸素血症などの合併症を引き起こす危険性があります（**表1**）．そのため定時に行うのではなく，**表2**のような内容を適宜観察し，気管吸引が本当に必要かどうかを見ていきます．
- 気管吸引では，気管支より末梢の分泌物を取り除くことはできません．「咳をしたから」

といってすぐに気管吸引が必要と判断するのは妥当とはいえないでしょう．痰が貯留しており，気管吸引によって取り除ける場所にあるのかをアセスメントします（**表3**）．

表1　気管吸引の主な合併症

- 粘膜などの損傷
- 低酸素症，低酸素血症
- 不整脈，頻脈または徐脈，心停止
- 血圧上昇・下降
- 呼吸停止
- 気管支攣縮
- 無気肺，気胸
- 頭蓋内圧の上昇，脳内出血，脳浮腫増悪

［日本呼吸療法医学会．気管吸引のガイドライン．人工呼吸，25（1）：48-49，2008を元に作成］

表2　吸引前後のアセスメント

1. 視診：呼吸数，呼吸パターン，胸郭の動き，皮膚の色，表情
   触診：振動や胸郭の拡張性
   聴診：副雑音や呼吸音の減弱の有無，部位
2. 循環動態：脈拍数，心電図，血圧
3. ガス交換所見：SpO_2，動脈血液ガスデータ
4. 気道内分泌物：色，量，粘性，におい，出血の有無
5. 主観的不快感：呼吸困難感の有無
6. 咳嗽力
7. 人工呼吸器パラメーター

［日本呼吸療法医学会．気管吸引のガイドライン．人工呼吸，25（1）：48-49，2008を元に作成］

表3　気管吸引が必要と判断できるとき

- チューブ内に分泌物が見える．あるいは咳き込みがあり，チューブ内を痰が移動する音が聞こえる
- 聴診で，気管から左右主気管支にかけて分泌物の存在を示唆する断続性ラ音が聴取される．あるいは，呼吸音の低下がある
- 触診で，呼吸性に移動する振動が感じられる
- 痰の貯留が示唆され，「呼吸数増加」「浅速呼吸」「陥没呼吸」「補助筋活動の増加」「呼気延長」など呼吸仕事量の増加の徴候が見られる
- SpO_2 の低下が見られる
- 人工呼吸器のパラメーター上で，以下が見られる（下図）
   ①換気モードが従量式の場合，気道内圧の増加，流量（流速）波形の呼気相で異常波形（波形の乱れ）が見られる
   ②従圧式の場合，換気量の低下，流量（流速）波形の吸気・呼気相で異常波形（波形の乱れ）が見られる

痰の貯留による吸気時の流速（流量）波形の乱れ

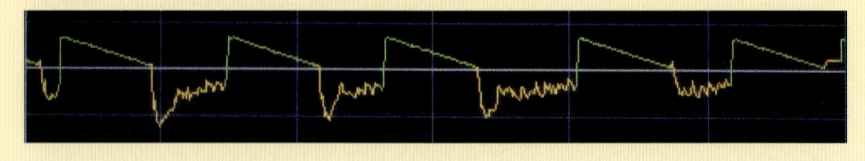

2）安全で効果的な気管吸引を行うためのアセスメント

- 末梢でラ音が聴取される場合や，気管吸引を行っても分泌物が取り除けない場合には，水分出納および加温・加湿管理により痰の粘稠度を調整したり，体位排痰法を組み合わせます．患者の負担を考慮して，吸引回数を最小限にすることが重要です．
- 一度の吸引では分泌物が取りきれず，再度，気管吸引を行う必要があるとアセスメントした場合には，脈拍数，心電図，血圧，SpO_2，呼吸パターン，表情，自覚症状などを観察し，実施しても合併症や病態の悪化を引き起こす危険性が高くないかを確認します．
- 病態によっては，気管吸引により心停止などの重篤な状態に陥る危険性があります．その場合は，医師と一緒に実施するなど，緊急時にすみやかに対応できる状態で行います（表4）．

表4　慎重な気管吸引が必要なとき

病態	場面例
低酸素血症	F_IO_2 1.0 あるいは，それに近い高濃度の F_IO_2，PEEPが高値で設定されている
出血傾向 気管・肺胞出血	DIC（播種性血管内凝固症候群）や高度の肝機能障害，血栓溶解剤投与中である．または，すでに気管あるいは肺胞からの出血が認められている
低心機能・心不全	昇圧薬や抗不整脈薬などの循環作動薬が多剤かつ大量に投与されている
容易に不整脈が出やすい状態	すでに不整脈が認められている．致死性の不整脈が出た経過がある．電解質，冠血流の異常がある
頭蓋内圧亢進状態	頭蓋内の出血，広範囲の脳梗塞，クモ膜下出血，全脳虚血後 など
気道の過敏性が亢進している状態	気管支拡張薬が投与されており，気管支攣縮を起こした経過がある，あるいは喘鳴が聴取される
吸引刺激による病態の悪化を招きやすい	破傷風（筋攣縮の増強），気管・気管支の術後（創部の損傷，気管の攣縮），開心術後（不整脈，血圧の上昇・低下，出血），せん妄（興奮症状の悪化）など

［日本呼吸療法医学会編：気管吸引のガイドライン．人工呼吸，25（1）：48-49，2008を参考に作成］

3　もっと知りたいアセスメントのワザ

アドバンス　痰の性状から病態や感染のコントロール状態を見る

1）出血性の痰の評価

- 代表的なものは，肺水腫のときに見られるオレンジ色，あるいは血液が混じった泡沫状の痰です．肺胞出血や気管および気管支からの出血があれば血性の度合いは高くな

ります．ただし，口腔や咽頭，胃などの出血が気道に垂れ込んでいる場合もあり，患者の疾患や病態によっては鑑別が必要です．

2）血性以外の色の評価

- 痰に血性以外の色がついていれば，なんらかの細菌が繁殖していると考えられます．とはいえ，肺炎を起こしているとは限りません．また，胃管からの排液や経管栄養剤と類似する性状の痰が引けた場合には，誤嚥していると考えられます．
- これらの徴候が見られた場合には，排痰や誤嚥予防のケアを強化し，抗菌薬の使用について医師へ報告・確認しましょう．

3）痰の粘稠度による評価

- 水分出納バランスが「＋」に傾くと，痰は水溶性になり量も増えます．「−」に傾くと粘調になります．気管チューブを抜去する時期には，水分出納の状況もふまえて，自己排出できる程度の痰の性状・量に調整する必要があります．

参考文献
1) 日本呼吸療法医学会編：気管吸引のガイドライン．人工呼吸，25 (1)：48-49，2008
2) 福家信夫：呼吸管理．ICUトラブルシューティング，p44-89，中外医学社，1994

H 体位変換・移動前後のアセスメント

> **ここがポイント**
> - 体位変換や移動は，体位によって重力の影響が呼吸・循環機能に現れるリスクがあり，患者に影響を与える手技である．
> - 体位変換や移動前後には，患者の状態を動かすことによって生じる弊害を十分に把握してアセスメントを行う．
> - 移動前後の患者の状態をさまざまな観点からアセスメントすることで，急変のリスクを避けることができる．

1 体位変換・移動による影響とは

- 体位変換は，予防，治療，安楽など主に3つの目的（**表1，2**）で行われます．しかし，その効果の一方で，体位変換や移動を行うことによる心身への影響も確実に現れます（**図1**）．
- 患者のために行う体位変換が思わぬ急変につながるのは，この影響のためです．安全・安楽に体位変換を行うには，この両面を理解したうえでアセスメントを欠かさないことが重要です．

表1 体位変換・移動の主な目的

①予防的側面
- 長時間臥床することで起こる廃用症候群（筋力低下や萎縮など）や褥瘡を予防するために行われる

②治療的側面
- 排痰や呼吸機能改善のため，体位変換が行われる．有効とされる体位ドレナージには，60°以上の側臥位や前傾体位（右写真）などがある

③安楽などその他の目的
- 疼痛の軽減など，患者にとって安楽な体位を保つという目的もある．また，積極的な移動は，運動機能を回復させるモビライゼーションとして早期離床に役立つ

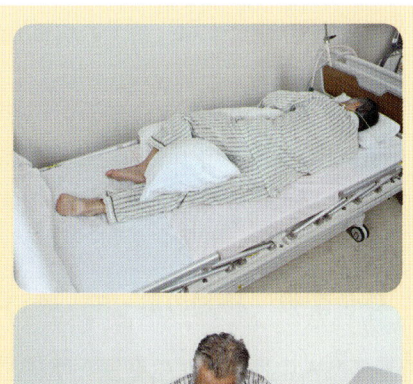

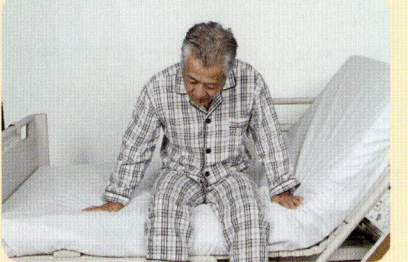

表2 体位変換・移動の主な効果

①デコンディショニング（deconditioning；身体的脱調節．身体が本来備えているさまざまな調節機能が低下）の予防
②局所の圧迫部位を変化させ，血流減少を改善され，褥瘡発生を予防
③ポジショニングにより痰の移動の促進や肺容量を増加させる（治療的体位変換）
④荷重側肺障害の予防
⑤組織耐久性を高める

図1　体位変換・移動の心身への影響

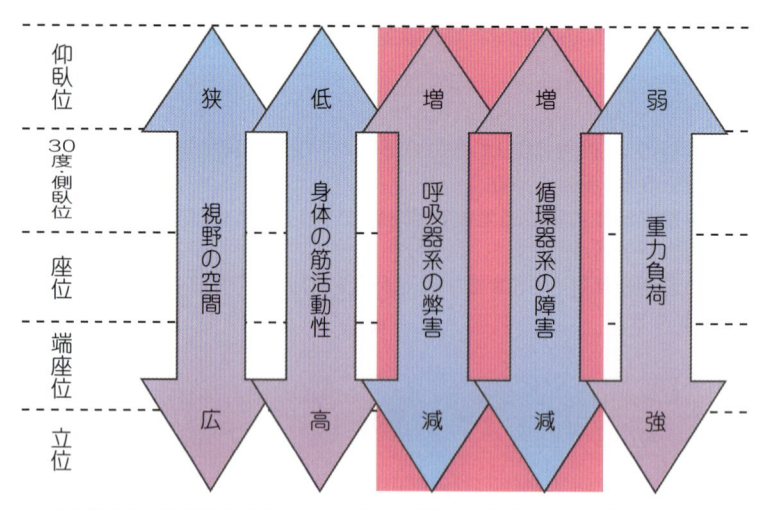

	視野の空間	身体の筋活動性	呼吸器系の弊害	循環器系の障害	重力負荷
仰臥位	狭	低	増	増	弱
30度側臥位	↕	↕	↕	↕	↕
座位	↕	↕	↕	↕	↕
端座位	↕	↕	↕	↕	↕
立位	広	高	減	減	強

［小松由佳：効果的なポジショニングとその効果，看護技術，52（1）：35，2006を元に作成］

2　体位変換・移動の前・中・後のアセスメント

1）患者の病態を多角的にとらえる

- 体位変換を行う際には，患者の病態評価から得られる目的，根拠やタイミングを考えたうえで患者に合った時間・向きやポジションを選択します．
- これらが有効的に行えているかを判断するには，病態の評価が必要です．原因となる疾患，長時間維持されていた体位，胸部X線写真やCTなどの画像所見，バイタルサインの変化や呼吸音，フィジカルアセスメントから得られる情報など多角的なアセスメントを行い，評価します．

2）体位変換，移動の前・中・後の状態変化のサインを見逃さない

①患者本人の自覚症状の有無を確認
- 体位変換に伴う疼痛・苦痛，呼吸困難感や呼吸苦，動悸，めまいなどがないかを確認します．

②フィジカルアセスメントの注意点
- 体位変換・移動を行うことによる影響，とくに呼吸・循環系機能への影響（図1）を具体的に理解し，患者の変化を見逃さないことが重要です．
- 体位変換により，呼吸回数が35回／分以上に変化した場合，広範囲な呼吸音の減弱や消失，血性の気道分泌物の出現，動脈血ガス値がPaO_2 60Torr以下や$PaCO_2$ 45Torr以上になった場合などは急変につながる重要サインです．
- 体位変換や移動前・中・後には，モニター波形や各数値，バイタルサインの変化と合わせて，表3のフィジカルアセスメントを実施します．

表3 体位変換や移動前・中・後のフィジカルアセスメント

①顔色
- チアノーゼの有無，冷汗，苦痛表情の有無や変化を確認する

②呼吸
- 呼吸パターン：異常呼吸パターンの有無や呼吸数の変動を確認する．体位変換直後だけでなく，その変化が継続するかどうかを判断する
- 呼吸音聴取：呼気の延長，呼吸音の減弱，呼吸音の消失，副雑音の有無を確認する．副雑音が聴かれる部位での気道分泌物の貯留や気管支狭窄などが予測される

③循環
- 血圧の変動，脈拍数，脈の緊張の変化と不整脈の有無，末梢循環（チアノーゼ・冷汗）の有無を確認する．血圧上昇や頻脈はCO_2上昇が疑われる

④輸液ライン・ドレーン類の管理
- 体位変換・移動の際に患者へ苦痛を与えないことが第一である
- 輸液ラインやドレーンなどの屈曲，過度の牽引がないようにする
- 安全管理を十分に行う．特に挿管による呼吸管理が必要な場合，挿管チューブの抜去は急変につながることがある

3 もっと知りたいアセスメントのワザ

アドバンス1　血圧低下で焦らない

- 体位変換直後は，一時的な血圧低下などが見られることが多くあります．しかし，その後，徐々に血圧が戻ってきます．
- その多くは「体位を変えるという運動」への循環機能の反応で，その体位自体に対する反応ではないため，重篤な変動でない限りは体位を戻さずに経過観察してよいでしょう．その後は経時的に，その他の所見も含めてアセスメントしていきます．

アドバンス2　人工呼吸器装着時はモニターと患者を交互に観察

- 人工呼吸器装着患者の場合，体位変換時は人工呼吸器のグラフィックモニターの変化に注目します．体位変換による呼吸状態の影響に加えて，ファイティングやバッキング，回路リークや回路内の液体貯留を予測・把握することができます．
- 図2のように，1人は患者状態を十分に確認し，もう1人がグラフィックモニターを注視しながら体位変換を行うことは急変を見抜くうえで重要です．

図2 人工呼吸器装着中の体位変換

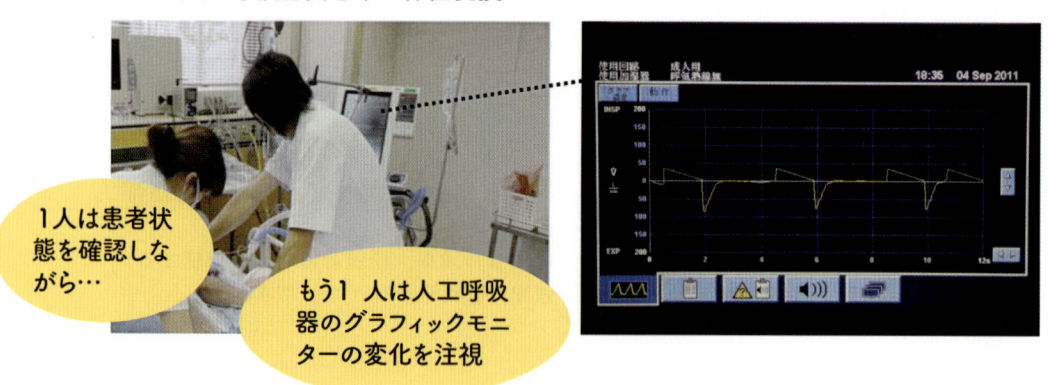

1人は患者状態を確認しながら…

もう1人は人工呼吸器のグラフィックモニターの変化を注視

アドバンス3　画像情報を有効に活用する

- 体位変換をより安全に行うため，X線写真やCTなど患者の画像情報があれば，必ず事前に確認しておきましょう．たとえば無気肺の有無と部位，さらに胸水の程度などです．
- 右肺に無気肺があれば，体位変換時に右側臥位をとることは呼吸状態の悪化につながります．
- 胸水の貯留があると，体位変換により一時的な呼吸状態の悪化を招くことがあります．しかし，だからといって，左側臥位禁止などの対応は離床の妨げになります．この場合，X線写真で胸水が確認できれば，時間をかけてゆっくり体位変換すれば急なSpO_2低下を防ぐことができます．

参考文献

1) 田中由起：Q99体位変換前後には，どのようなアセスメントを行うべきですか？．ベッドサイドで役立つ呼吸アセスメントQ＆A 101—疾患・状況編—，呼吸器ケア冬季増刊：260-262, 2010
2) 下坂美花：STEP3 何が起きているかを理解しよう—トラブルの発見．3ステップでカンタン理解！人工呼吸器グラフィックモニターの見かた．呼吸器ケア，9 (6)：46-49, 2011
3) 山本晶子：Q体位による呼吸機能や循環機能への影響について教えてください．6 生活の援助とケアの技術　救急看護QUESTION BOX, p66-67, 中山書店, 2005

索 引

和文索引

▼あ
アキレス腱反射 136
握雪感 88, 159
圧痛 48, 120
アナフィラキシー 79, 146
アナフィラキシーショック 122, 149
アニソコリア 55

▼い
胃カテーテル挿入 155
胃カテーテルの先端部 157
胃カテーテルの抜去 78
意識がよい状態 90
意識が悪い状態 91
意識障害 110
意識障害のアセスメント 53
意識の有無の確認 74
異常肢位反射 58
痛み刺激 98, 99
Ⅰ音 41
一次性頭痛 114
一次性脳障害 110
一回換気量 141
いつもと違う 71
胃内容物の吸引 156
いびきの有無 73
胃泡音の聴取 156
衣類の下の状態 2
イレウス 47
咽頭浮腫 20

▼う
うっ血性心不全 109
運動麻痺 134

▼え
遠位指節間関節 27

▼お
横隔膜可動域の測定 28
横隔膜の位置 27
横隔膜の変化 14
オッペンハイム反射 135

▼か
開眼 53, 97, 99
外傷患者の胸部の触診 23
下位ニューロン障害 133
臥位の場合の聴診手順 19
顔色 29
顔・表情の観察 4
下肢の腫脹 138
下肢の浮腫 29
下肢の観察 30
片肺挿管 144, 151
カプノグラム 143
下葉の聴診 19
カレン徴候 43
感覚麻痺 134
眼瞼結膜の観察 5
観察体位の確保 82
間接対光反射 56
感染性ショック 72
陥没呼吸 11, 123

▼き
奇異呼吸 23
気管吸引 161
　──の主な合併症 162
　──の必要性 161
気管狭窄 20
気管呼吸音 16
気管支呼吸音 16
気管支（肺胞）呼吸音 16
気管挿管 150
気管チューブのリーク 145
気管偏位 21, 88
気管摩擦音 20
気胸 141

起坐呼吸 8, 71, 109, 123
気道異物 20
気道内圧 141
気道閉塞 68
キャピラリーリフィーリングタイム 31, 83, 105
吸引前後のアセスメント 162
吸気性喘鳴（ストライダー） 123
急性心筋梗塞 107, 108
胸郭の動き 76, 88
胸郭の拡がり 23
胸腔ドレーン 158
胸骨の摩擦 100
胸鎖乳突筋の緊張 10, 123
狭心症 107
胸痛 106, 137
共同偏視 57
胸部の触診 22
胸部の打診 26
胸部の動揺 23
胸部への打診の位置と順序 26
胸壁動揺 25
局所性圧痛 51
虚脱 83, 103
ギラン・バレー症候群 133
緊急時の血圧確認 86
緊急時の呼吸の確認 88
緊急時の聴診 20
緊急時の脈拍測定 87
筋性防御 120
緊張性気胸 21, 158
筋力評価スケール 62

▼く
クスマウル呼吸 12, 123
苦痛表情 4
クッシング現象 93, 116
クモ膜下出血 116

グラスゴー・コーマ・スケール 53, 91
グレイ・ターナー徴候 43
クローズクエスチョン 68

▼け
頸静脈圧 32
頸静脈怒張 13, 76, 84
頸静脈の視診 33
頸静脈の評価 32
頸動脈 86
頸動脈触知 34, 79, 83, 104
頸動脈の聴診 40
頸動脈拍動 32
頸部（気管）の触診 21
けいれん 68, 126
けいれん重積 127
けいれんの原因疾患 129
けいれん発作の分類 129
血圧低下 102
血圧の左右差 86, 109
血液分布異常性ショック 105
血管カテーテル挿入による合併症 146
血管造影 146
血管拍動 49
血胸 159
ケルニッヒ徴候 61, 116
腱反射 134, 136

▼こ
口腔・口唇と舌の観察 6
甲状軟骨の上方牽引 123
叩打痛 48
硬直 58
喉頭浮腫 122
ゴードン反射 135
項部硬直 60, 116
鼓音 28
呼吸運動による胸郭の変化 14
呼吸音の減弱や消失 92
呼吸音の種類 15
呼吸音の聴取部位 16
呼吸困難感 121

呼吸状態の解剖学的重症度 13
呼吸状態の視診 7
呼吸状態の視診の手順 7
呼吸状態の触診 21
呼吸状態の打診 26
呼吸状態の聴診 15
呼吸状態の把握 82
呼吸数 125
呼吸パターン 10, 123
　──の異常 9
　──の観察 9
呼吸不全 103
呼吸補助筋 13
呼吸補助筋の緊張 21
呼吸リズム 12
5点聴診による挿管位置の確認 152

▼さ
坐位の場合の聴診手順 17
再膨張性肺水腫 160
最良運動反応 100
最良言語反応 100
サイレントチェスト 89, 92
鎖骨上部の陥没 10
三尖弁領域 40
散瞳 55
Ⅲ度房室ブロック 94

▼し
シーソー呼吸 10, 123, 123
刺激による動作 101
下顎呼吸 11, 123
失神 129
シバリング 72, 105
しびれ 58
ジャパン・コーマ・スケール 53, 91
縦隔腫瘍 21
12誘導心電図 95, 108
縮瞳 55
手指爪床の圧迫 100
出血性ショック 72
循環血液量減少性ショック 105

循環動態の聴診 40
循環動態の視診 29
循環動態の触診 34
循環不全 29
上位ニューロン障害 133
消化管狭窄 155
消化管穿孔 120
静脈血栓塞栓症の危険因子 138
上腕三頭筋反射 136
上腕動脈 86
上腕動脈の触知 37
上腕二頭筋反射 136
食道挿管 151
触覚振盪音 22
ショック 29, 102
　──スコア 102
　──の5P 83, 84, 102
　──の分類 105
除脳硬直 59, 128
除皮質硬直 58, 128
心音の聴診 40
心音の聴診部位 40
心外閉塞・拘束性ショック 105
神経脱落症状 115
心原性ショック 105
人工気道の事故抜管 78
人工呼吸器装着患者 141
人工呼吸器装着中の体位変換 168
人工呼吸器のアラーム 78
人工呼吸器の同調性のアセスメント 144
心雑音 34
心室細動 94
心室頻拍 94
振戦 38, 129
心尖拍動 38
　──の触診 38
　──の聴取部位 38
心電図モニター 87, 94
腎・尿管結石 48
心肺停止 81
心拍数の変化 93
深部腱反射 134, 136

深部静脈血栓症　137
深部反射　135
心房細動　94
蕁麻疹　147

▼す
垂直性共同偏視　58
水平性共同偏視　57
髄膜炎　116
頭痛　114
ストライダー　123
スリル　34, 38, 49

▼せ
清音　27, 28
全身の観察　77
蠕動音　44
喘鳴　124

▼そ
造影剤による副作用　146
蒼白　83, 103
僧帽弁領域　40
瘙痒感　147
即時型アナフィラキシー　148
速脈　40
鼠径ヘルニア　43

▼た
第一印象　1, 8, 66, 68
体位変換　165
対光反射　56, 111
第3〜4肋間中腋窩線上への聴診　20
大腿動脈　86
大腿動脈触知　37, 104
大動脈解離　87, 107, 109
大動脈の触知　52
大動脈弁領域　40
大動脈瘤　52
濁音　27, 28, 159
打診　27
脱力状態　80
多発肋骨骨折　22, 23
痰の粘稠度による評価　164

▼ち
チアノーゼ　4, 29, 76
チェーンストークス呼吸　12, 123
遅延型アナフィラキシー　148
窒息　122
遅脈　40
チャドック反射　135
虫垂炎　51
長期臥床後の呼吸苦　140
聴診位置と順序　18
腸蠕動音の聴診　44
チョークサイン　68
直接対光反射　56

▼て
低酸素血症　103
笛声音　89
デバイスを用いた誤挿管のチェック　153
デルマトーム　134
電解質異常　126
てんかん　129
転倒・転落　69

▼と
頭蓋内圧亢進　116
瞳孔の大きさ　55
瞳孔の観察　55, 111
瞳孔不同　55
橈骨動脈　86
橈骨動脈触知　35, 79, 104
疼痛　138
逃避反応　101
吐血　76
徒手筋力テスト　132
吐物　76
トラキアル・ダック　123
努力呼吸　10, 92
努力呼吸の有無　82
ドレーンバックの排液　96
ドレナージ時のモニタリング　160

▼に
II音　41

二次性頭痛　114
二次性脳障害　110
二相性反応　148
二峰性脈　40

▼の
脳梗塞　126
脳ヘルニア　112, 113

▼は
排液の観察　96
肺下界　27
肺血栓塞栓症　137, 140
肺梗塞　140
肺尖部　19
バイタルサイン　85
肺動脈弁領域　40
肺の含気状態の確認　28
肺胞虚脱　144
肺胞呼吸音　16
ばち状指　31
発声困難　121, 122
鼻毛の状態　12
バビンスキー反射　60, 135
バレーサイン　132
バロトラウマ　24
反跳痛　51, 120

▼ひ
ビオー呼吸　12, 123
皮下気腫　88, 142
皮下気腫の触診　24
左側臥位での聴診　41
皮膚温　29
皮膚状態の観察　29
表在反射　135
表情から胸元の観察　75
病的反射　135
鼻翼呼吸　76, 123
頻呼吸　137

▼ふ
ファーストインプレッション　1
不穏行動　103
副雑音　15

索引

腹水　45, 48
　　──の聴診　45
輻輳調節反射　57
腹痛　118
　　──の原因　119
　　──の種類　119
　　──の部位　119
腹部状態の視診　42
腹部状態の触診　49
腹部大動脈瘤切迫破裂　120
腹部の陥没　43
腹部の9領域　46
腹部の血管音の聴診　45
腹部の触診　49
腹部の振水音の聴診　45
腹部の打診　46
腹部の聴診　44
腹部の膨満　43
腹部の4領域　46
腹膜炎　51
腹膜刺激症状　120
浮腫　30
ブルジンスキー徴候　116, 61
フレイルチェスト　22, 23
プレショック　93

▼へ
閉塞性障害　143
ベッド以外で起こりうる異変　69
ベッドサイドでとらえやすいエラー　78
ベッド周りのサイン　70

▼ほ
放散痛　107
ホーマンズ徴候　30
発作性上室性頻拍　94

▼ま
マックバーニー点　51
麻痺　58, 131
　　──の種類　132
　　──の程度　132
　　──の特徴　133
　　──のレベル　62

▼み
見た目の表情　2
見て・聴いて・感じて・触って　82
脈圧の変化　93
脈拍触知不能　103

▼む
無気肺　21, 141

▼め
迷走神経反射　105, 148
メタ音　44
眼の観察　5

▼も
毛細血管再充満時間　31, 105
モニタリングからの評価　142
門脈圧亢進　43

▼ゆ
遊離ガス　24
輸液・点滴類のはずれ　78
ユニバーサルチョークサイン　122

▼ら
ランツ点　51

▼り
流速（流量）曲線　144
両手の橈骨動脈の触知　36

▼れ
冷汗（冷感）　29, 84, 103, 109

▼ろ
肋骨骨折　159

欧文索引

▼A
Af　94

▼B
Babinski反射　60
Brudzinski徴候　61

▼C
CRT（Capillary Refilling Time）　31

▼D
DVT　137

▼E
EDDチェッカー　152
EtCO$_2$　144
EtCO$_2$ディテクター　152

▼G
GCS　53, 91, 99, 111

▼H
Homans徴候　139

▼J
JCS　53, 91, 97, 111
JVP　32

▼L
Lowenbergs徴候　139

▼M
MMT　132

▼P
PSVT　94
PTE　137

▼S
SpO$_2$　89, 93
ST変化　95, 108

▼V
VF　94
VT　94

▼W
Wheezeの強度分類　16

編集者紹介

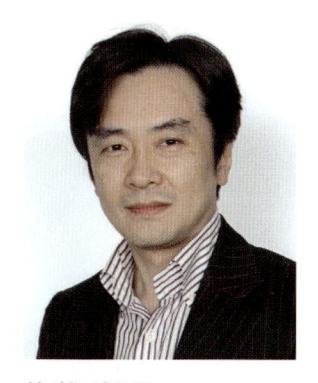

佐藤 憲明 (さとう のりあき)

1991年　聖隷学園浜松衛生短期大学看護学科卒業
　同年　日本医科大学付属病院高度救命救急センター勤務
1998年　日本看護協会看護研修学校認定看護師教育課程（救急看護学科）修了
　同年　日本医科大学付属病院高度救命救急センター主任看護師
2000年　東洋大学文学部教育学科卒業
2003年　日本医科大学付属病院高度救命救急センター看護係長
2005年　東京女子医科大学博士前期課程修了
現在，日本医科大学付属病院高度救命救急センター看護師長，急性・重症患者看護専門看護師

急変対応力10倍アップ
臨床実践 フィジカルアセスメント

2012年5月5日　発行

編集者　佐藤憲明
発行者　小立鉦彦
発行所　株式会社 南江堂
〒113-8410 東京都文京区本郷三丁目42番6号
☎(出版) 03-3811-7189 (営業) 03-3811-7239
ホームページ　http://www.nankodo.co.jp/
振替口座 00120-1-149

印刷・製本　三美印刷
協力　レディバード

Ⓒ Nankodo Co., Ltd., 2012

定価はカバーに表示してあります．
落丁・乱丁の場合はお取り替えいたします．

Printed and Bound in Japan
ISBN 978-4-524-26472-8

本書の無断複写を禁じます．
JCOPY 〈(社)出版者著作権管理機構 委託出版物〉
本書の無断複写は，著作権法上での例外を除き，禁じられています．複写される場合は，そのつど事前に，(社)出版者著作権管理機構（TEL 03-3513-6969，FAX 03-3513-6979，e-mail: info@jcopy.or.jp）の許諾を得てください．

本書をスキャン，デジタルデータ化するなどの複製を無許諾で行う行為は，著作権法上での限られた例外（「私的使用のための複製」など）を除き禁じられています．大学，病院，企業などにおいて，内部的に業務上使用する目的で上記の行為を行うことは私的使用には該当せず違法です．また私的使用のためであっても，代行業者等の第三者に依頼して上記の行為を行うことは違法です．

ナースビギンズシリーズ

一人前をめざすナースのための
明日から使える看護手技

正しく・うまく・安全に
気管吸引・排痰法

著 道又元裕

その痰は本当に取らなければいけないの？看護が日々行う業務の中でも最も侵襲的な気管吸引と排痰法．患者にとって本当に安全で正しい手技とは何かを，明確な根拠と豊富なイラスト・写真で丁寧に解説．看護師ビギナーからビギナーを指導するスタッフまで，気管吸引・排痰法に携わるすべての方に読んでほしい，排痰のスペシャリストが送る唯一無二の一冊．

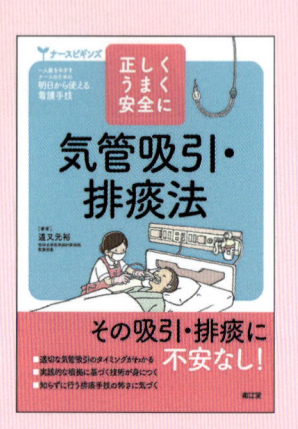

B5判・128頁　2012.4.　定価 2,205 円（本体＋税5%）　ISBN978-4-524-26414-8

急変対応力 10 倍アップ
臨床実践フィジカルアセスメント

編集 佐藤憲明

B5判・184頁　2012.5.　定価 2,520 円（本体＋税5%）　ISBN978-4-524-26472-8

初めての人が達人になれる
使いこなし 人工呼吸器

著 露木菜緒

B5判・160頁　2012.6. 発売予定　予価 2,300 円

南江堂　〒113-8410 東京都文京区本郷三丁目42-6 （営業）TEL 03-3811-7239　FAX 03-3811-7230　www.nankodo.co.jp